ハイジニストワークの
クリニカルQA

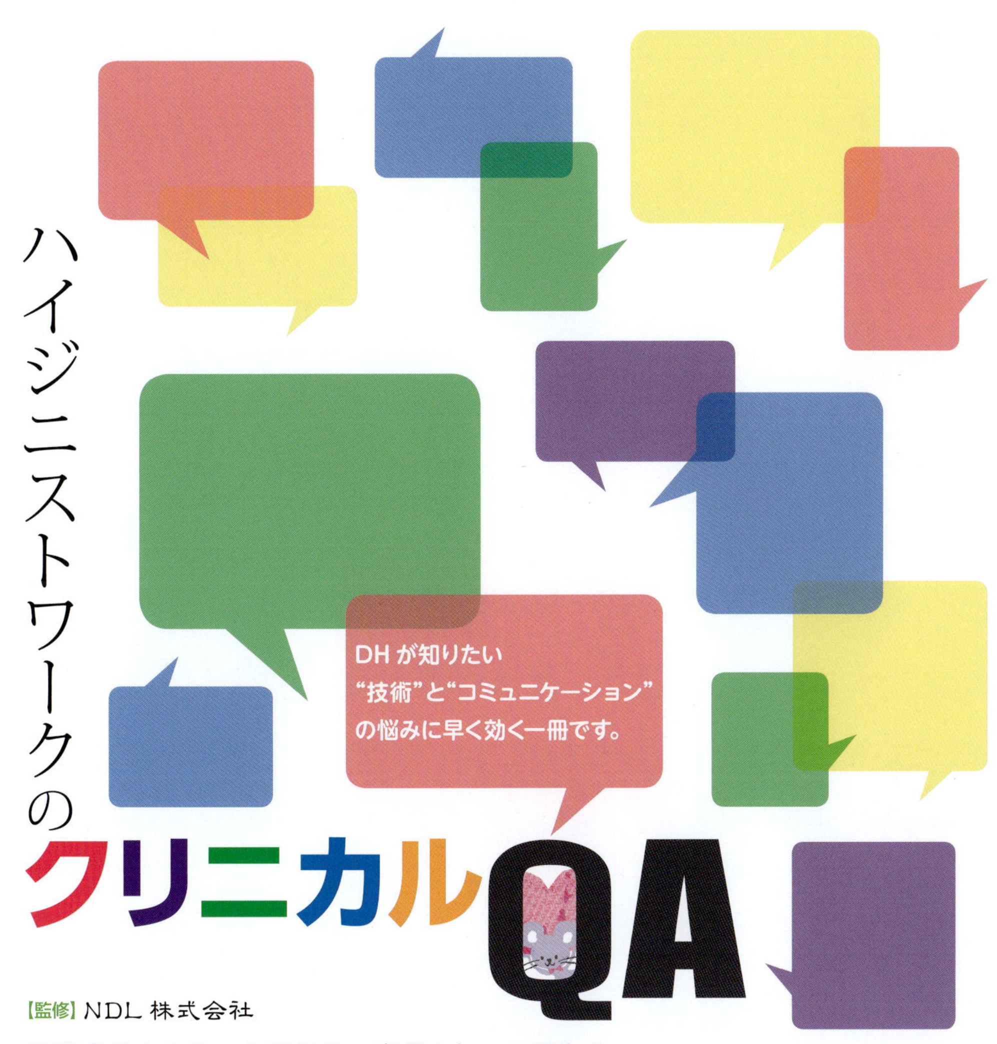

【監修】NDL株式会社

【執筆】長谷ますみ　大坪保子　髙原由紀　田河和子
津田志麻　西田和代　松岡久美子　渡邊　彩

デンタルダイヤモンド社

はじめに

臨床に携わり、旋風のごとく30年の年月が過ぎていきました。

残された現役の時間をどのように過ごすのかを考えていたとき、今回の書籍のお話をいただき、人生のターニングポイントを感じました。

これまで私は、臨床現場で活躍する歯科衛生士さんが抱える悩みに少しでも応えたいと考え、2002年に「みんとの会」という歯科衛生士だけの勉強会を発足させ、たくさんの出会いがありました。そして、2004年にセミナー事業を立ち上げ、歯科の立場から少しでもわが国の健康活動の役に立てればと思い、行動してきました。それらがすべて結実し、志をともにする多くの仲間たちに恵まれたおかげで、今回の書籍を刊行するに至りました。

時代の流れとともに、歯科衛生士が求められるスキルと知識をはじめとする情報も、目まぐるしく更新されています。そして、経験値が増えるほど、基本と基礎の大切さを感じます。私たち歯科衛生士は、「患者さんの口腔内をよくしたい、よくなってほしい」という想いが根底にあってこそ、知識も技術も実るものだと思います。予防という壮大な使命を担う歯科衛生士は、肉体労働者ではなく、知的労働者であるという誇りをもち、多くの患者さんとの大切な時間を共有してほしいと思います。

本書の企画は、できるだけ臨床現場で悩む歯科衛生士の声に耳を傾け、それに応えるような構成になっています。星の数ほどある悩みのうち、取り上げられたのはほんの一部ではありますが、本書が皆様の臨床の一助となれば、執筆者一同の喜びと誇りになると思います。

本書の出版にあたり、このような機会を与えていただきましたデンタルダイヤモンド社、多大なるご協力を賜りました各所歯科医院、メーカーの皆様に、この場を借りて厚く御礼を申し上げます。

2016年12月

NDL株式会社 代表取締役 **長谷ますみ**

CONTENTS

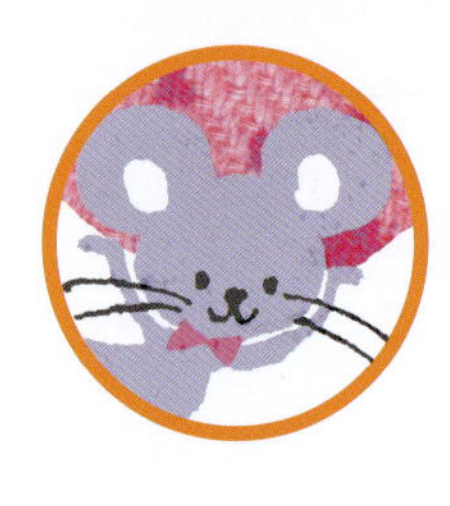

4章　メインテナンス maintenance

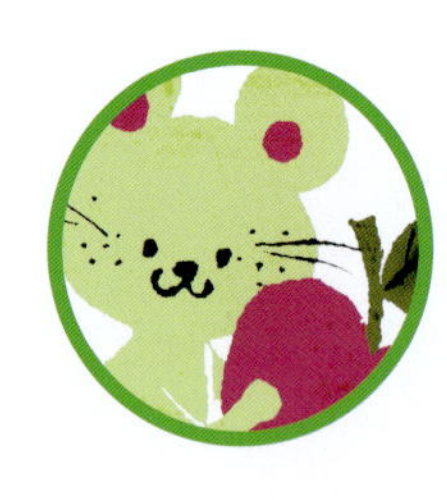

5章　コミュニケーション communication

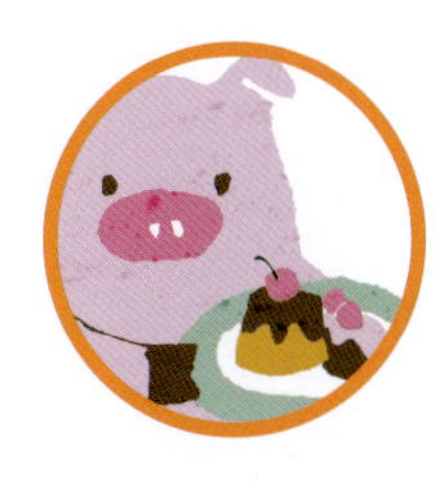

6章 バクテリア bacteria

【文責】
Q01～06：長谷ますみ
Q07～09：田河和子
Q10～31：長谷ますみ
Q32～33：渡邊 彩
Q34～35：長谷ますみ
Q36：大坪保子
Q37～38：松岡久美子
Q39～40：田河和子
Q41：渡邊 彩
Q42：津田志麻 & 長谷ますみ
Q43～45：松岡久美子
Q46～47：長谷ますみ
Q48～52：髙原由紀
Q53～61：西田和代

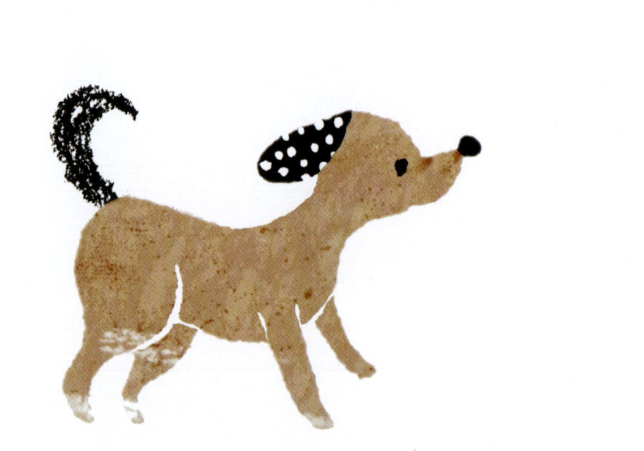
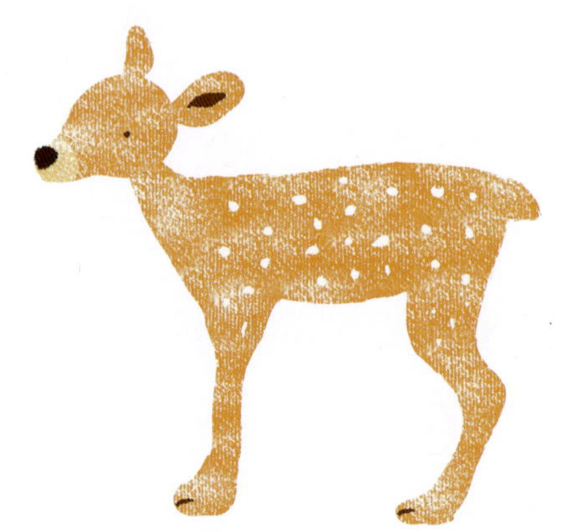

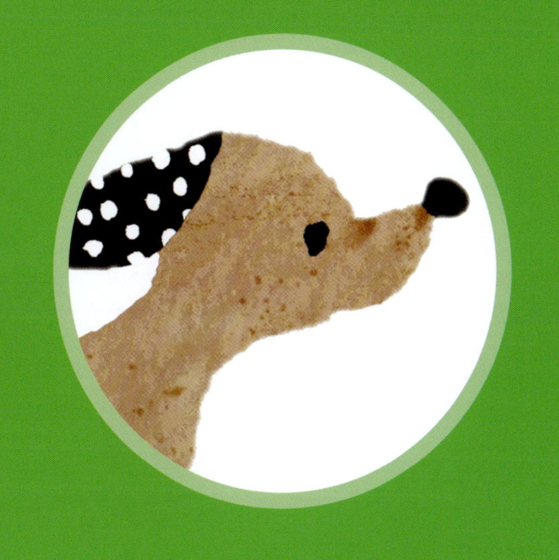

1章

シャープニング

sharpening

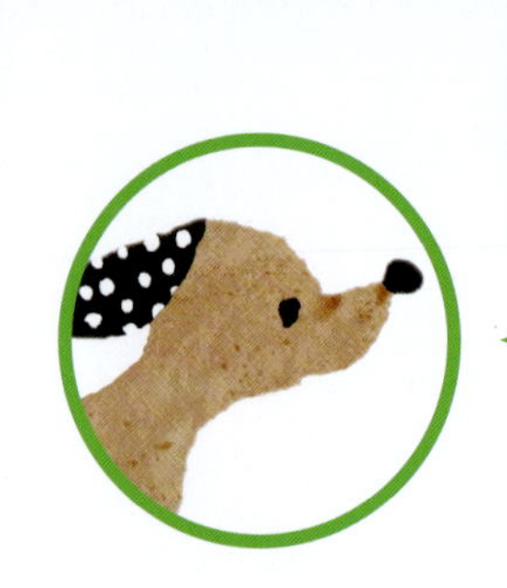

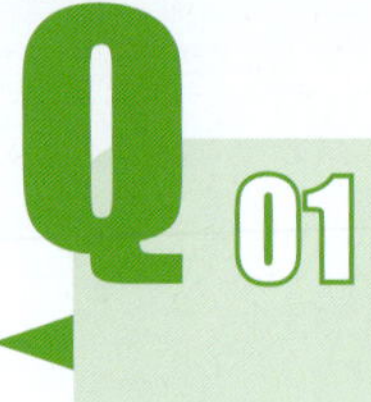

Q01 シャープニング時、ストーンを当てる角度がよくわかりません

A 角度がわからない

シャープニングに悩む多くの方から、「角度がわからない」というフレーズを聞きます。さて、それはなんの角度でしょう？　そうです、キュレットスケーラーをストーンに当てる角度ですよね。つまり、このストーンに当てる角度は、キュレットスケーラーのエッジの角度ということになります。おそらく、多くの方は「わからない」のではなく、「この角度でよいのか、正しいのか」と自信がないのでしょう。

では、そのエッジの角度について考えてみましょう。この角度は、およそ70～80°の間です(**図1**)。実は、この角度については規格がなく、メーカーによって微妙に角度が違うのです（**図2**)。

各メーカーは、角度が決まっているストーンを回す機械を使い、製品工程の最後の仕上げとなるシャープニングを行います。その際、ストーンに当てるのは人の手ですから、その職人によって微妙に角度が変わることも考えられます。

そしてそれを誰かがシャープニングをすると、その方の当てた角度がキュレットスケーラーのエッジについてしまいます。要するに、正しいとか間違っているという評価ではなく、適正かどう

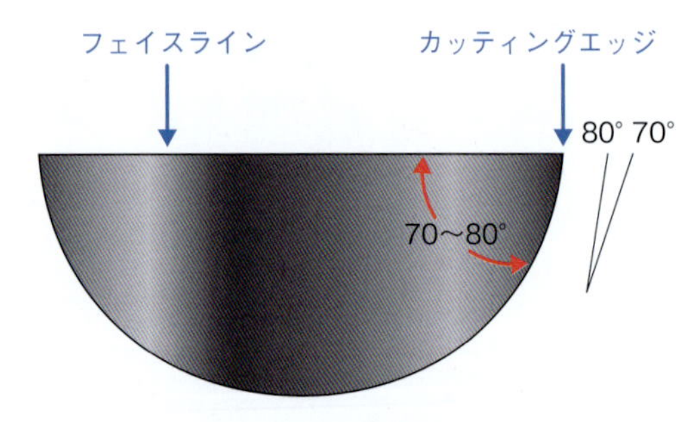

図❶　キュレットスケーラーの原型。フェイスラインを床に平行にして、前方から見たところ

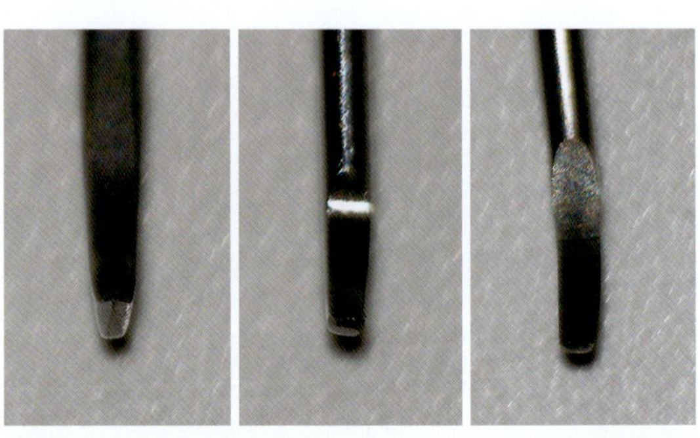

図❷　メーカーが異なるキュレットスケーラー。金属の厚みもエッジの角度も微妙に異なる

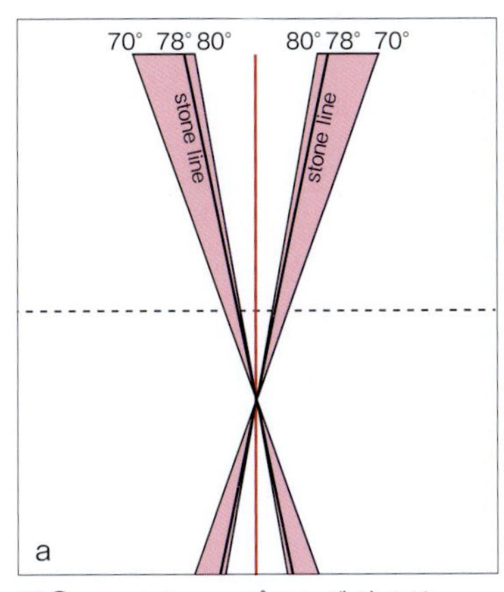

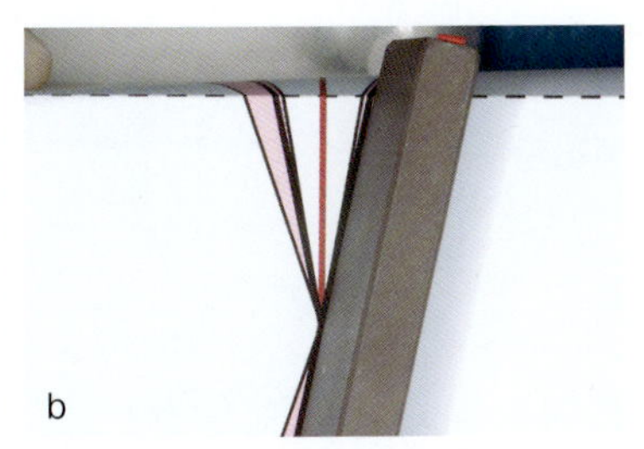

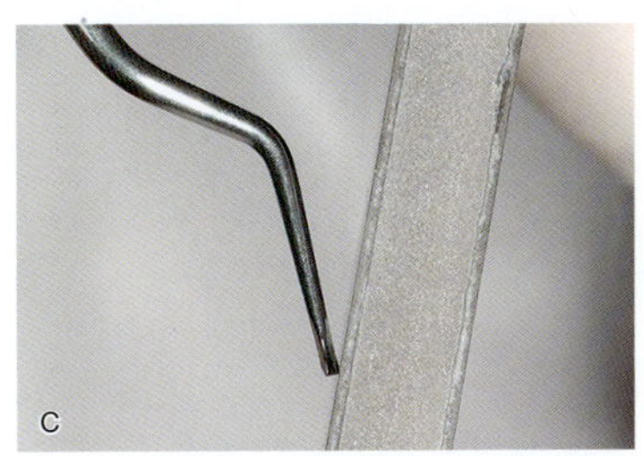

図❸　a：シャープニングガイド
b：シャープニングガイドにストーンを合わせ、角度を確認する。ストーンはこの角度の延長線上を繰り返し往復でストロークする
c：慣れるとガイドがなくてもフリーハンドで角度を設定できるようになる

かを判断するとき、**70～80°の間に入っていればすべて適正である**と考えてよいのです。

ただし、臨床ではシャープニングをするたびにストーンを当てる角度が変わってしまうと、毎回新たな角度でエッジを作ることになるので、効率が悪くなります。それはシャープニングに時間がかかるばかりでなく、キュレットスケーラーの消耗を早める要因にもなるので、**できるだけ毎回同じ角度を維持する**ことが望ましいでしょう。

つまり、「自分の角度を決める」ことが重要になります。角度についてはガイドなどを使い、毎回確認しながら行うと、感覚的にその角度を覚えられます（図3）。むしろ、**自分の角度をどのスケーラーにも当てがう**という考え方のほうが理にかない、効率がよいでしょう。

カーブに沿わせた動き

角度に自信がもてないもう一つの理由を考えてみましょう。シャープニングではストロークを行うので、角度がぶれやすくなります。動きには人それぞれの癖が出ます。ましてや、キュレットスケーラーのシャープニングではブレードがカーブを描いているので、カーブに沿った動きをさせようと回すとき、角度が変わりやすくなります。この感覚がいつまでも不安定だと感じさせ、自信がもてないことに繋がっていると思います。

解決策としては、**ストーンではなく、キュレットスケーラーを回すと角度を維持しやすい**でしょう。ストーンは常に一定の角度の延長線上を、繰り返し往復でストロークするだけです（図3）。

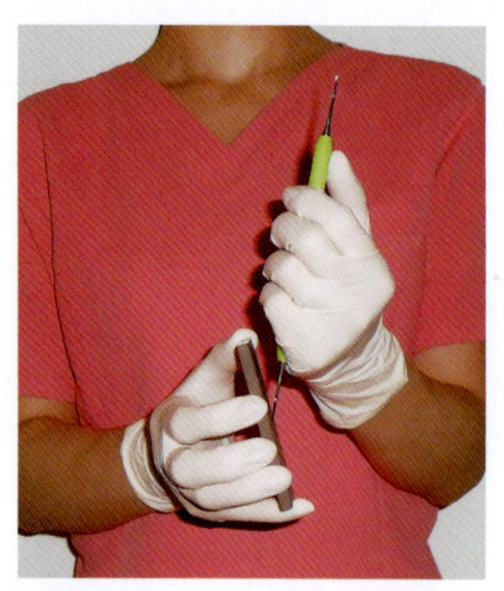

図❹　ストーンの角度が決まったら肘関節のみを動かす。手首を動かさなければ、エッジの角度が安定する

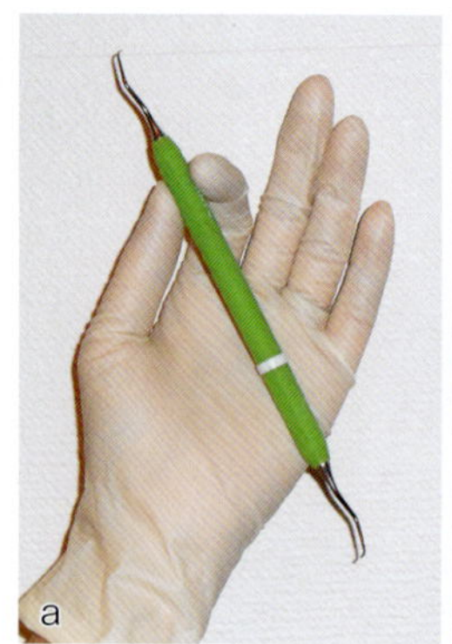

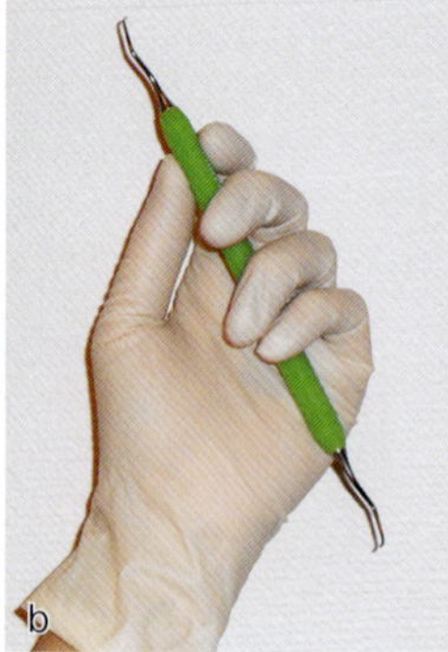

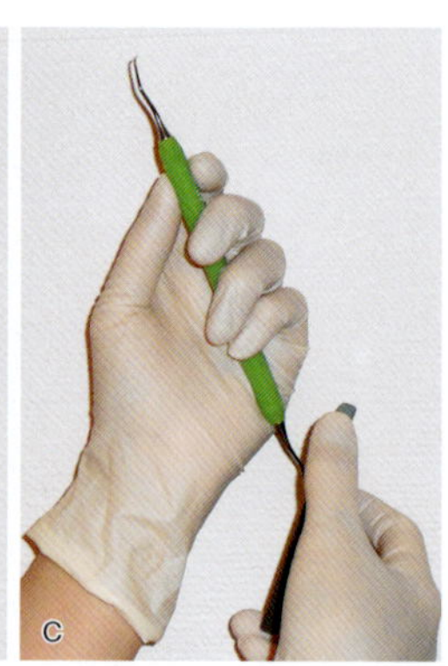

図❺a～c　スケーラーの持ち方
a：親指と人差し指でキュレットスケーラーをつまみ、手のひらにハンドルを置いて支える。手のひらの上でハンドルの軸がぶれないように、親指と人差し指の指先を使って小さく回す
b：中指、薬指、小指は軽くハンドルに巻き付けて支える。指の中で刃先を小さく回せるように軽く持つ
c：ストーンが動いても刃先がぶれないように、手のひらで支えている手首を使ってしっかり支える

このとき、**手首は一切動かさず、肘関節を軽く脇腹に当てて固定をとる**と、ぶれにくいです（**図４**）。

キュレットスケーラーの刃先を回すことで、ブレードのカーブに沿った動きをします。このほうが内輪になりますので、わずかな動きだけで対応でき、ぶれも生じにくいのです。キュレットスケーラーを持つ手の親指と人差し指で軽くキュレットスケーラーをつまみ、刃先を小さく回せるように把持します。手のひらにハンドルを置き、残り３本の指を軽く巻き付けます（**図５**）。

刃先を回すときは、あくまで親指と人差し指の指先を軽く回すだけで、手首を回さないことがポイントです。手首を動かしてしまうとハンドルの軸がぶれてしまい、ストーンとの角度が変わってしまいます。

セッティングの基本

ストーンの角度とキュレットスケーラーの持ち方がわかったら、両者を合わせます。シャープニングの角度はフェイス面に対するエッジの角度になりますから、基本はキュレットスケーラーのフェイス面を水平にします。

通常、グレーシーキュレットは第１シャンクに対してフェイスが20°傾いているので、フェイスを水平にすると第１シャンクが逆に20°傾くことになります。フェイス面を上から見て左右に動かしたときに最も幅が広く、フラットに見える位置、上からライトを当てたときに最も光の反射光が全

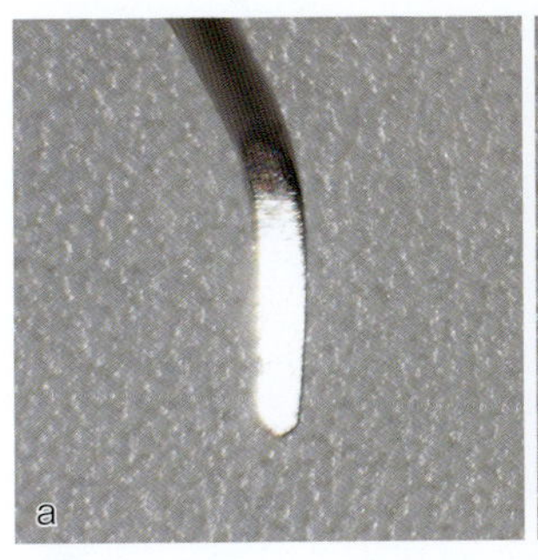

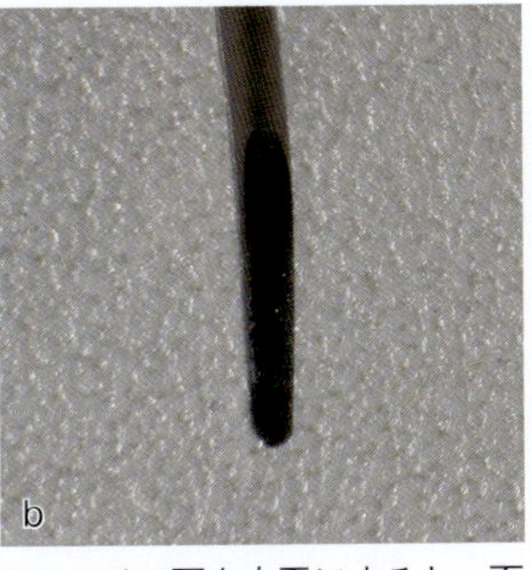

図❻　a：グレーシーキュレットのフェイス面を水平にすると、面がフラットに見え、光を当てたときの反射光が全面に見える。このとき、フェイスの幅は最も広く見える
b：フェイス面が少しでも傾くと反射光は消え、フェイスの幅は小さくなる。シャンクが立ち気味になっていることも、フェイス面が傾いている目安になる

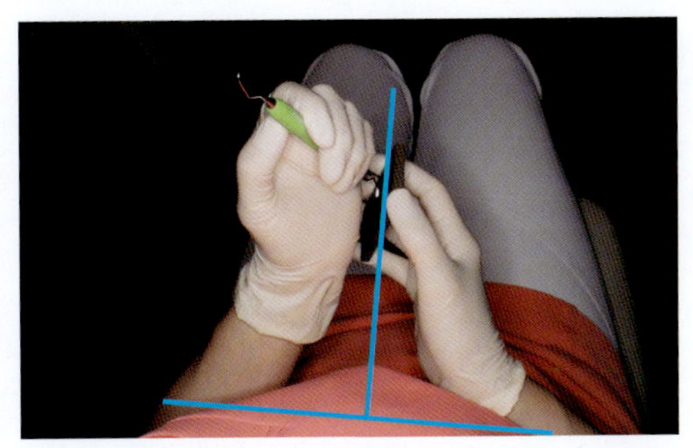

図❼　ブレードとストーンが自分の体に対して垂直になっていることを確認する

面に見える位置が水平な位置と判断します（**図6**）。

刃先を自分の体に垂直方向に向け、フェイス面を見ます。ストーンも自分の体と垂直方向に立ててから、平行に10～20°傾け、ブレードとストーンを合わせます（**図7**）。

☞ check point……………………………………

①フェイス面が水平かどうか

②自分の体に対して、ブレードとストーンが垂直であるかどうか

③ブレードとストーンの接触状態から、どこが当たり、どこが浮いているのかを見ながらエッジがつく、つかないを把握してストロークを行う

④ストーンを持つ手は角度を維持したまま、往復運動のみ行う

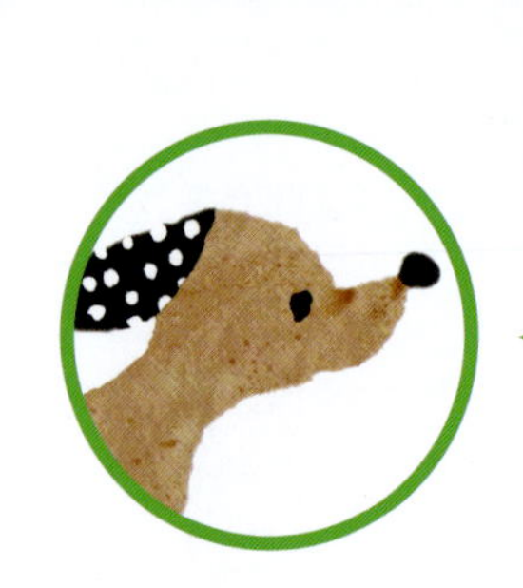

Q02 シャープニングをすると、側面が多面になってしまうのはなぜ？

A シャープニングの評価はエッジがかかるかどうかであり、側面は直接的にはあまり臨床に関係ないと考えます。しかし、多面に見えるのはいろいろな角度で当たったことを表していますので、結果的には効率が悪いシャープニングという評価になると思います（**図１**）。その原因として、毎回同じ角度でシャープニングを行っていないことの他に、かかと、中央、先端と何面かに分けてシャープニングをしていることが挙げられます。

前述のように、シャープニングのセッティングではフェイス面を水平にします。グレーシーキュレットの場合、フェイス面を水平にするとブレードはわずかなカーブを呈します。このカーブを意識してストーンを動かして研いでしまうと、そのたびに面ができ、多面になってしまいます（**図２**）。

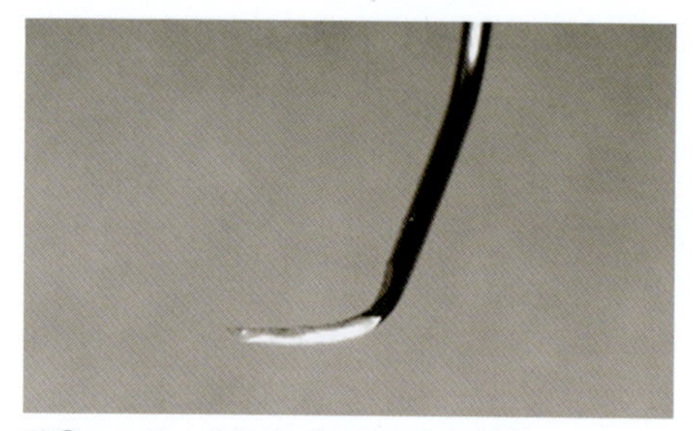

図❶　いろいろな人がいろいろな角度でシャープニングをすると、側面が多面に見える。エッジもばらつきがある

多面ができるとエッジも分割されやすくなり、エッジがついたりつかなかったり、さっきついたところがなくなったりと、なかなか理想的にエッジがつかず、時間がかかる割に達成感がなく、また消耗を早めることにもなってしまいます。

解決策としては、先の回答とも連動しますが、**カーブはストーンを回して作るのではなく、キュレットを回してつけるほうが合理的**なのです。

まず、フェイス面を水平に、刃先を自分の体と垂直に交わるように持ちます（Q01図７参照）。次にストーンを10～20°の角度に傾け、スケーラーのかかとのエッジから合わせます。刃先をストーンから少し離さなければ、かかとのエッジは接触しません。その刃先が浮いているわずかな隙間分だけを、キュレットを把持している親指と人差し指を使い、ゆっくりと、少しずつ回して、刃先をストーンに近づけていきます。ストーンとの接触をできるだけ長く、連続したかたちで刃先へと移動させて面を作っていきます（**図３**）。

キュレットスケーラーの刃先を回すことで、移

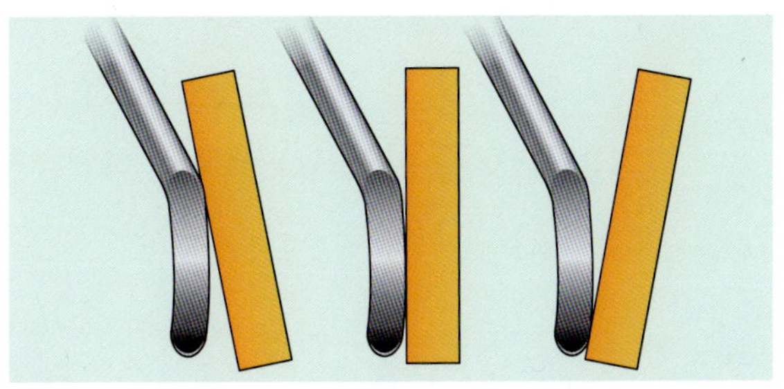

図❷　とくにグレーシーキュレットのシャープニングを行う場合、ブレードのカーブの形態を意識しすぎて、かかとから先までカーブを描くようにストーンを回してしまうとストーンの角度が変わり、その都度、面が作られやすくなる

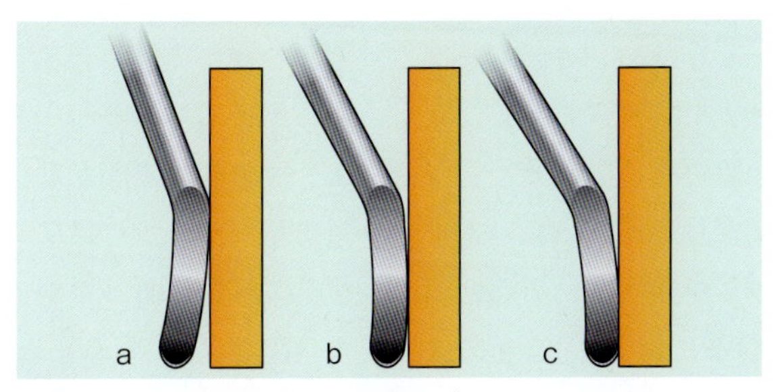

図❸　ストーンの角度は一切変えず、キュレットスケーラーをわずかに回すほうがぶれは少ない。かかとのエッジから研ぎ（a）、できるだけ接触を長くとりながら徐々に刃先をストーンに近づける（a→c）。先端のカーブに入る手前で止める（c）

動が少なく、ストーンの角度のぶれをなくします。**接触面を繋げていくような感覚でシャープニングを行う**と、１面のきれいな側面ができ、効率もよいでしょう（**図４**）。

ポイントは、**キュレットスケーラーを持つ手の指先だけを回し、ハンドルの軸をぶれさせない**ことです。手首から動かしてしまうと軸を動かすことになり、結果的に接触角度を変えてしまいますので、注意しましょう。

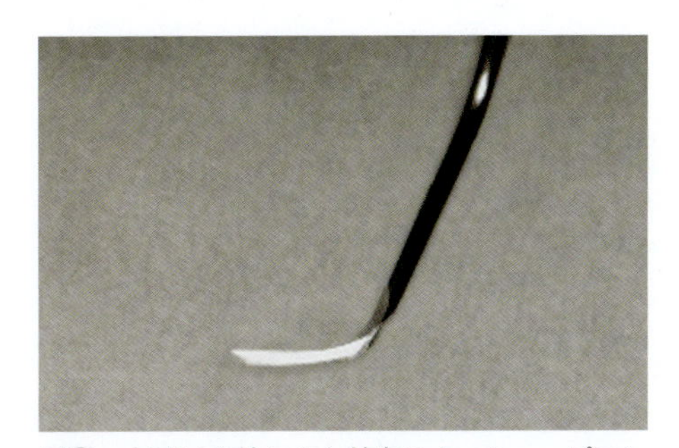

図❹　小回りを効かせた効率のよいシャープニングを行うと、側面は１面に仕上がる。本図は図１を修正した状態

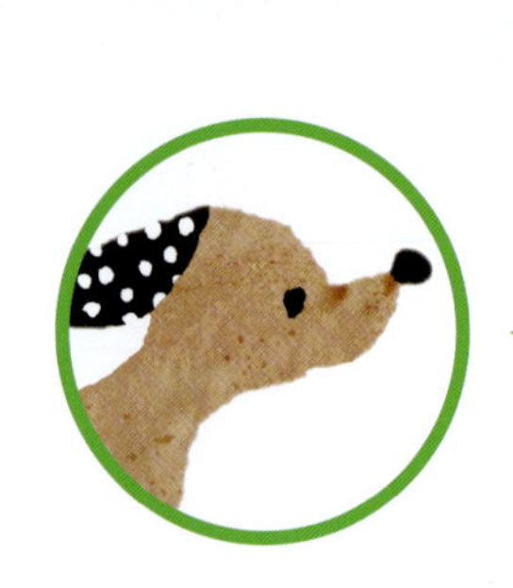

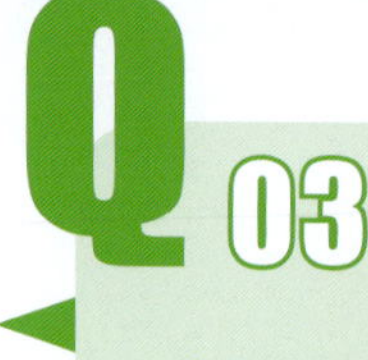

Q03 シャープニングに時間がかかってしまいます

A 1本のキュレットスケーラーをシャープニングするのに要する時間はまちまちです。なぜなら、カッティングエッジ(以下、エッジ）の状態によって再生されるまでのストローク回数や時間が変動するからです。もちろん、testingの段階でまったくエッジがなく、スルスルの状態であれば、かなり削らないとエッジは再生されないので、時間がかかると予測できます。しかし、**そこそこエッジが残っている場合、シビアなエッジを再生させるには10回ほどのストロークで、時間も数秒で十分**です。

また、testingを間違えると、せっかくついているエッジを見落としてしまい、まだついていないと判断してしまう可能性があります。ですから、正しくtestingするように気をつけましょう。

testingのルール

アクリル製のテスト棒の硬さはセメント質の硬さに近く、エッジの切れ味をチェックするにはちょうどよい硬さといえるでしょう。このテスト棒は円柱形ですが、これを歯根面にたとえて臨床に即したかたちでtestingを行うことが重要です。

グレーシーキュレットの場合、第1シャンクを歯面と平行に位置づけることが基本です。そのため、横から見て第1シャンクとテスト棒が平行になるように位置づけ、エッジが70°の角度でテスト棒に当たる条件にします（**図1**）。シャンクがテスト棒から離れるとエッジが離れやすくなり、感じにくくなります（**図2**）。**第1シャンクとテスト棒の間に隙間がないかを確認**しましょう。

また、**シャンクはテスト棒から外して、エッジがテスト棒に乗っている条件でtesting**しましょう（**図3**）。もしシャンクをテスト棒に乗せてしまう、または当たってしまうと、エッジが浮いてしまい、感じなくなります（**図4**）。

シャープニングストーンとキュレットスケーラーのsetting

正しいtestingでエッジの状態を判断したら、それに基づいてシャープニングを行います。まずはキュレットスケーラーがもつ角度とストーンを当てる角度の関係について理解しましょう。

ストーンの角度がキュレットの角度に近い場合、**図5**のように研磨量もかかる時間も必要最小限で仕上げることができます。

しかし、**図6**のようにキュレットスケーラーの

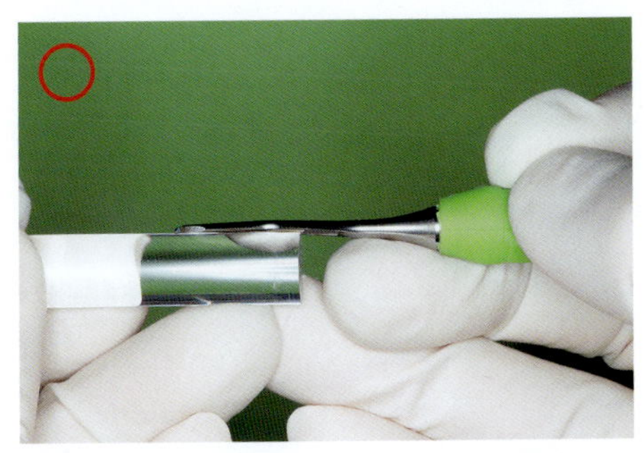

図❶　エッジの testing は、横から見て第１シャンクとテスト棒が平行になるように合わせて行う

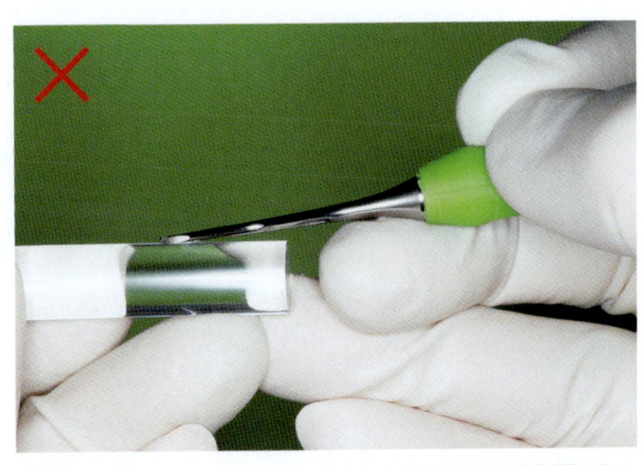

図❷　第１シャンクとテスト棒の間に隙間があると、エッジがテスト棒から離れてしまうため、正しくチェックできない

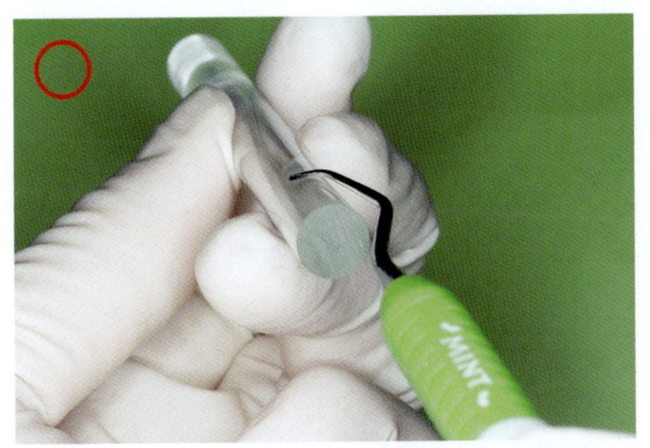

図❸　シャンクをテスト棒から外すことでエッジがテスト棒に当たるため、チェックできる

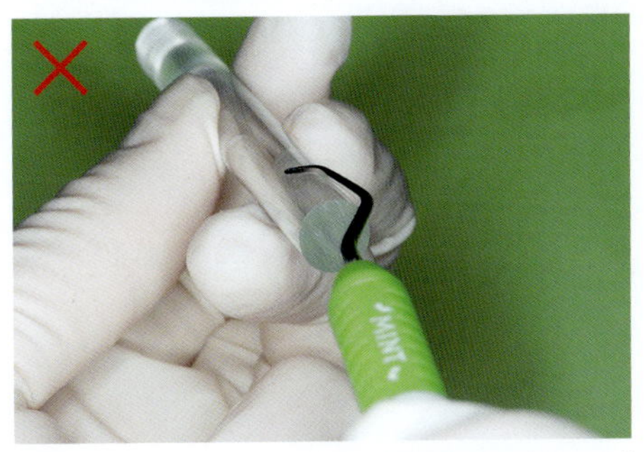

図❹　シャンクをテスト棒に接触させるとエッジが浮いてしまうため、正しくチェックできない

角度よりもストーンの角度が倒れている場合、フェイス面がストーンと接触するまで側面をたくさん削らなければならないため、研いでいる割になかなかエッジがつかないという状況になります。

かといって、**図７**のようにエッジとストーンの接触を優先させるとストーンが立ってくる状態になり、鈍角で刃を作ってしまう傾向になります。鈍角のエッジは食い込みが甘く、歯石を効果的にはじくことができなくなるため、勧められません。とりわけブレードが細くなってくると、エッジの当たりが甘くなってくるため、ストーンが立ちやすい傾向にあるようです（**図８**）。

ストーンの角度は70～80°が適正範囲ですので、そのなかの角度を維持しているかどうかを確認のうえ、適正範囲であれば、フェイス面とストーンが交わるまでシャープニングを続けましょう（**図９**）。

エッジがストーンと接触するまで時間はかかっ

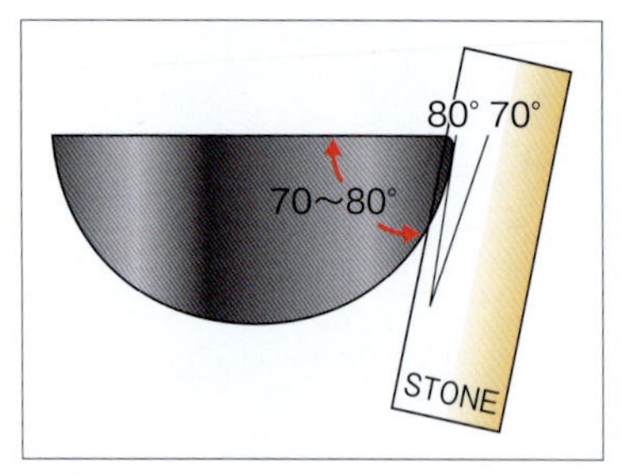

図❺　キュレットスケーラーの角度とストーンの角度が近似の場合、研磨量や時間は最小限でできる

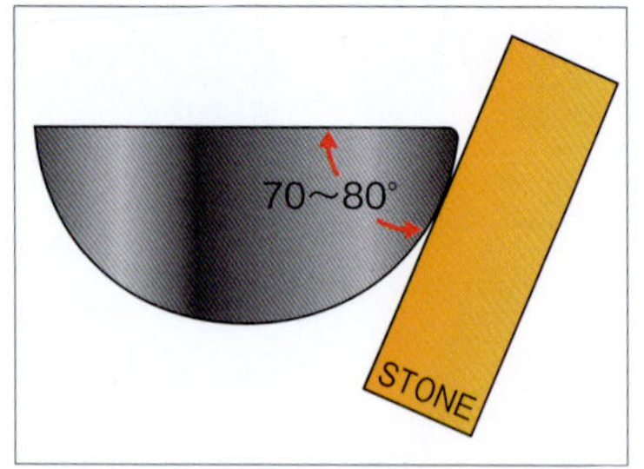

図❻　キュレットスケーラーの側面の角度よりもストーンの角度のほうを倒している場合、フェイス面がストーンと接触するまでに時間がかかる

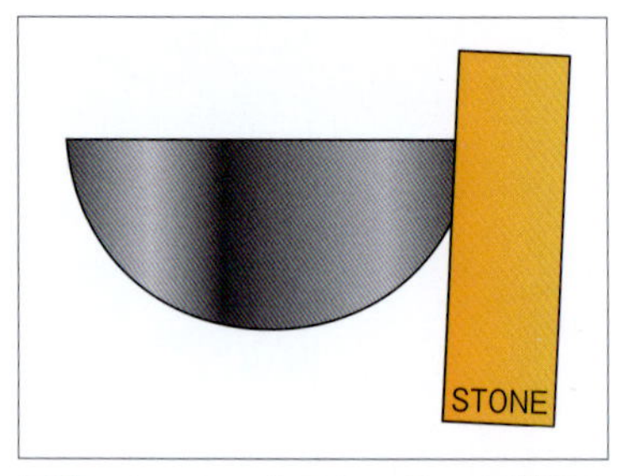

図❼　キュレットスケーラーの側面の角度よりもストーンの角度のほうが立っている場合、エッジは比較的早くつくが、鈍角になるので逆にエッジの食い込みが甘くなる

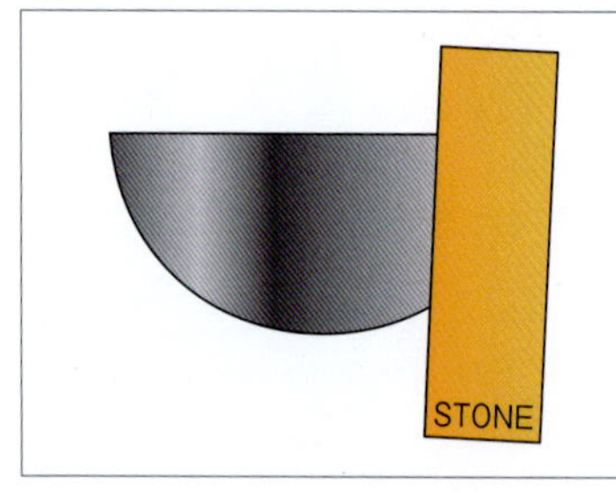

図❽　ブレードが消耗で細くなってくると、エッジをストーンに合わせるために少しずつストーンの角度が立ってくる傾向にある

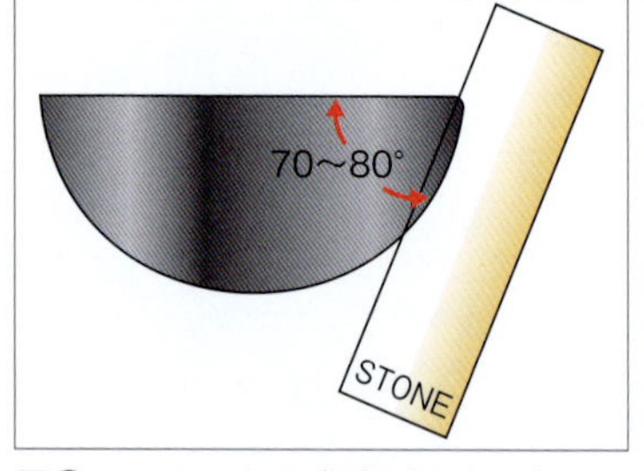

図❾　ストーンの角度が70°以内であれば、その角度を修正する必要はない。エッジが再生されるまでに側面をたくさん削らなければならないが、一度つけば次回からのシャープニングは早くできる

てしまうかもしれませんが、一度つけてしまえば、次回からのシャープニングには時間がかからないことをお約束します。

　また、ここで時間をかけて削っているのはエッジの側面ですので、キュレットスケーラーの消耗には影響を与えていないことを理解し、しっかりと角度をつけていきましょう。

　最もよくないのは、自分の角度に自信がなくなって、つい角度を変えてしまうことです。その時々で角度が微妙に変わると、いつまで経ってもあやふやな角度を毎回つけることになり、そのたびに時間がかかり、使用回数の割に消耗が早いという非効率な結果を招くので、注意しましょう。

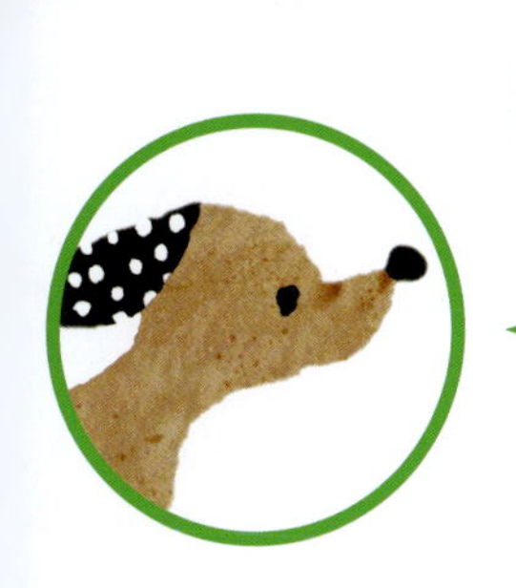

Q04 シャープニングをすると、どうしても先細りになってしまいます

A シャープニングをするたびにスケーラーが消耗するのは免れないことです。そして、徐々に先細りの形態になってしまうことはよくあります。なんとなく先細りはよくないとわかっていても、そうなってしまう……。このような疑問や悩みを抱えている方は多いと思います。では、なぜ先細りになるとよくないのでしょうか。

なぜ先細りはよくないのか

キュレットスケーラーは歯肉縁下で扱うインスツルメントですから、先端が尖っていると内縁上皮を傷つける危険性が高まります。そのため、先端が尖ってしまった場合には修正が必要なのです。

しかし、先端が尖っていなくても、細くなるとそれだけ根面に当たりにくくなるため、除去効率が落ちてしまいます。また、細くなっている先端を根面に当てるために、刃先を回し込むという行為をしてしまいがちです。その際、かかとを大きく根面から離すことになりますので、シャンクごと歯肉を開き、歯肉の抵抗を受けることになります。歯肉の抵抗を受けると操作性に影響が出るので、やはり先細りはさせないようにシャープニングをすることが望ましいでしょう（**図1**）。

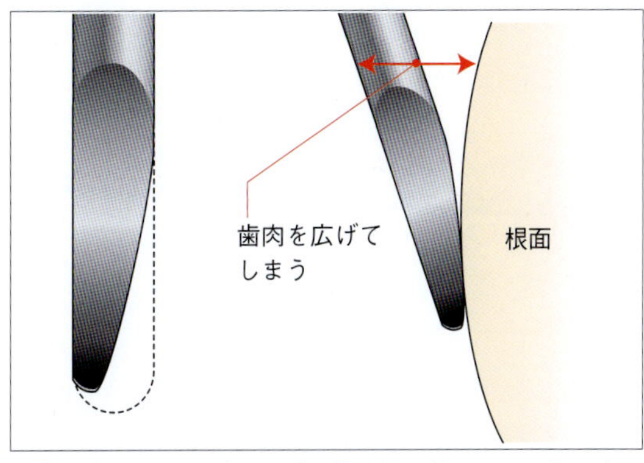

図❶　左：シャープニングを繰り返し行っていると、少しずつ先が細くなってくる傾向にある
右：先端が細くなるほど、当たりにくくなるため、かかとを離さなければ先端が当たらない状態になる。かかとを開くとシャンクが歯肉を開くことになり、操作性が悪くなる

なぜ先端が細くなってしまうのか

先細りになる理由には、大きく分けて２つあると思います。

●理由１：先端のエッジを使って歯石を取るので、先端にエッジがほしい

キュレットスケーラーは刃先が浮くと危険な器具であるという認識と、刃先に力をかけやすいた

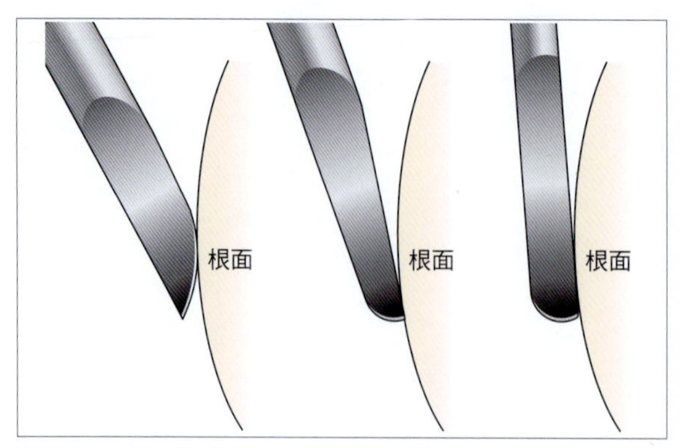

図❷a　刃先が細くなるほど、刃先を使うためにかかとを離さなければならない。かかとが離れると歯肉を開いてしまうため、操作性が悪くなる

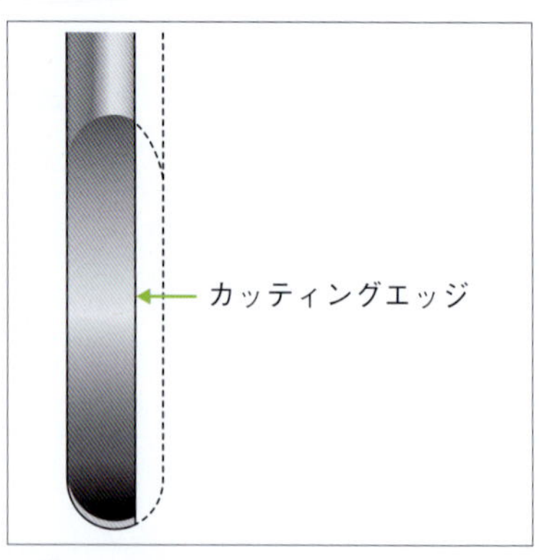

図❷b　理想的なキュレットスケーラーの消耗の形態。先端とかかとの幅がほぼ同じ

めに「刃先で歯石を取る」という固定観念があります。しかし、エッジはシャンクの真下までついています。「先端1/3のエッジを使い、残りの2/3のエッジは使っていない」という意識から、自然と先端に集中したシャープニングになりやすいのです。そのため、先端付近が消耗しやすく、反対にかかとは消耗しないため、必然的に先端のほうが細くなりやすいのです。

先に述べたように、先端が細くなると根面への当たりが悪くなるため、**理想的な形は先端とかかとのブレードの太さにあまり差がない**状態です。つまり、**先端からかかとまで均等に消耗させることを意識すれば、問題は解決する**のです（図２）。

先端だけを使い、かかとにはエッジが十分ある状態であっても、シャープニングするときには先端からかかとまでを万遍なくストーンを当て、均一な太さを保つことを意識しましょう。

●理由２：先端は丸い形を作らなければならないと考えている

キュレットスケーラーとは鋭匙型のスケーラーであり、先端は鋭匙状に丸くなっています。メーカーが整えているような丸みに準じ、先端は丸くカーブを作らなければならないと考えている方は多いと思います。さて、本当に先端は丸い形にしないといけないのでしょうか？

先端の丸みは、根面の丸みとは反対の丸みです。つまり、先端のカーブは根面から反れるカーブなのです。ということは、そこにエッジがあっても根面には接触できない、いわゆる使えないエッジです（図３）。

このことを考慮すると、先端はむしろ丸みがないほうが根面によりエッジが当たり、真の先端まで効果的にデブライドメントができるという考えになります。

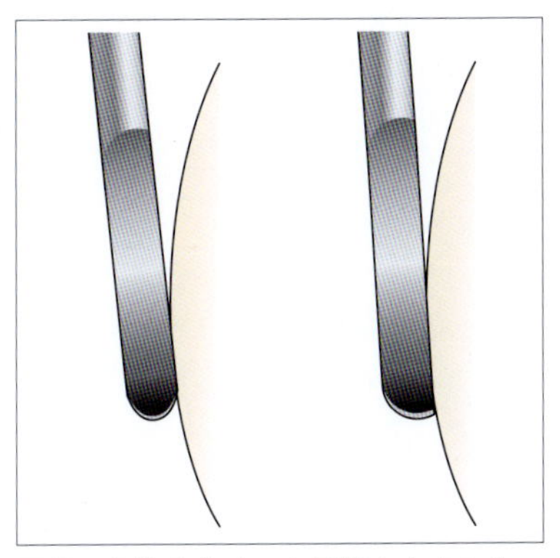

図❸　先端を丸くした形態と丸くしない形態のスケーラーを歯面に当てているところの比較。カーブに入った瞬間、歯面には接触しないので、機能しないエッジということになる

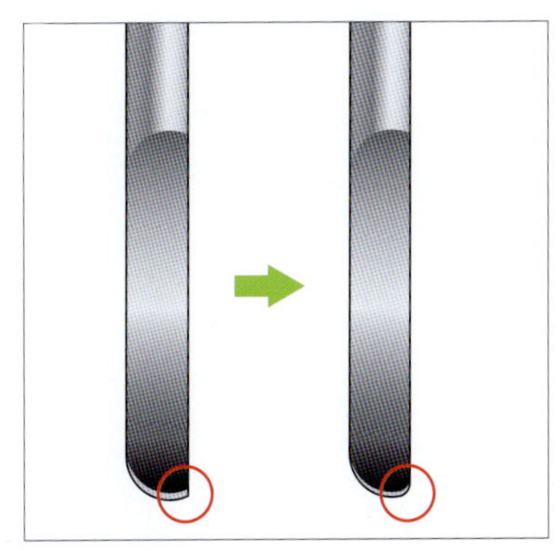

図❹　キュレットスケーラーはまっすぐ研ぎ、角が出てきたらそこを丸める処理だけを行えばよい（○）

臨床の都合でいえば、キュレットスケーラーは安全性を確保するために丸くなっているほうが望ましいと考えられます。ということから、**「丸くする」のではなく、角をとるという意図から「丸める」処理で十分**だと思います（**図4**）。

先細りの形態修正

先細りの形態にも、大きく分けて２つのパターンがあります。ここでは、全体で細くなっているパターンをＡ、先端だけが細く削れているパターンをＢとしましょう（**図5**）。Ａのパターンはテクニックでカバーできますが、Ｂのパターンはテクニックでカバーしきれないので、なるべく避けたい形態です。いずれもシャープニングしながら、形態修正を行う必要があります。

Ａのパターンは、細くなった先端を短くする修正ではなく、太く残っているかかとを削り、スリムにする修正を行います（**図6**）。本来、先端とかかとの太さは同じくらいが理想です。しかし、Ａのようになってしまったキュレットスケーラーでは、先端の太さに合わせるとかなり細くなってしまいます。現実的には、少しでもかかとをスリムにして、先端との太さの差を小さくすることで、刃先を使うときの歯肉の抵抗を抑えるようにします。

Ｂのパターンになると、先端を短くすることで使いやすいキュレットに変わります（**図7**）。ブレードが長いキュレットスケーラーは先端を短くできますが、もともとミニブレードのキュレットスケーラーを短くすると使えなくなってしまうので、そうならないように気をつけましょう。

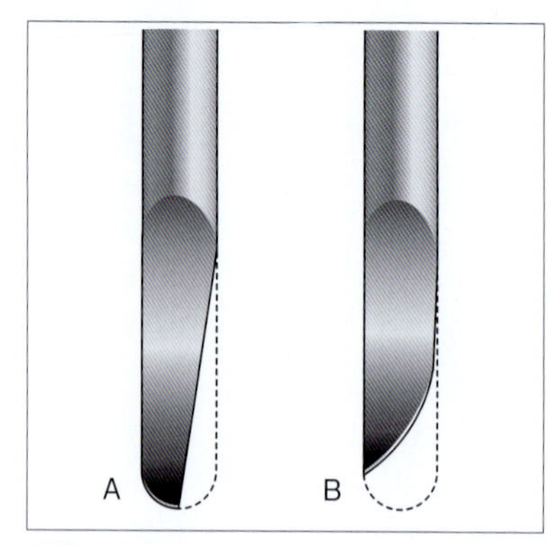

図❺　先細りのパターン
左：パターンA；全体で先が細くなっている
右：パターンB；先だけが細くなっている

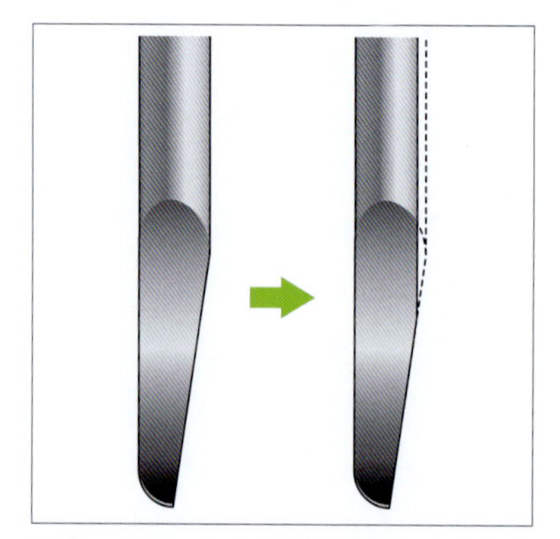

図❻　パターンAの形態修正。かかとをできるだけスリムにするようにたくさん削りながら、刃先にはエッジがつく必要最小限の研磨を行う

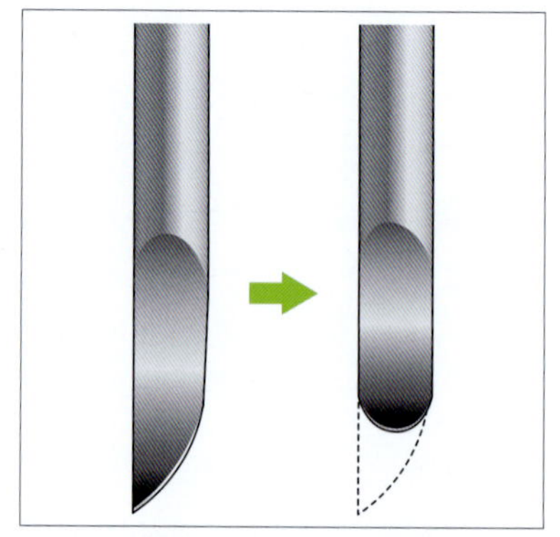

図❼　パターンBの形態修正。刃先の尖っているところをなるべくなくすように先だけを削る。先端のカーブはなるべくつけないようにする

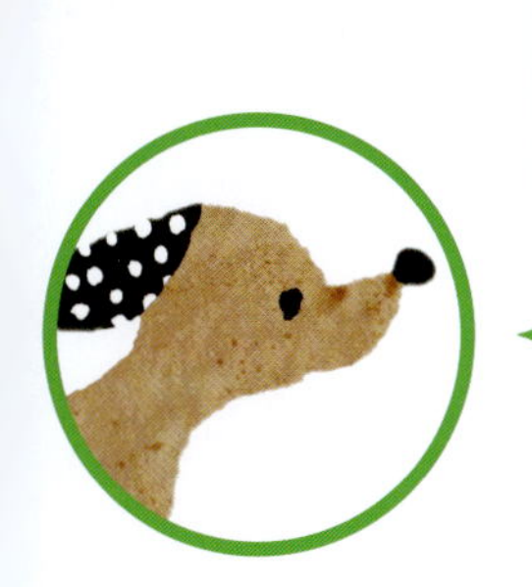

Q05 キュレットスケーラーの刃の消耗に差が出てしまいます

A 利き手側と反対側

通常、キュレットスケーラーは右と左で対の刃がついていますので、シャープニングも左右の２パターンで研ぐことになります。ストロークは、利き手で行うほうが安定しやすいので、右利きの場合、右手にストーンを持ち、右に刃がくるほうが、シャープニングをしやすいと感じます。

ところが、利き手側は力が入りやすく、納得いくまでストロークを続けてしまうので、消耗の程度に個人差はあっても、**利き手側が消耗しやすい傾向にあります**（**図１**）。

早くエッジをつけたいと無意識に力が入ると、**図２ａ**のように手首が体の内側に入りやすくなります。すると、ブレードとの角度がＶ字になりやすいため、自ずと先細りになったり、短くなったりして、消耗を早めてしまいます（**図３**）。

ブレードとストーンはＩ字で接触させるように意識し、なるべく早めに testing を行うことが刃の消耗の予防に繋がります（図２ｂ）。

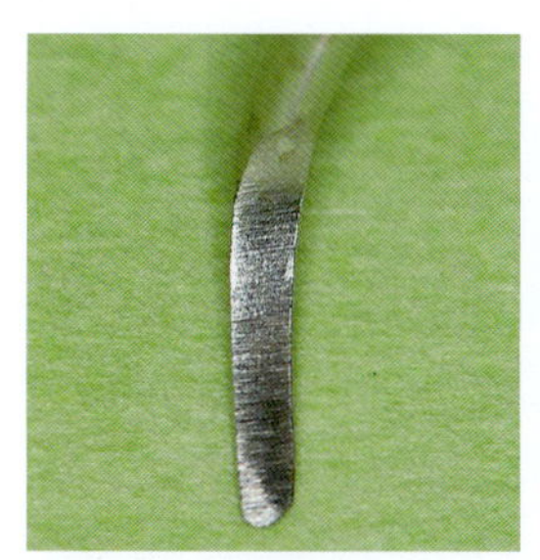

ａ：利き手と反対側にエッジがついている

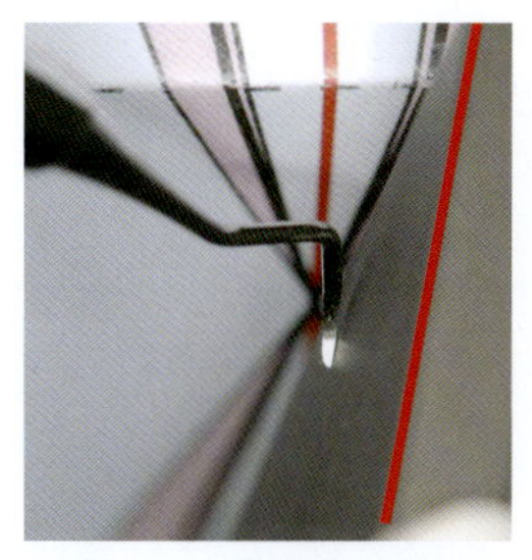

ｂ：利き手側にエッジがついている

図❶ａ、ｂ　利き手にエッジがついているほうが力が入りやすく、納得のいくまでストロークをしてしまい、結果的に消耗しやすい傾向にある

図❷ａ　Ｖ字接触：利き手だと力が入りやすく、ストーンが内側に入りやすい

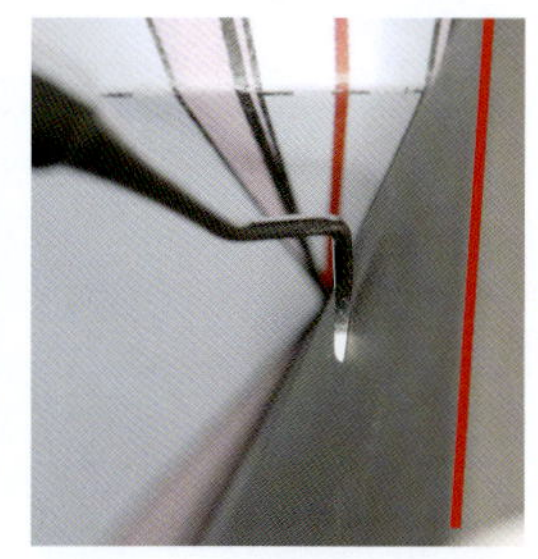

図❷ｂ　Ｉ字接触：ブレードとストーンは、できるだけ平行になるようにする

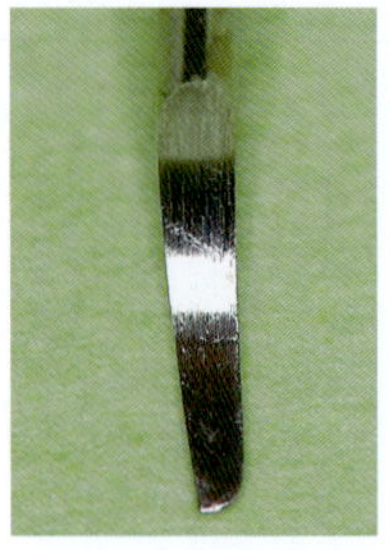

ａ：利き手と反対側のエッジを研いだ場合

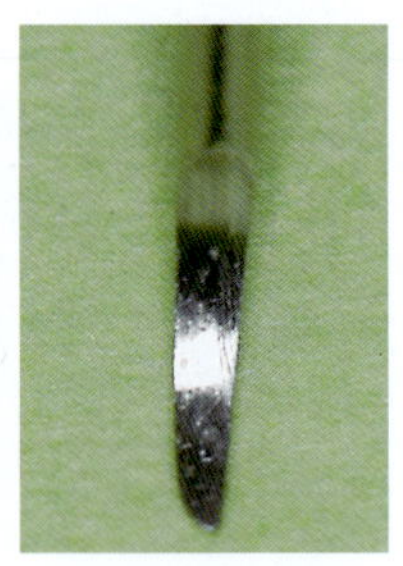

ｂ：利き手と同側のエッジを研いだ場合

図❸ａ、ｂ　利き手側のほうが、先端が細くなっている例

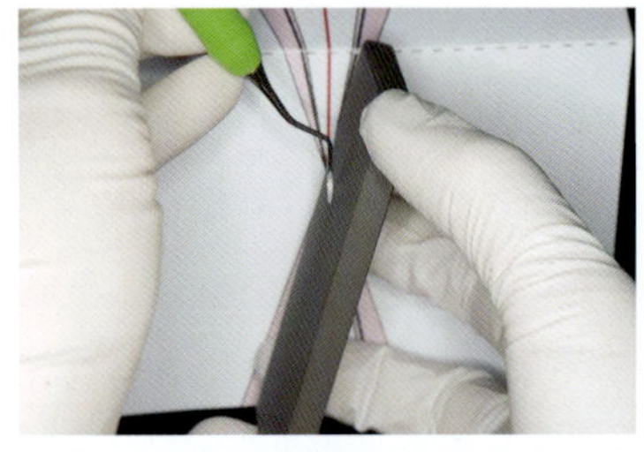

図❹ａ　順手：刃先を自分のほうへ向け、利き手側のエッジを研ぐ

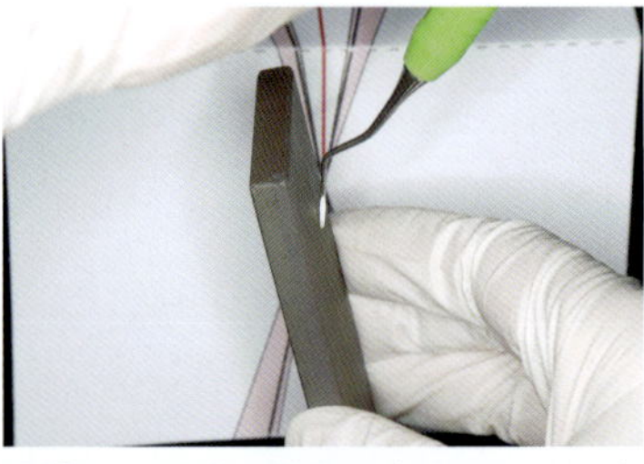

図❹ｂ　逆手：刃先を自分のほうへ向け、利き手と反対側を研ぐ。手をクロスして動かすので、少し難しい

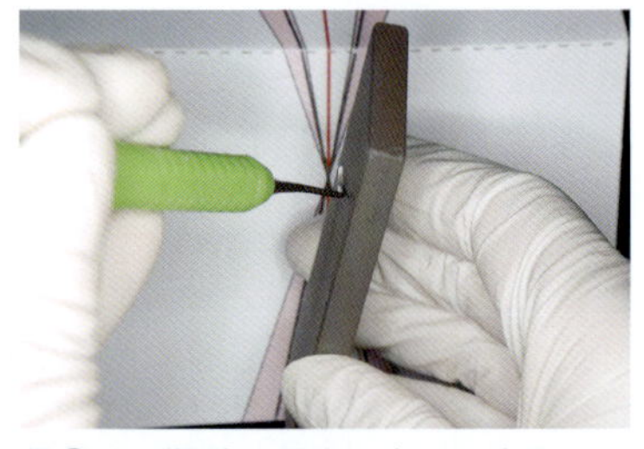

図❹ｃ　順手で刃先の向きを変えると動かしやすいが、ブレードとストーンとの接触状態が確認しにくくなる。そのため、キュレットスケーラーを少し手前に傾ける

順手と逆手

利き手と反対側は、手をクロスにしてシャープニングを行うか、それとも刃先を自分と反対方向へ向け、かかとを手前にしてシャープニングを行うかの２通りがあります。慣れれば手をクロスする逆手のほうが力が入りにくく、比較的消耗が少ないように感じます（**図４**）。

いずれにしても、左右の消耗の差が気になる場合は、自分の傾向を客観的に評価することが必要です。時間、ストローク回数、力加減、シャープニング時の音などに差がないか、チェックしてみてください。たとえば、**自分がシャープニングをしている様子を動画で撮影して確認すると、客観的に評価できる**ので、試してみてもよいでしょう。

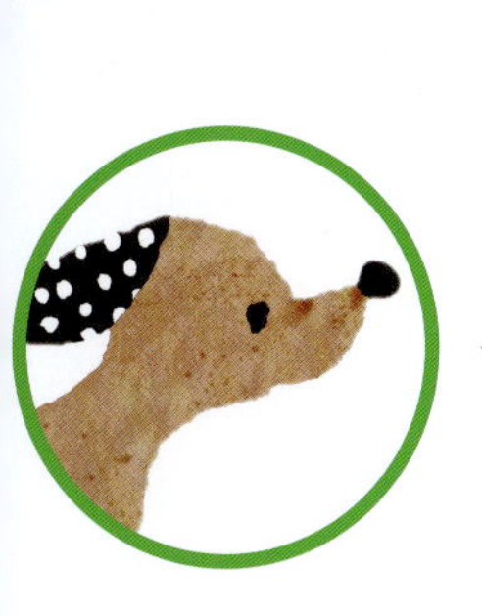

Q06 キュレットスケーラーが細くなると、エッジがつきにくくなります

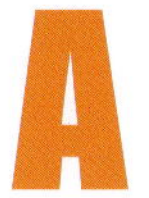

細くなると エッジがつきにくくなる理由

シャープニングによる消耗で細くなってくると、なぜエッジがつきにくくなるのでしょうか。その原因について考えてみましょう。

物理的にフェイス面の幅が細くなることでストーンとの隙間ができやすくなり、その隙間を埋めようとストーンを立ててしまう傾向があります（図１）。ストーンが立ってくるとエッジの角度が大きくなり、食い込みが甘くなってきます。また、シャンクは太いまま残るので、ブレードが太いときよりもシャンクの影響を受けやすく、シャンクがつかえてエッジが浮きやすくなるのです。

施術者はエッジを感じようと、つい側方圧をかけてしまいます。すると、細いブレードはしなりやすく、歪んだ力が加わって折れてしまうこともあります。**エッジのかかり方が甘いと感じたときは側方圧でカバーするのではなく、シャンクの位置を外して、エッジを感じるまでシャンクを倒すことで、エッジのかかる位置を見つけます**（図２）。

使用する場所と対象を選ぶ

細くなったキュレットスケーラーは当然しなり

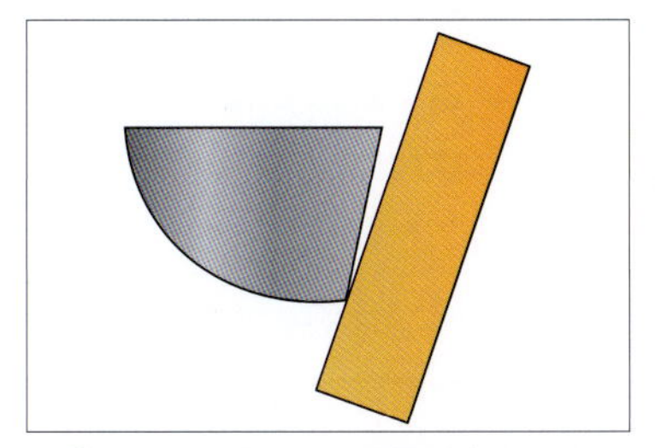

図❶ａ　消耗によって幅が小さくなってくると、ストーンとの間に隙間ができやすくなる

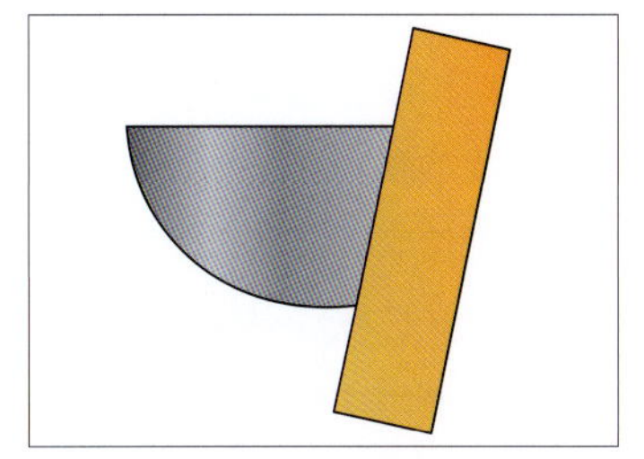

図❶ｂ　細くなってくると、隙間ができないようにストーンを立ててしまい、エッジの角度が徐々に大きくなってしまう

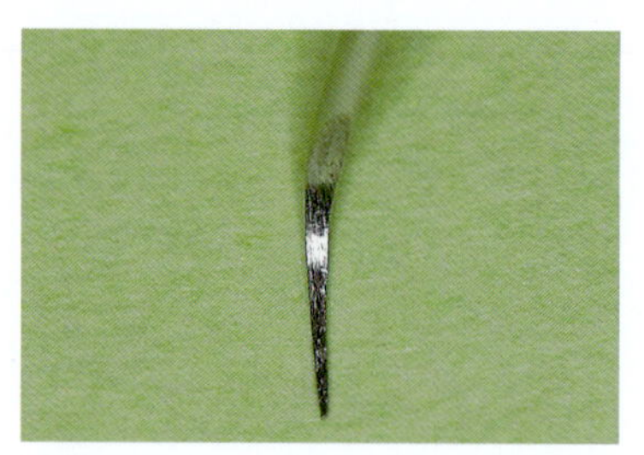

図❷a　シャープニングによる消耗、でブレードがかなり細くなった状態

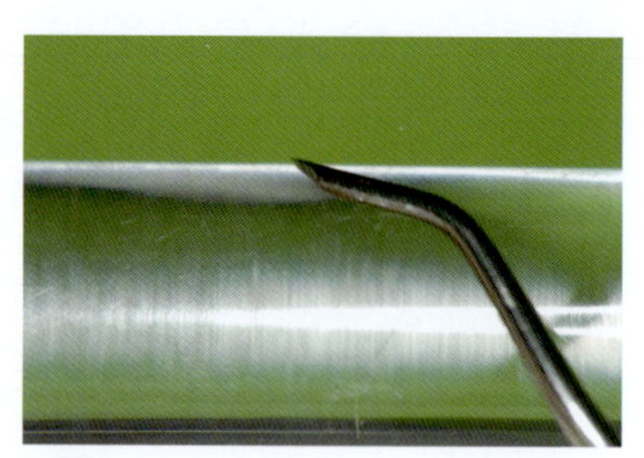

図❷b　細くなるとエッジが感じにくくなるので、細くなったぶんシャンクを倒してエッジを使う。Testing もシャンクはテスト棒と平行ではなく、少し中心へ傾けて行う

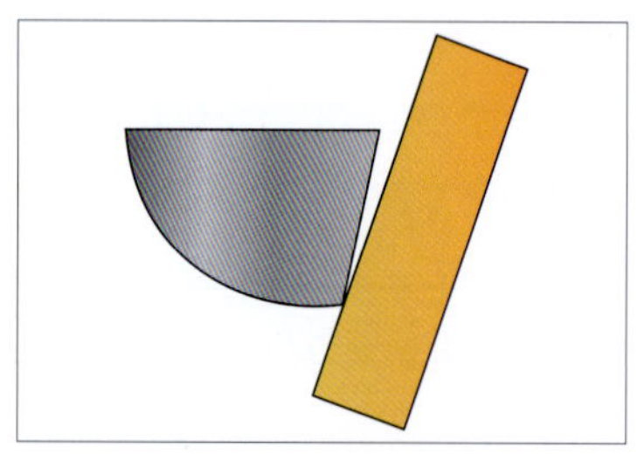

図❸a　細くなってエッジの食い込みが甘くなった状態の形態修正は、より鋭角にエッジをつける

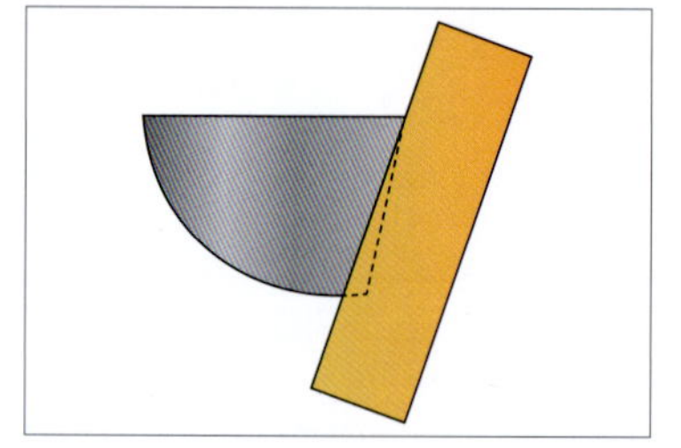

図❸b　底から削り、ストーンとの隙間がなくなるまで研ぐ。点線が形態修正で切削した範囲

やすく、力をかけると折れる危険性があるので、歯石を除去する目的では使用を避けます。**細いキュレットスケーラーはより狭い場所に入りやすいため、歯根の近接した部位や引き締まってきた歯肉縁下のディプラーキング（プラーク除去）を目的としたケースを選択して使用する**ようにします。

キュレットスケーラーの修正

細くなってきたキュレットスケーラーのエッジがつきにくいなと感じ始めたら、あえてストーンを倒し、より鋭角でエッジをつけていきます（図３）。鋭角なエッジのほうが食い込みやすいので、小さな力でもしっかりエッジがかかってくれます。

側面の底から削るような形になりますので、最初はエッジとストーンとの間にわずかな隙間が見えますが、この隙間がなくなるまで研ぎ続けます。細いキュレットスケーラーをたくさん研ぐことに抵抗を感じるかもしれませんが、より鋭角な側面

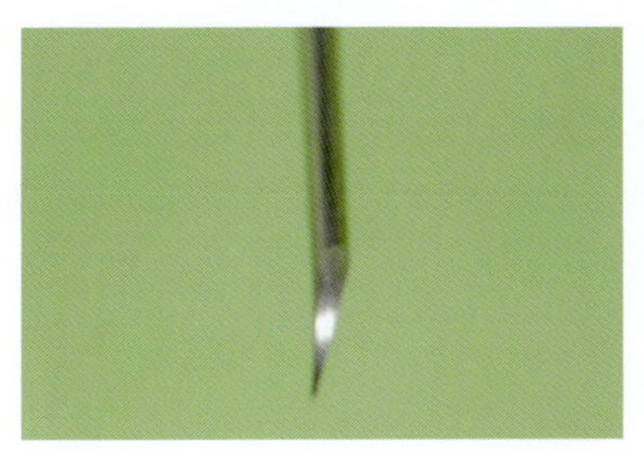

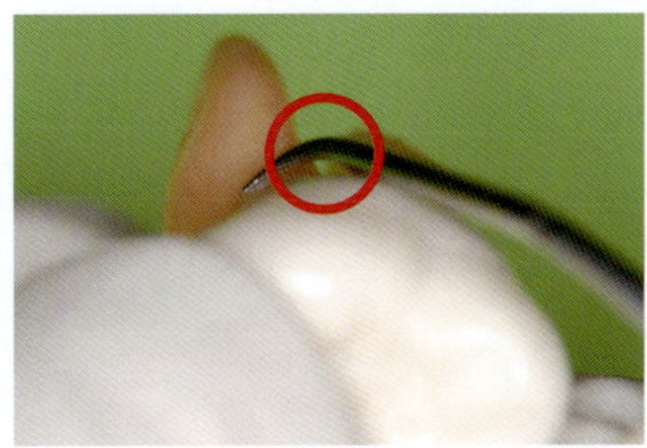

図❹a、b　シャンクが太く、先が細いため、シャンクが歯冠につかえてしまい、かかとが浮いてしまうので、先端も滑りやすい

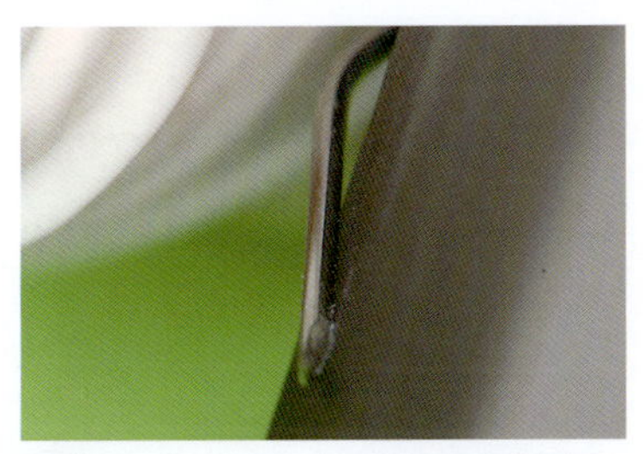

図❹c　シャンクの出っ張りを削る

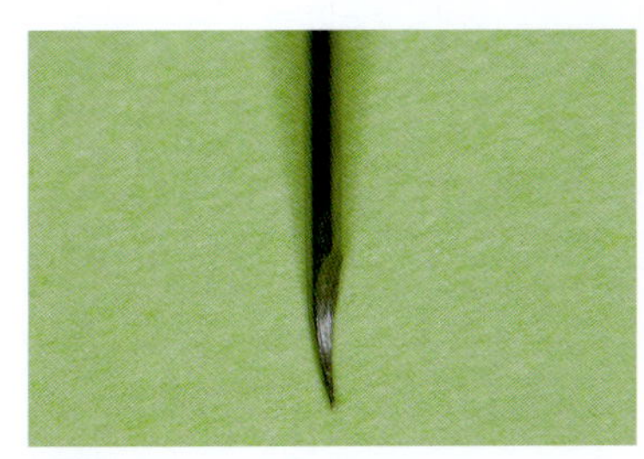

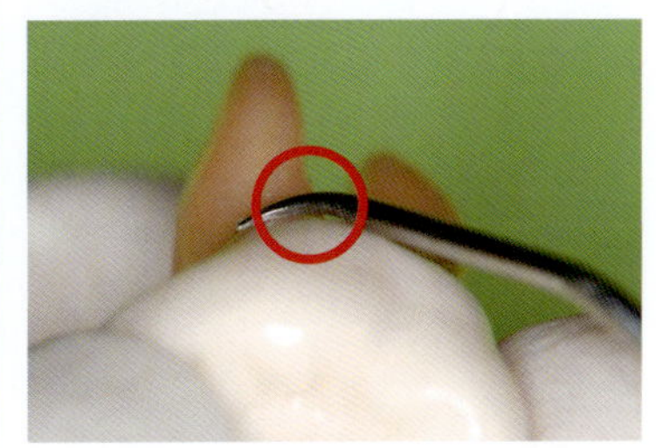

図❹d、e　シャンクとブレードとのギャップをなくすことでシャンクのつかえが多少なくなり、エッジが安定する

をつける修正ですので、最小限の消耗になります。シャンクの太さとのギャップが大きくなってくると、シャンクがつかえてエッジが滑りやすくなります。そのように感じたときは、シャンクを削ることでもう少し使える状態になります（**図4**）。

また、あまりに細長くなりすぎてエッジを感じるだけでもしなる場合は、しならない程度に短くします。歯石除去のような力をかけなくても、ディプラーキングとしてエッジを根面に擦過させることに耐えられる強度は必要です。そのため、それ

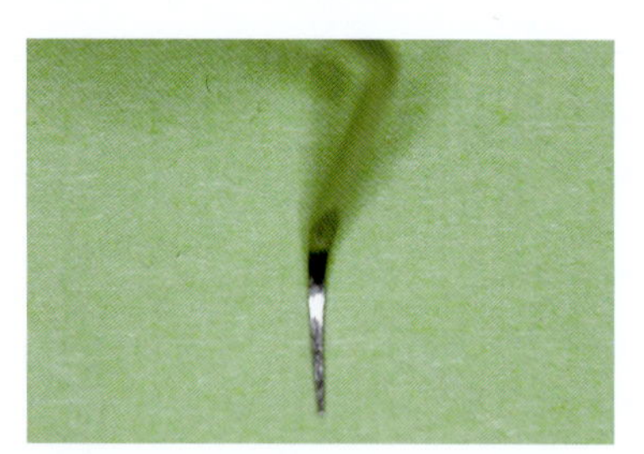

図❺a　かなり細くなり、テスト棒に当てただけでもしなる感じがする

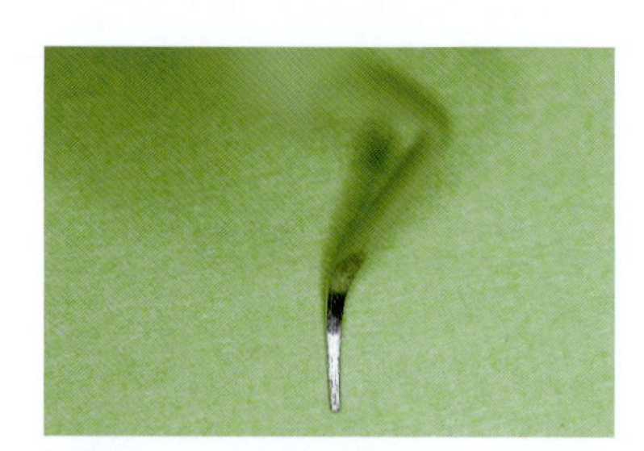

図❺b　テスト棒に当てて、しならない状態まで短く修正する

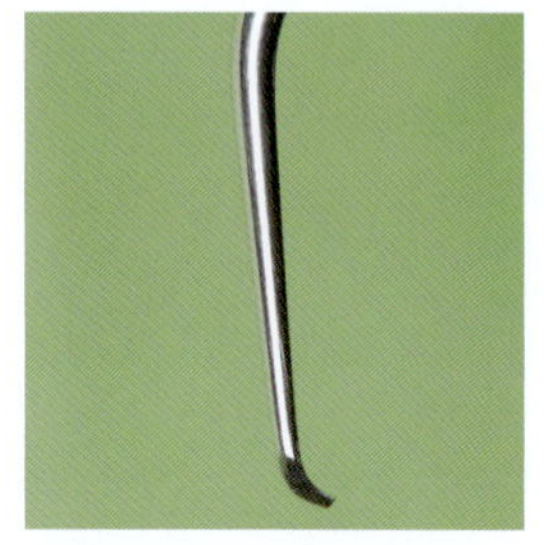

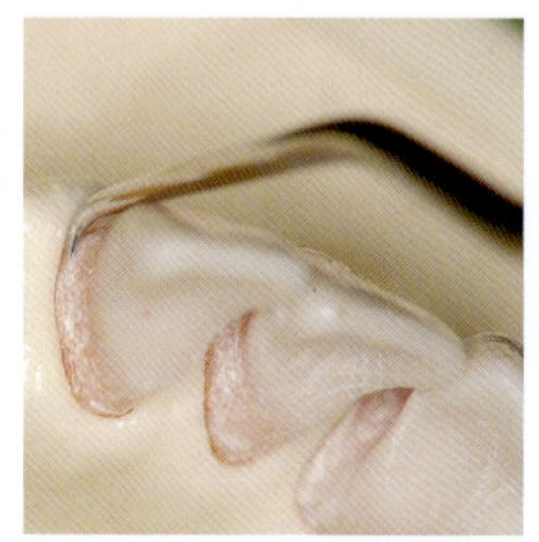

図❻　短くなりすぎたキュレットスケーラーはロスが多いため、シャンクの太さの2倍くらいの長さでエッジが残っていなければ処分する

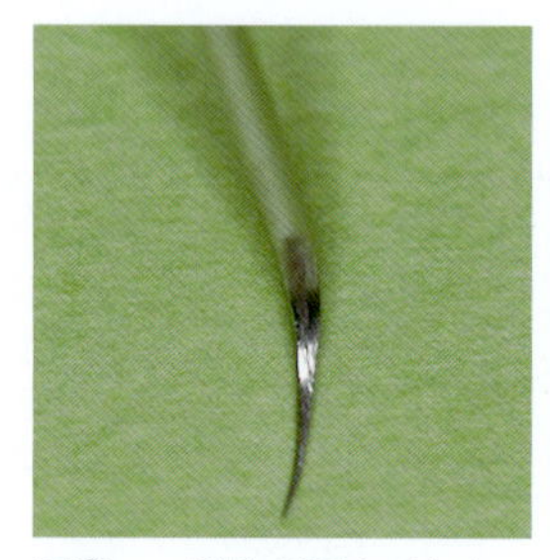

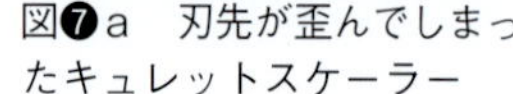

図❼a　刃先が歪んでしまったキュレットスケーラー

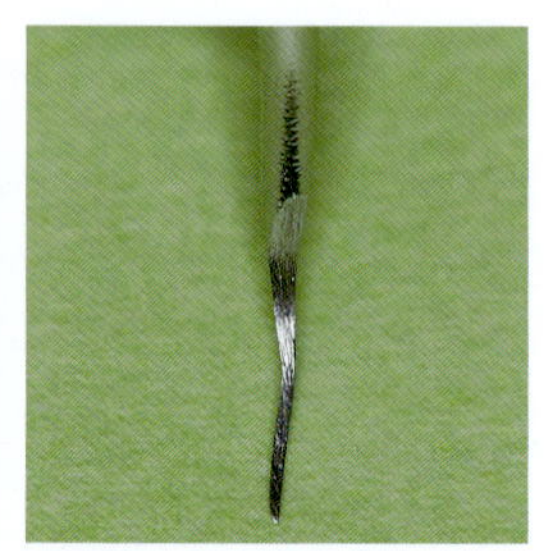

図❼b　かかとが歪んでしまったキュレットスケーラー

に適した長さと細さのバランスを見極めることが求められます（**図5**）。

キュレットスケーラーの限界

エッジを使うためには、ブレードの長さがかかわってきます。そのため、あまり短くなりすぎて、シャンクの影響を受けやすく、エッジがわずかな刃先しか根面に当たらない場合は、ロスが多くなってしまいます。**少なくとも、シャンクの太さの2倍くらいの長さでエッジが残っていなければ、処分の対象となります**（**図6**）。また、細くなりすぎたブレードは折れなくても歪んでしまうことがあります。こうなってしまうと使用不可能ですので、処分します（**図7**）。

まとめますと、**キュレットスケーラーは目的と場所を選べば、かなり細くなっても術者の責任で使用できる**のです。ただし、**力のコントロールやシャンクのコントロールが十分にできない方は、新品のブレードのおおよそ半分以下になったら口腔内での使用は避ける**ことをお勧めします。

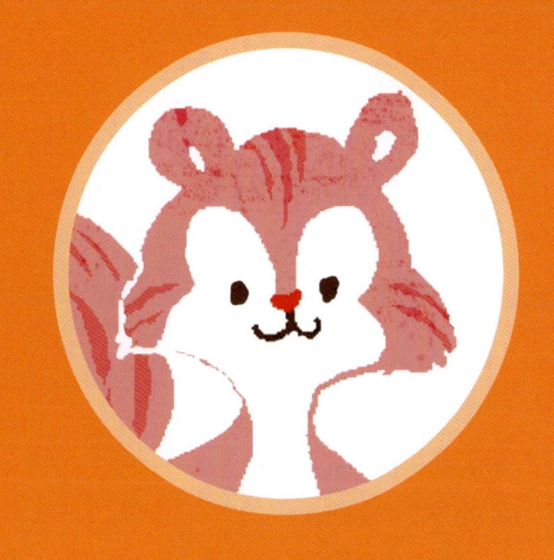

2章

プロービング

probing

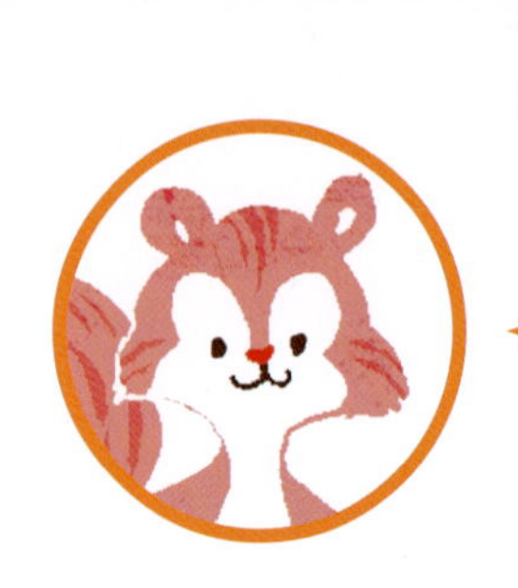

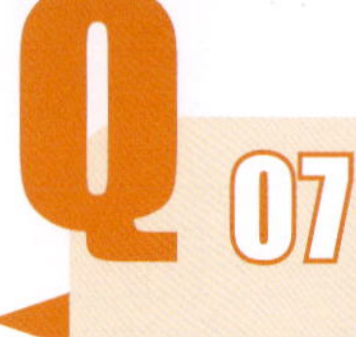

07 患者担当制ではないため、プロービングの数値にばらつきが出ることがあります

A プロービングは、歯周治療やメインテナンス時に、頻回に行われる検査の一つです。担当の歯科衛生士が継続して診ていく場合もあれば、１人の患者さんに複数の歯科衛生士がかかわって診ていく場合もあります。本来は**患者担当制で診ていくことが望ましい**のですが、患者さんの都合と歯科衛生士の勤務態勢が合わない場合が多い医院では、担当制にできないという声もよく聞きます。

患者さんを継時的に診ていくうえで、プロービング値の変化は最も重要な手がかりになります。しかし、担当制でないと、検査結果の評価が難しいときもあるでしょう。ここでは、いくつかのポイントを押さえておくことで、担当者が変わっても誤差を最小限に抑える方法を模索します。

プロービングでわかることとは？

プロービングによって、歯周ポケットの深さや出血の有無、歯周ポケットの形態など、目視だけではわからない、歯周病による組織の破壊を見つけることができます。つまり、**炎症の程度を可視化する**ことが目的の一つといえます。そのため、検査の精度が非常に重要になります。初回の検査の精度が高ければ、歯周治療後の変化、メインテナンス時のリスク部位の状況把握を、正確に判断できます。よって、プロービングエラーはできるだけ減らす必要があるのです。

表❶　プロービングの基本操作

①レストをとる（口腔内でも口腔外でも構わないので、必ずどこかにレストをとる）
②プローブの挿入は歯軸と平行（傾斜している歯や最後臼歯遠心、鏡視のときなどは、歯軸と平行に挿入することが難しいので要注意）
③プローブの先端を根面から離さない（先端が離れると、痛みを与える原因になる）
④一定の力で行う（プロービング圧をコントロールできるように）
⑤ウォーキングストロークで行う（深い部位を見逃さないように、歯周ポケット内からプローブを出さずに、水平移動しながら測定する）

では、プロービングの基本操作について、いくつかのポイントを**表１**でおさらいしてみましょう。

プロービングエラーが起こる原因

１．術者側の要因

プロービング値はプローブの持ち方、挿入の角度や圧で大きく変わります。プローブの挿入や把持が正確かどうかなど、**テクニックに左右される検査**でもあります。そのため、測定者の熟練度による差が出やすく、担当者が変わると数値にばらつきが出ることがあります。

２．組織側の要因

プロービング値は、**組織の状態によっても変わります。**歯石、歯の位置異常や傾斜、歯の歪みやセメント質の添加などの歯根の形態、歯肉の厚みや硬さ、上皮性付着や結合組織性付着の獲得・喪失、不良補綴物などの影響も受けます。

プロービングエラーへの対応方法

１．前回とまったく違う数値になるのはなぜ？

測定前、必ずＸ線写真を見ておきます。骨欠損の状態がわかれば、歯周ポケットの状態をある程度予測できます。初回はもちろん、再評価時やメインテナンス時にも確認し、その際、過去の歯周組織検査の結果にも目を通しておきましょう。

歯周ポケットが深い部分や歯根破折がある部分は、注意してプロービングします。そして、得られた数値が治癒によるものか悪化によるものか、もしくはエラーによるものかを判断します。**前回と２㎜以上違う場合はもう一度測定**しましょう。

２人ペアで行うときは、記録担当者が前回記録を見ながら行い、違いが出るたびに検査担当者に伝えます。そうすると、その場でチェックでき、時間のロスも、患者さんの負担も少なくなります。２㎜以上の違いをチェックする理由は、多くの疫学調査で、２㎜ないしは３㎜の増加を「付着の喪失が起こった」という基準にしているためです。また、深い歯周ポケットでは、１㎜程度は誤差に含まれると考えられ、２㎜程度変化があれば歯周病の進行の可能性を考え、精査する必要があります。

２．プロービング圧の違いとは？

正しいプロービング圧は、『歯周病の検査・診断・治療計画の指針2008』[1]で25ｇ前後の軽圧とされています。そのため、実施の際は**力を抜き、優しい持ち方で均等な圧で行えているかをチェック**します。とくに強く把持する方は圧が強い傾向にあるので、注意が必要です。

また、炎症とプローブ先端の位置関係にも注目します。組織学的には、歯肉溝の深さとは、歯肉の頂点から歯肉溝底（＝上皮性付着最歯冠側）までの距離です。しかし、実際には、**プローブの先端が歯肉溝底で止まることは少ない**のです。

25ｇの力でプローブを挿入すると、健康な状態では上皮性付着の途中まで、歯肉炎では上皮性付着と結合組織性付着の境界部まで、歯周炎では結合組織性付着まで、プローブが達するという文献もあります（**図１**）[2,3]。

つまり、**「プロービング値＝組織学的な歯肉溝の深さ」ではない**のです。プローブが止まる位置は組織の状態に影響され、健康だと上皮が止め（アンダー傾向）、炎症があると結合組織が止めます（オーバー傾向）。以上を理解したうえで、プロービング値を読み取るトレーニングも必要です。

３．挿入角度の違い

プローブの挿入角度は、教科書的には「歯軸と

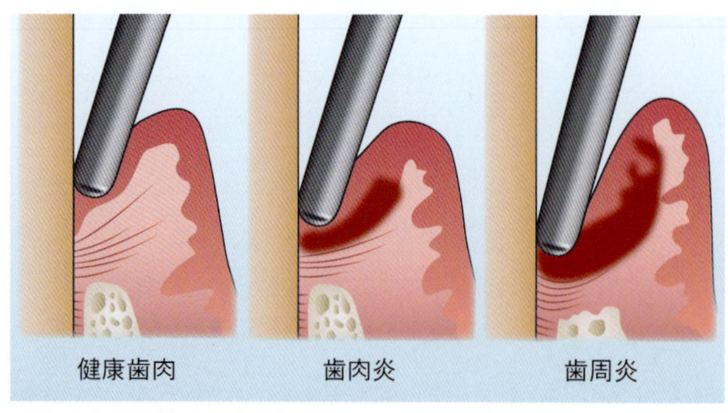

図❶　炎症が強くなればなるほど、プローブは深く入っていく（参考文献[3]より引用改変）

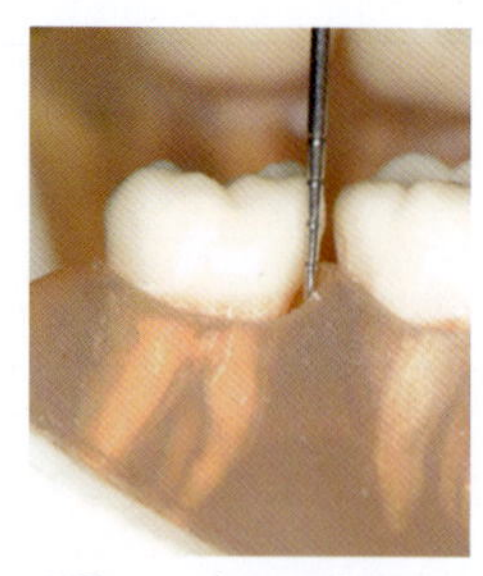
図❷a　プローブの先端が離れ、歯肉を開いている

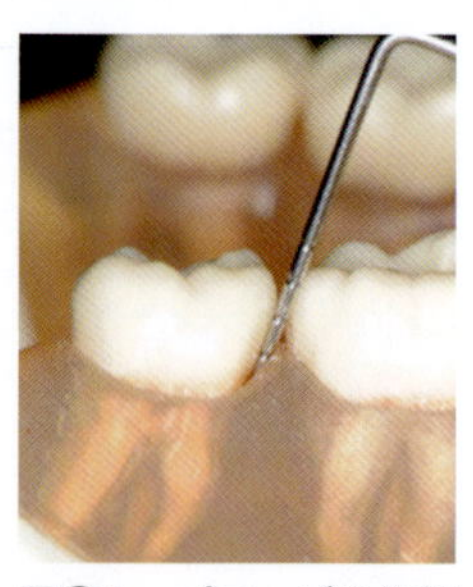
図❷b　プローブの先端が根尖に向かい、根面から離れていない

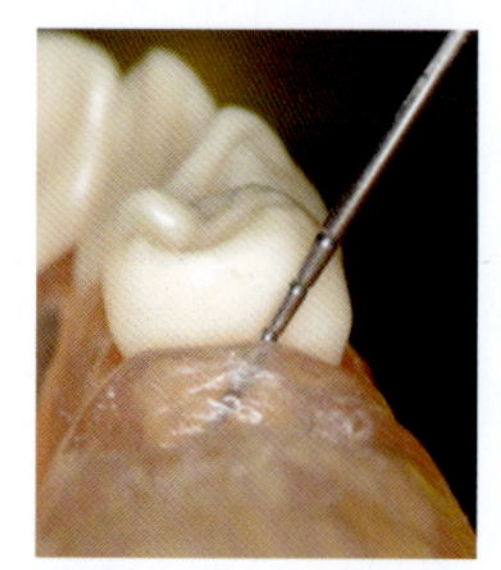
図❸a　プローブの先端が、コンタクト直下のポケット底に到達していない

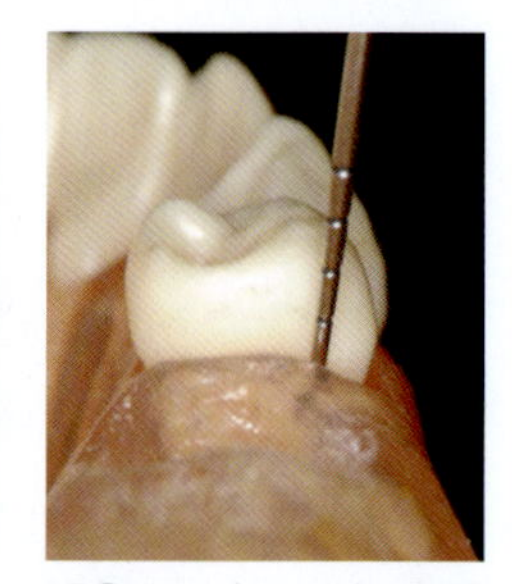
図❸b　プローブの先端が、コンタクトポイントから根尖に向かっている

の平行性がとれて、プローブの先を根面から離さないように意識する」とされています。しかし実際には、目で見ることのできない歯肉縁下において、歯軸と平行かはイメージしにくいものです。

歯冠部のみを見て挿入すると、歯軸とプローブは平行に見えますが、先端は離れています（**図２ａ**）。これでは歯肉を引っ張り、先端は途中で止まるため、プロービング値は実際よりも小さくなるうえ、患者さんに痛みを与えてしまいます。

歯根の形態は根尖に向かって徐々に細くなっているので、プローブの先端を根尖に向かって挿入すると、先端が離れずに挿入できます（**図２ｂ**）。とくに隣接面で挿入角度にばらつきが出やすいと思います。コンタクトポイントからコンタクト直下の深さを測りますが、斜めに入りすぎるとプロービング値は実際よりも大きくなります（**図３ａ**）。ここでも、プローブの先端を根尖方向に挿入することを意識すれば、正しく計測できます（**図３ｂ**）。

以上のことから、**担当者のテクニックの癖とその傾向も、検査結果から読み取れます。**プローブの先端が離れてしまうと、プロービング値は小さいものの、出血は多くなります。また、圧が強いとプロービング値が大きく、出血も多くなります。**担当者ごとの癖をチェックして修正していけば、数値のばらつき防止にも繋がります。**

4．計測ポイント

１歯の最深部を代表として記載する１点法と、１歯４ヵ所または６ヵ所（頬側近心・中央・遠心、舌側近心・中央・遠心）を測定する方法があります。６点法は６パートに分けてウォーキングスト

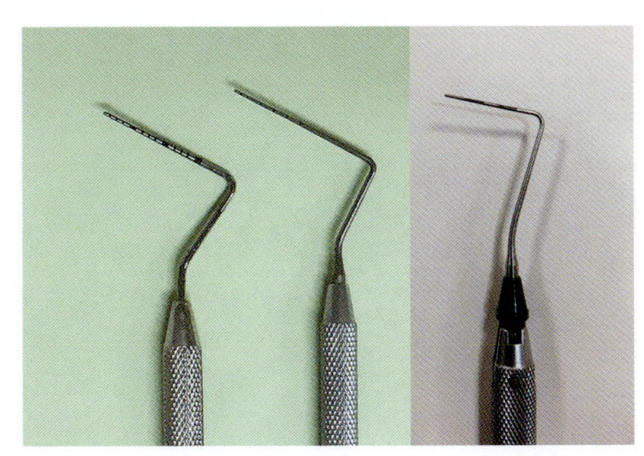

図❹a　さまざまなプローブ。メーカーによって太さ、メモリの刻み方が違う

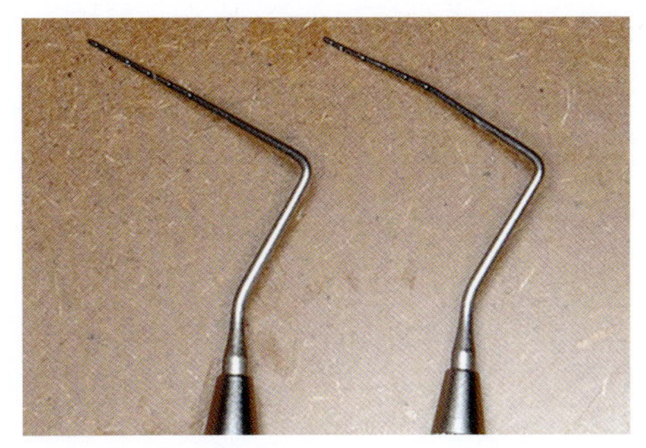

図❹b　左：通常のプローブ。右：変形したプローブ。これでは正確な挿入および測定ができない

ロークで測定し、ゾーンで最も深いところを記録する方法（Walking 法）と、毎回決まったところを測る方法（Vartical point 法）があります。**どの方法で測定するか、院内で統一**しましょう。

5．プローブの違い？

現在、さまざまなメーカーのプローブがあり、すべて同じ規格でできているわけではありません（**図4a**）。たとえば、ハンドルの形態、重さ、目盛りなどが異なります。また、同じメーカーでも、目盛りにわずかな誤差があるものもあります。手に持ったときのバランスもさまざまで、それもプロービング圧に影響を及ぼします。

さらに、目盛りにはカラーコードと1㎜間隔があります。前者は目盛りを打ってあるほうに数値が引っ張られやすいといわれています。後者は0.5㎜まで測定可能で、より精密に測定したいときに有効です。また、プローブが太めだと、数値がアンダーになりやすいともいわれています。

よって、プロービングエラーを最小限に抑えるためには、**信頼のおけるメーカーの1種類のプローブを使用する**ことが望ましいといえます。もちろん、先が曲がったプローブなどはもってのほかです（**図4b**）。滅菌などの過程で変形させないように、器具の管理にも注意しましょう。

6．とにかくトレーニング

プロービングの基本操作（持ち方、レスト、プロービング圧、歯軸との平行性、根面への接触、プロービングポイント、プローブの動かし方）を意識し、痛みを与えない操作を心がけましょう。そしてプロービング圧、挿入ポイント、目盛りの読み方について、院内で共通認識をもてれば、担当者が変わっても誤差を最小限に抑えられます。

【参考文献】

1）日本歯周病学会（編）：歯周病の検査・診断・治療計画の指針2008. 医歯薬出版，東京，2008.
2）山本浩正：イラストで語るペリオのためのバイオロジー. クインテッセンス出版，東京，2002.
3）Armitage, et al: Microscopic evaluation of clinical measurements of connective tissue attachment levels. J Clin Periodontol, 4: 173-190, 1977.

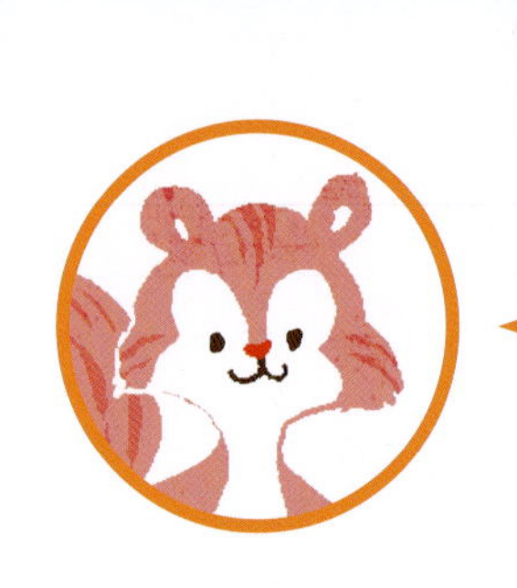

Q08 BOPはどのタイミングでチェックすべきでしょうか？

A

BOPの意味

『歯周病の検査・診断・治療計画の指針2008』[1)]では、BOP(Bleeding On Plobing)を「歯周プローブをポケットに軽圧（25g前後）で挿入した直後にみられる、おもに歯周ポケット底部からの出血」と定義しています。また、その意義として、「プロービング時に出血がある部位はポケット内壁に炎症が存在することを意味し、歯周炎が進行する、あるいは再発する確率が高い」とされています。

つまり、BOP（+）は、**炎症の存在、歯周病原細菌の存在、付着の喪失リスクの存在を示唆**しています。しかも外見上、歯肉に炎症が現れる前に出血傾向が出てくるため、**炎症の早期発見**にも役立ちます。したがって、BOPデータは、セルフケアの指標として使うことができます。BOP率が20％を下回れば、ある程度安定していると見なせるため、BOP率の目標とされています。

一方、メインテナンスに入っている患者さんの場合、極端に低い（5％以下）方は、オーバーブラッシングの可能性があります。とくに歯肉退縮傾向にある患者さんには、適切なブラッシング圧についてのアドバイスが必要になる場合もあります。

Langの論文[7)]によると、間隔を空けた4回のプロービングで、1度も出血しなかった部位が悪くなる可能性は1.5％であるものの、**4回とも出血した部位が悪くなる可能性は30％と、20倍にも膨れ上がる**と報告されています。

また、BOP率に関して、Jossの論文[8)]によると、**BOP30％以上の患者さんは20％以下の患者さんよりも、部位数で3.3倍多く付着の喪失を起こした**とされています。

以上の論文は、患者さんへの説得力のある説明としても使えますし、プロフェッショナルケアの不足の指標として、メインテナンス時期を決定する指標としても利用できます。

BOPチェックのタイミングは？

BOPとは、プロービングをする際に各部位ごとに出血の有無を測定することです。通常1歯4～6ヵ所（頬側近心・中央・遠心，舌側近心・中央・遠心）を測定します。出血状態により、「+」（点状）、「++」（線状、滴状）に分ける場合もあります。「即出血◎」と「後出血○」のように、出血のタイミングを分けてチェックする場合もあります。

通常、プロービングの30秒～１分後に測定するといわれています。滲み出ている少しの出血も、流れている出血も同様にカウントします（**図１**）。出血を見逃さないためには、細かくチェックすることが大切です。たとえば、上顎頬側→上顎口蓋側→下顎頬側→下顎舌側の４パートや、上顎→下顎の２つのパートに分けます。そして、１つのパートが終わるたびに出血のチェックをするというように、**チェックのタイミングも院内で統一しておく**と、過去のデータと比較しやすいでしょう。

即出血と後出血の違い

BOPでは、炎症の波及度合も診ます。

歯肉の炎症には、感染によるものと力によるものがあります。咬合力の影響を受けていない辺縁歯肉の炎症では、プローブ挿入後に短時間で出血してくることが多いといわれています。また、感染と力による歯周ポケット底部の炎症では、プローブ挿入後に時間をおいて出血するといわれています。後出血がみられる場合は炎症のコントロールだけではなく、力のコントロールが必要である可能性があります（Glickmanの咬合性外傷に対する理論[9]による）。

どちらも早い段階で現れる炎症症状であるため、歯周病の診断時はもちろん、メインテナンス中の再発を予測するうえでも重要な検査項目といえます。そのため、院内のスタッフ間でばらつきが出ないように、**出血の見方を統一する**ことが必要です。ここでも共通の認識をもっておきましょう！

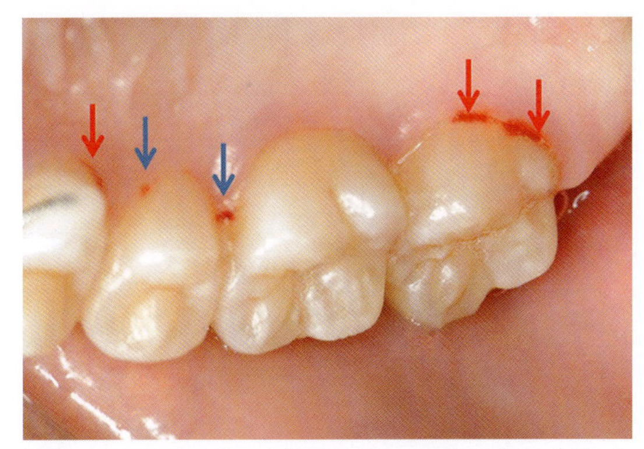

図❶　出血状態の違い。滲み出ている少しの出血（↓）も流れているもの（↓）もカウントする

【参考文献】

1）日本歯周病学会（編）：歯周病の検査・診断・治療計画の指針2008. 医歯薬出版，東京，2008.

2）山本浩正：ペリオリテラシー歯周治療をめぐる情報のインプット・英知のアウトプット. 医歯薬出版，東京，2013.

3）山本浩正：イラストで語るペリオのためのバイオロジー. クインテッセンス出版，東京，2002.

4）園井教裕：プロービングをやってみよう、活かそう！DHstyle, 6（4）：17-31, 2012.

5）沼部幸博，貴島佐和子，土屋和子（編著）：歯周病を治すSRPできる歯科衛生士のスキルと知識. 医歯薬出版，東京，2014.

6）Armitage, et al: Microscopic evaluation of clinical measurements of connective tissue attachment levels. J Clin Periodontol, 4: 173-190, 1977.

7）Lang, et al: Bleeding on probing: a predictor for the progression of periodontal disease?. J Clin Periodontol 13: 590-596, 1986.

8）Joss A, et al: Bleeding on probing. A parameter for monitoring periodontal conditions in clinical practice. J Clin Periodontol, 21(6): 402-8, 1994.

9）Glickman I, et al: Further observa-tions on the effects of trauma from occlusion inhumans. J Periodontol, 38: 280-293, 1967.

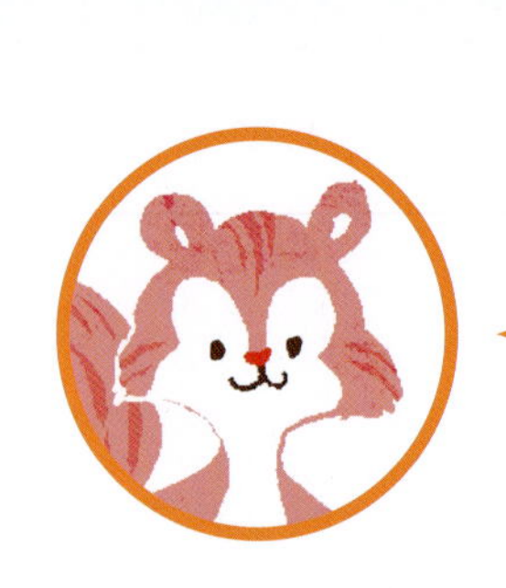

Q09 プローブの目盛りが見えないほど泡状の唾液が出る患者さんに、プロービングを行うコツはありますか？

A 泡状の唾液が出る（**図1**）ということから、ドライマウスが疑われます。ドライマウスの他覚症状の一つに、「唾液が泡状になる、ねばついている」ことがあります(**表1**)。このような患者さんは、唾液でプローブの目盛りが見にくいだけではなく、ミラーが頬粘膜にくっついて滑りが悪く、また排除もしにくく、プロービングをスムーズに行えません（**図2**）。ミラーで頬粘膜を引っ張られ、患者さんも不快な思いをしていることでしょう。

プロービングは、炎症のある部分では痛みを伴うこともありますし、痛みの閾値が低い患者さんもいます。検査の前には必ずその必要性を説明し、患者さんの理解を得てから行うことはいうまでもありません。加えて、患者さんに優しい、丁寧なインスツルメンテーションにより、不快感を与えずに検査を行いたいものです。そのためには、プロービングのテクニックだけではなく、**ミラーテクニックやバキュームテクニックにも意識を向けること**が重要です。

ミラーテストで簡易チェック！

ドライマウス患者さんへのプロービングでは、**ミラーやバキュームチップを湿らせておくと、頬**

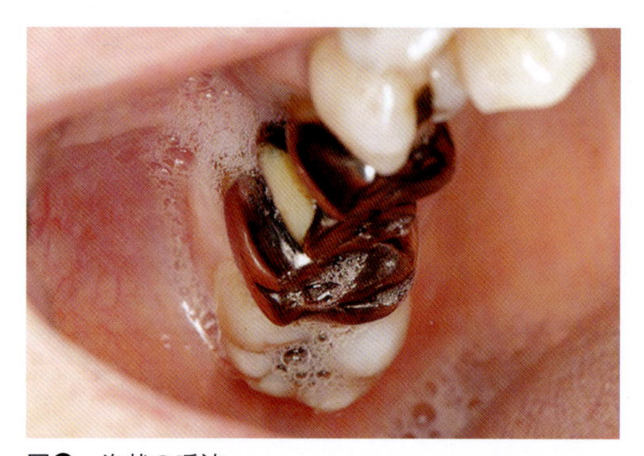

図❶　泡状の唾液

表❶　ドライマウスの他覚症状

ドライマウスの他覚症状
◉あきらかに口が乾燥している
◉大唾液腺の開口部から唾液が流出しない
◉唾液が泡状になったり、ねばついていたりする
◉舌表面の乳頭が消失し、つるっとしている
◉舌の表面が荒れている
◉カンジダ症がみられる

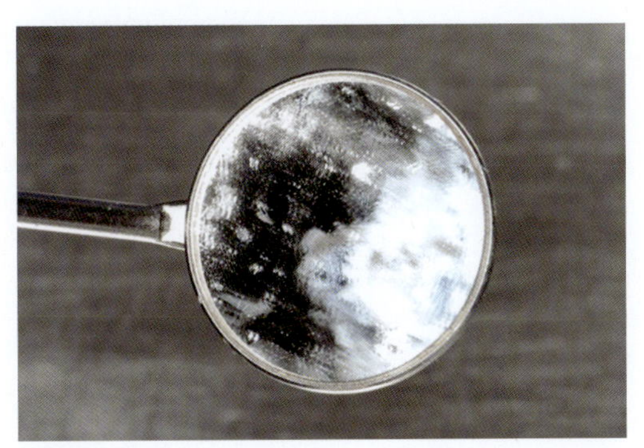

図❷　頰粘膜にくっついて、滑りが悪くなったミラーの表面

粘膜にくっつくことを回避できます。ブラケット上に紙コップに入れた水を用意しておき、ミラーを適宜湿らせるようにすると時間がかかりません。また、保湿スプレーをミラーに噴霧するのも効果的です。口腔内での対策としては、いきなりプロービングを開始するのではなく、**患者さんにしっかり含漱してもらって泡状の唾液を除去し、頰粘膜には保湿ジェルを塗布しておくと、滑りがよくなります。**

プロービング時にドライマウスが疑われる他覚症状に遭遇したときは、患者さんに「口の中が乾く感じはしませんか？」と聞くようにしています。ドライマウスの簡単な診断法として、ミラーテストがあります。これは、ミラーを頰粘膜に押し付け、30秒後にミラーをゆっくり離した際、頰粘膜がミラーにくっついてくるようならドライマウスと診断できる、というものです。患者さん自身がドライマウスの自覚がない場合もありますが、乾きに悩んでいる患者さんも多くいるので、このテストは一つの指針となるかもしれません。

ドライマウスの原因として、全身疾患や服薬状況、精神状態などが挙げられ、**歯周病の治癒にも影響を及ぼす**と考えられます。唾液量の減少によって口腔内の細菌叢が変化すると、歯周病やう蝕の進行にも繋がります。歯周治療やメインテナンス時においても、対策を考えたり、問診や視診で経過を診ながら行っていく必要があります。

歯周組織検査結果の説明のみならず、ドライマウスの原因や対策についてもアドバイスができると、指導の幅がさらに広がり、患者さんからの信頼度もアップするでしょう。

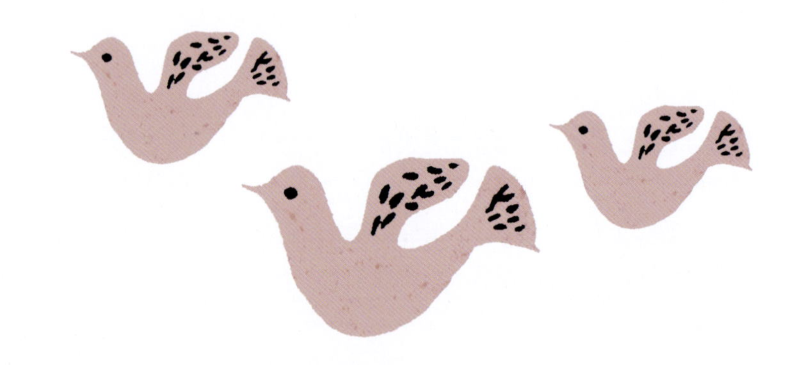

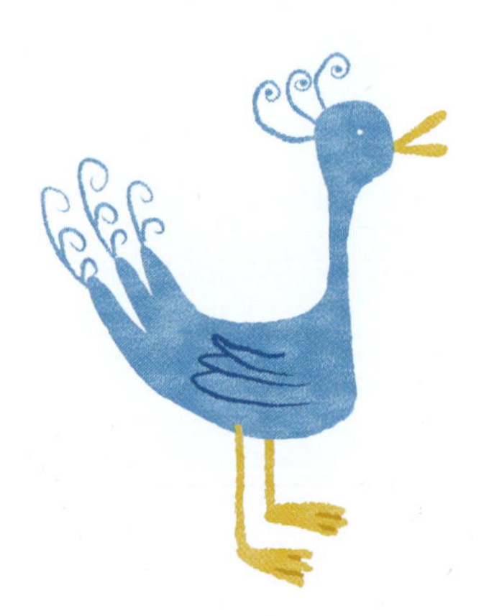

3章
SRP
scaling & root planing

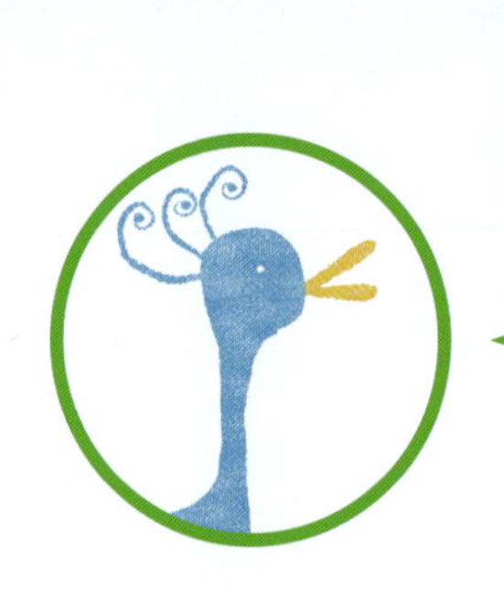

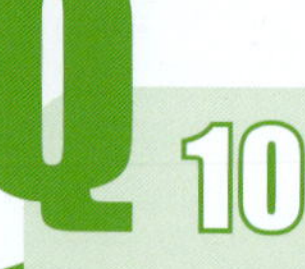

Q10 歯石が取れているのか、わかりません

A　勉強会やセミナーで、「歯石がどれかよくわからない」、あるいは「取れているのかどうかわからない」、「ゴールがわからない」などの言葉を、よく耳にします。確かに歯肉縁下を盲目下で除石するので、よくわからないのは当然だと思います。

歯石がわからない

歯肉縁下歯石にもいろいろなタイプがあります。もちろん、突起状に沈着している歯石、島状に形成されている歯石は、その存在を引っかかりとして明確に感じられると思います。しかし、砂状に細かな歯石が全面に付着していたり、根面の凹窩にへばりついている歯石は、プロービングでも根面性状なのか、歯石の上を触っているのか、判断がつかないことがあります（**図１**）。触覚に頼る探査だけに、薄く板状に根面を覆うように付着している歯石は、判断がとても難しいものです。また、根面自体が剥離やクラックなどによりガタガタしていたり、ささくれたようになっていたり、またセメント質が発達して凸凹して歯石と同じように細菌の温床場所になっていることもあるのです（**図２**）。

このようにさまざまな状況を考えると、**歯石の存在を触覚だけで正確に探知することは不可能**だと思われます。ですから、**どれだけ臨床経験を重ねても、歯石は「わかる歯石もあれば、わからない歯石もある」**というのが本当のところでしょう。

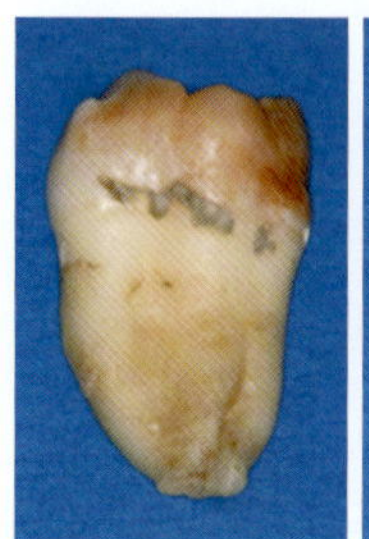

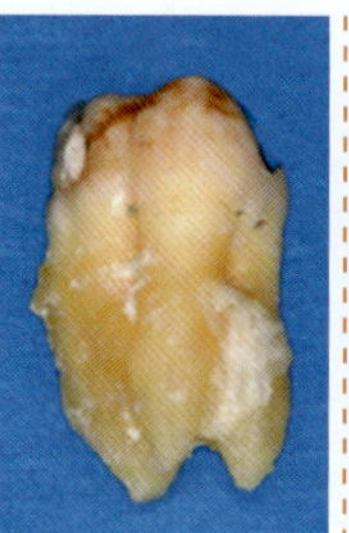

図❶

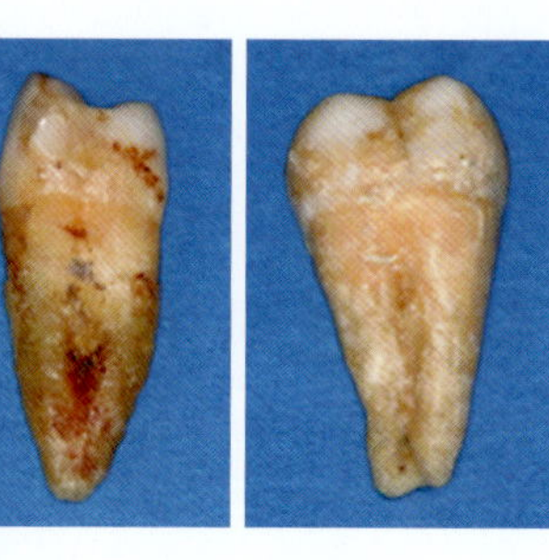

図❷

図❶　左：突起状に沈着している歯石は、探針やキュレットスケーラーで歯石の底がわかりやすい。右：根面の溝や凹みに付いている歯石は、探針でもわかりにくい

図❷　左：ガタついた歯根表面に付いている歯石は、ほとんど見分けがつかない。エッジをかけたところは根面を一層削っているが、それでも凹窩に沈着している歯石は根面と一体化して取り残されている
右：歯根表面にセメント質の剥離やセメント質の添加が起こっていると、歯石との見分けは難しい

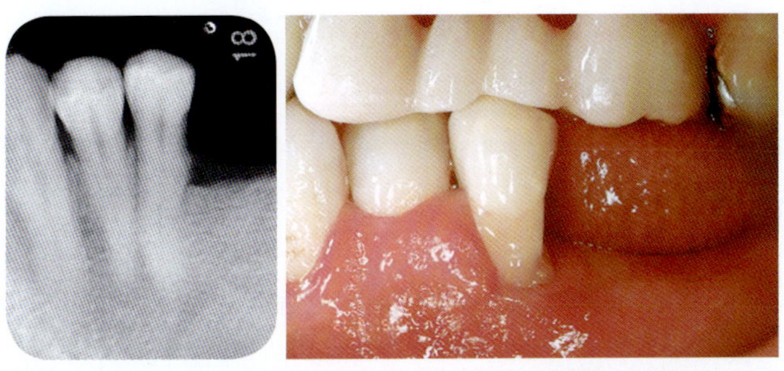

図❸　X線写真では歯石のように見えたが、実は根面の一部であった

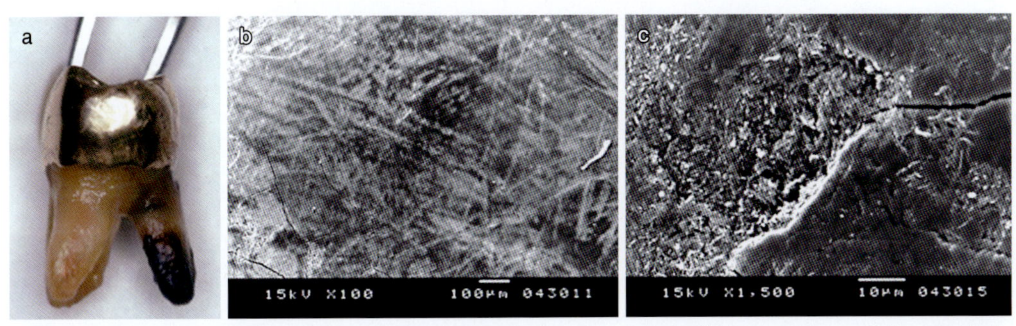

図❹　a：歯石の付着が認められなかったので、超音波スケーラーのみで長期メインテナンスを行っていたが、歯周病の進行が止められず、抜去になった歯牙。近心頬側根には肉眼で歯石は認められない。b：頬側根を電子顕微鏡で観察すると一面に超音波チップが通った跡があり、一見きれいに根表面が見えているように思える。c：拡大すると、表面の下に菌の叢が見える。つまり、超音波スケーラーのチップでバイオフィルムの表面をなぞっていただけで、根本的な感染除去ができていなかったと判断できる

X線写真ではあきらかに歯石のように見えても、実は歯石ではないこともあるのです（図3）。

まずは歯石を疑ってアプローチをしますが、歯石でない可能性も含めてキュレットスケーラーの操作を行う必要があると思います。

歯周デブライドメントの概念

SRPを行う目的は、炎症を起こしている歯周組織の回復を得るために、その原因となっているバイオフィルムで構成されている細菌叢を破壊する、つまり感染除去であり、生体のもつ治癒応答を導き出すことです。**歯石はプラーク保持因子のひとつであり、歯石だけを除去しても、歯周組織の回復には直結しない**のです。**大切なのは感染除去であり、ミクロレベルでの細菌叢の機械的除去**なのです（図4）。

では、歯周デブライドメントのゴールを術式的にはどこにおけばよいのでしょうか？　それはそこに歯周ポケットが存在し、歯周ポケット内に露出している根面は少なくとも細菌叢に覆われていることを前提とすると、歯石の有無にかかわらず、また根面が剥離やセメント質の添加でガタついていたとしても、感染除去を行うためには、できるだけ根表面から凹凸をなくし、スムースな面に仕上げるようにします。そのためには、エッジをできるだけ長く接触させるブレードの適合が重要となります。

根面を把握する

つまり、**臨床で大切なのは、根面をきちんと把握すること**です。感染除去は付着している汚れを機械的に取るという、いわば拭き掃除と同じです。拭き掃除を行うとき、それが平面や球体であっても、その母体の表面形態に沿って動かします。母体の形態はたとえ見えなくても、幅広く触ればわかるものです。根面デブライドメントも同じで、エッジを通して根面を感じ、根面に付着している細菌（汚れ）を拭い取るためには、できるだけ長くエッジを適合させることが最重要となります。

歯石は拭き掃除をするうえで、いわゆるしつこい汚れ、たとえばカレーの食べこぼしのような物が乾燥した場合、水拭きだけではなかなか取れないとなると、何かスパチュラのような縁が薄くなったような道具でこそぎ取るのが歯石を取るときの状況に似ていると思います。

このカレーの食べこぼしに突起はありませんが、触れば目をつぶってもその存在がわかります。それはテーブルの表面を把握し、それを基準として触っているから、わずかに膨らみやざらついているところが触覚でわかるのです。

根面はテーブルのように平面で均一な性状ではないので、簡単ではないですが、**歯石を感じ取るためには、まずは根面を感じ取る基準をもつことが大切**なのです。

エッジを通して根面を感じ、根面形態や根面性状を把握していれば、自ずと歯石のギャップを感じ取れるようになると思います。歯石が付いているのかどうかわからないときは、とりあえず根面に沿ってエッジをかけていると、エッジが掻き出してくるものと掻き出せないものの差が出てくることで、歯石の存在がわかってくることもあります。このとき注意しないといけないのは、**歯石だとはっきりわかるまではエッジに力をかけずに、エッジを合わせてストロークすることを心がけ、出てくるものをよく観察しましょう。**

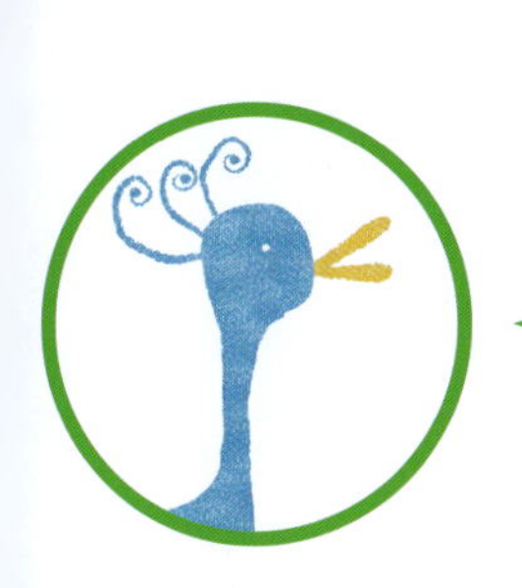

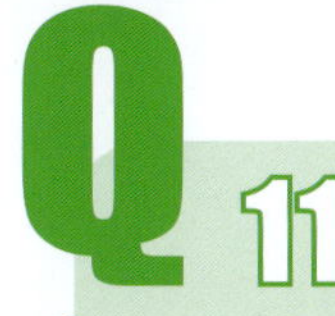

Q11 エッジの感覚がわかりません

A Q10のように、根面を把握するためにはエッジがきちんと根面に当たっていないと把握できません。歯肉縁上の見えるところはエッジを感じるのに、歯肉縁下へ挿入した途端に「エッジを見失う」、「エッジが滑る」ということが起こるのはなぜでしょうか？　これにはシャンクの位置が大きく関係します。第1シャンクの延長線上にカッティングエッジがついているため、シャンクが歯面から離れるとエッジも離れやすいということは容易に理解できるでしょう。では、シャンクは歯面から離れていないはずなのにエッジを感じられないというのはどういうことでしょうか？　その理由には、いくつかのシチュエーションがあります。

歯冠と歯根の角度の違い

歯冠と歯根はCEJを境に、歯面の方向が変わります。一般的に歯冠は大きく豊隆をもち、歯根は細くなります。歯冠面でエッジを感じる角度は根面ではわずかにシャンクが離れている（エッジが離れている）位置になっているのです。歯肉縁下ではシャンクが見えないため、根面から離れていると認識できないのです。

基本的に、**シャンクは歯の中心へ傾けるとエッジも接触しますので、エッジを見失ったらシャンクを歯の中心へ傾ければ見つかる**と思います（**図1**）。

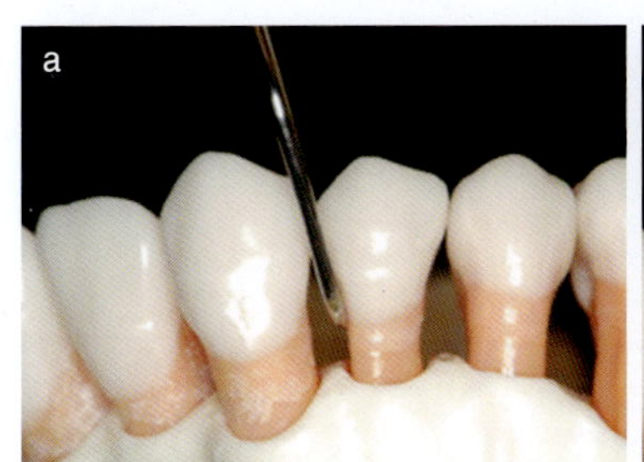

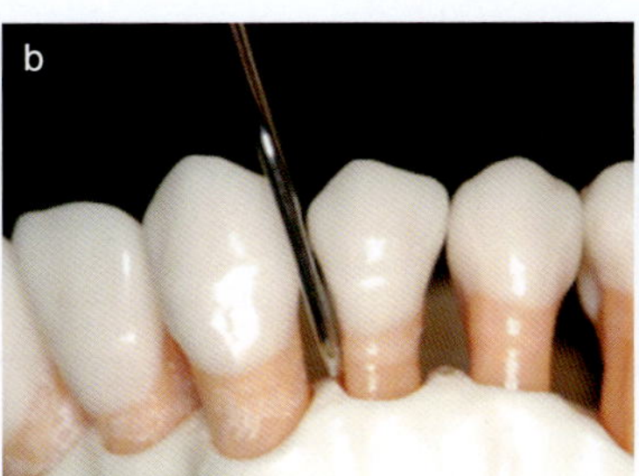

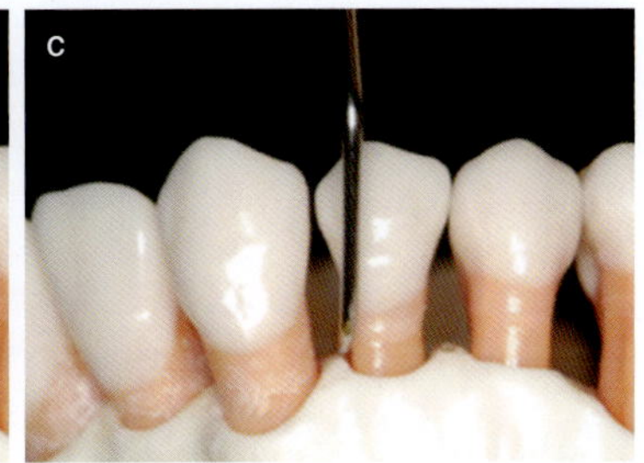

図❶　a：歯冠面は目で見てシャンクを歯面と平行にできるので、エッジの手応えを感じられる。b：歯冠面と同じ角度のまま、歯肉縁下へ挿入すると、根面とシャンクは平行ではないため、エッジを感じない。c：根面は見えないが、シャンクを歯の中心へ傾ければエッジが見つかる。このとき、シャンクは根面と平行だが、歯冠面とは交差している

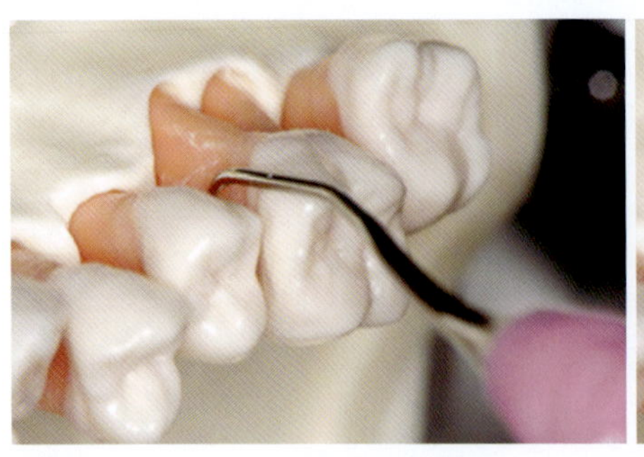
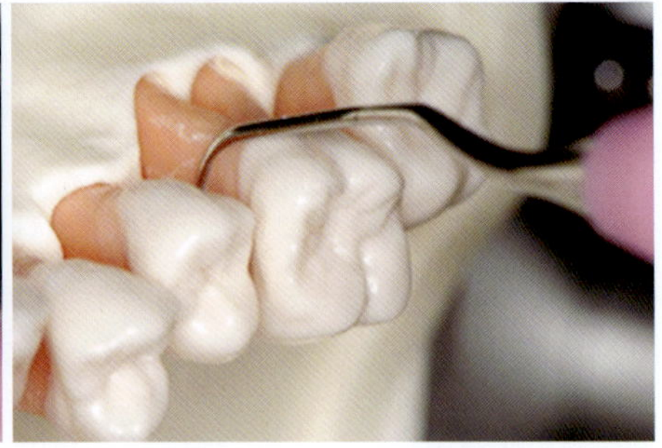

図❷　左：シャンクを隣接面まで入れてしまうと歯冠の豊隆に乗り上げてしまうので、エッジが滑る原因となる。右：シャンクが隅角部の位置だとエッジは根面に乗り、手応えを感じられる

シャンクが歯冠の豊隆に乗り上げている

シャンクが少しでも歯冠の豊隆に乗り上げていると、その延長線にあるエッジが浮いてしまい、滑り出します。**シャンクが先に歯面に当たってしまうと、エッジが浮いてしまう**のです。

時に不適合補綴物が入っているケースもあるので、挿入ができないとか、十分なSRPができないと嘆くこともあります。その補綴物を邪魔に感じるのは、歯冠が大きく出っ張っているためにシャンクがつかえ、エッジが浮いてしまうからです。補綴物を外せば、容易に根面のSRPができるという感覚は、まさしくシャンクが歯冠の豊隆に影響を受けてエッジが当たらないことを意味しています。これは不適合補綴物が入っていないケースにも起こります。

臨床で遭遇しやすいのは、コンタクト下の根面をしっかり触りたいがために、シャンクをコンタクトに当たるまで入れてしまい、シャンクが歯冠の豊隆に乗り上げてエッジが滑り、手応えを感じないことです。手応えのなさが、これでよいのかという不安に繋がるのだと思います。シャンクが歯冠の豊隆に乗り上げてしまうと、エッジを感じなくなります。そのため、**とくに隣接面を行うときにはシャンクを隣接面まで入れてしまわず、隅角部に置いてエッジを感じる位置で刃先を回し、コンタクト下を感じましょう**（図2）。

シャンクが根面に当たっている

エッジを感じにくいシチュエーションは、シャンクが歯冠に乗り上げるだけではありません。実は、**根面にシャンクがかかってしまっても、エッジの手応えは薄くなります。**

Q03のシャープニングのtestingでお伝えしたように、シャンクをテスト棒に当ててしまうとエッジが浮くのと同じで、シャンクが根面に当た

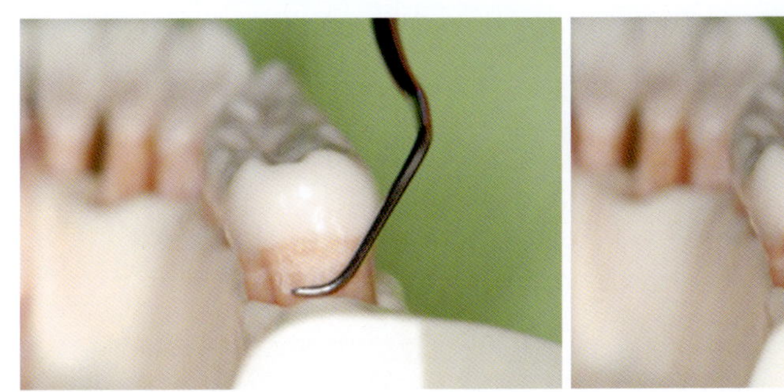

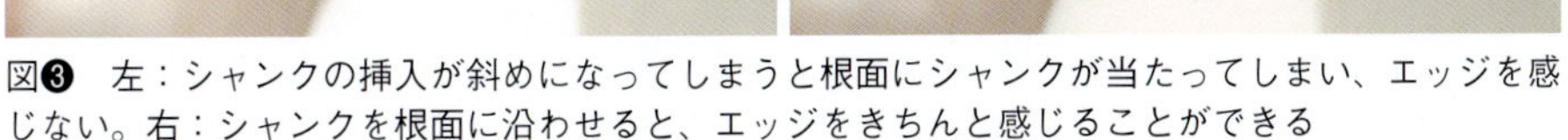
図❸　左：シャンクの挿入が斜めになってしまうと根面にシャンクが当たってしまい、エッジを感じない。右：シャンクを根面に沿わせると、エッジをきちんと感じることができる

るとエッジが浮いてしまうのです（**図３**）。そこでエッジを感じようと、無理な側方圧を加えて感覚を補おうとしてしまいます。**シャンクを根面から外すだけで、エッジの手応えを感じられることを理解し、シャンクの位置を調整する**ことを心がけましょう。シャンクの位置を理解することがエッジを感じ、根面を把握でき、歯石がわかってくることに繋がります。**エッジを感じられれば無駄な力を省けて、術者と患者双方の負担を軽減できます。**刃物を扱う術者にとって、最も大切なことだと思います。

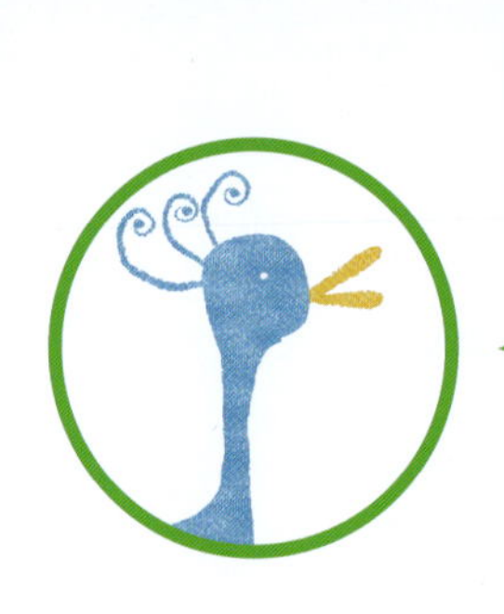

Q12 キュレットスケーラーを挿入した途端に患者さんが痛がります

A プロービングでは痛がらないのに、キュレットスケーラーを挿入すると痛がられることはよくあります。物理的に大きさ、太さがまったく異なるのですから、当然といえば当然のことです。しかし、施術する側とすれば、痛がられると躊躇してしまい、きちんとした施術が行えないので、最初から麻酔下で行うことを選択してしまいがちです。

でも、患者さんに痛みを与える原因と対策を考え、麻酔なしで施術が行えるとしたら、患者さんの負担も、麻酔が奏効する待ち時間も軽減でき、効率よく臨床を行えるのではないでしょうか。

刃先が浮く

挿入時に患者さんが痛みを感じる主な原因は、キュレットスケーラーの刃先が浮き、歯肉のほうへ向いてしまうこと、つまり、**刃先が歯面から離れることが一番の原因**といえます。

では、なぜ刃先が離れてしまうのでしょうか。挿入する部位によっても状況は変わりますが、ここでは前歯で考えてみましょう。

歯周基本治療では、主に隣接面（コンタクト）に歯石やプラークの停滞、また歯肉の炎症が認められることから、隣接面へと挿入していく場合が多いと思います。そのとき、隅角部から隣接面へと挿入していくイメージをもっていると思いますが、この隅角部の歯面のカーブが急なため、刃先が簡単に離れやすいのです（**図1**）。

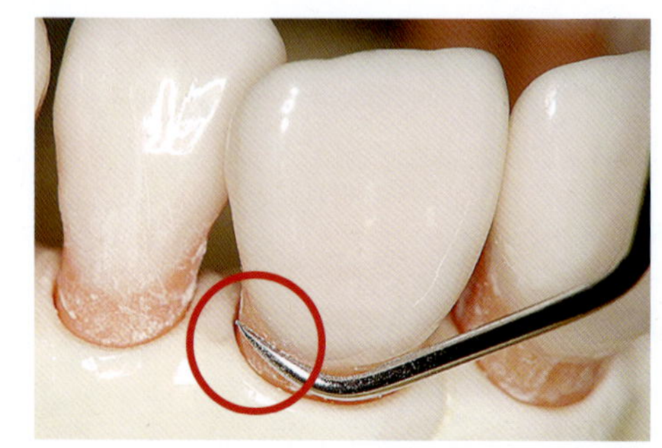

図❶ 隅角部はカーブが急なため、刃先が離れやすい

どれだけ気をつけて回していても、意識のないところで刃先が歯肉を傷つけてしまい、患者さんに痛がられてしまうことがあります。そうならないためには、「刃先を回す」とか「刃先を入れる」というイメージではなく、**「刃先を軸に方向転換」という意識で刃先が離れない挿入を行う**のです。具体的には、**隅角部の辺縁歯肉のところで刃先を置き、そのまま刃先の向きを隣接面へと方向転換**し

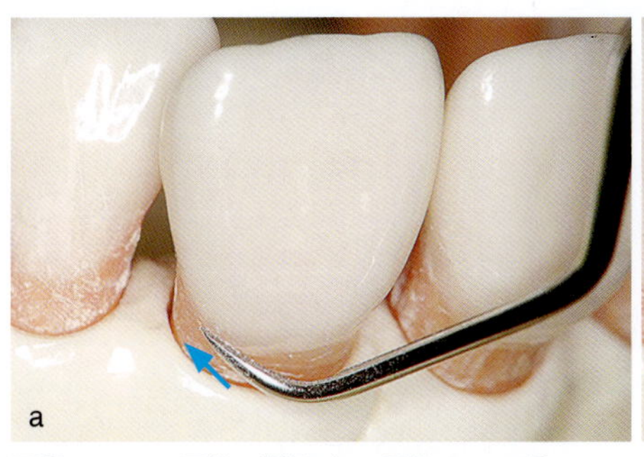

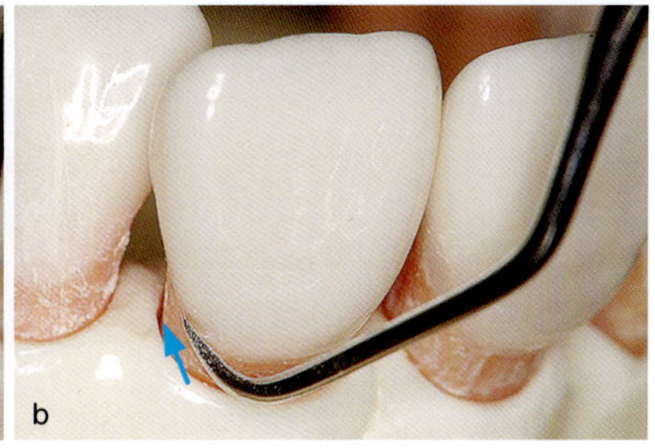

図❷a、b　刃先が離れない挿入のコツ①
a：挿入ポイントである刃先を隅角部に置く。b：刃先を軸に刃先の方向を隣接面（コンタクト）へ方向転換を行うと、刃先を浮かさずに隣接面へ挿入できる（↑は刃先を示す）

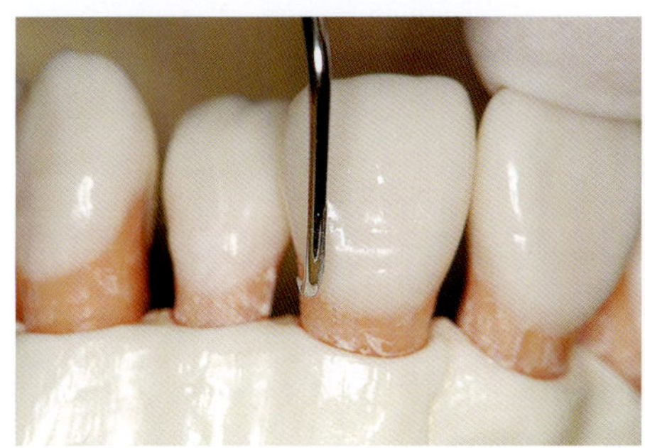
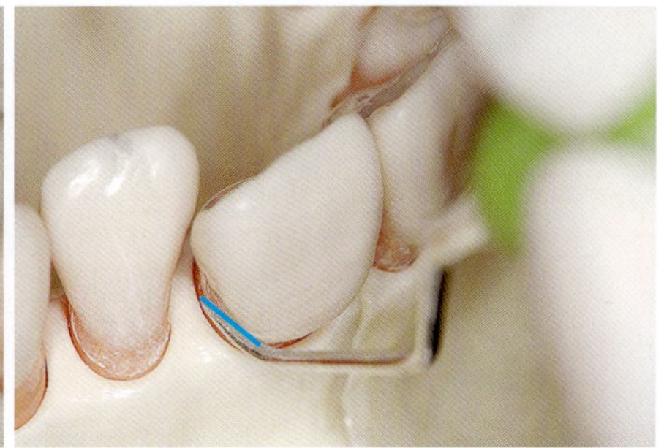

図❸a　シャンクを歯面と平行に立てると、カーブの歯面に対して直線のブレードを当てることになるので、刃先が離れやすい

ます。隅角部の急なカーブを刃先が離れずに通過するには、この方法がベストだと思います（**図2**）。

その後も、刃先を回しやすくするためには、**最初からシャンクを倒し、ブレードにカーブを作って挿入する**ことをお勧めします（**図3**）。

かかとが浮く

一方、口蓋側の場合は、頬側面に比べて隅角部のカーブは緩やかです。辺縁歯肉はV字になっているため、むしろその方向を意識すれば刃先は浮きにくいのですが、**刃先を意識しすぎると逆にかかとが浮きやすい**のです。この浮いたかかとのエッジで歯肉を切ってしまうことがありますので、十分に気をつけましょう（**図4**）

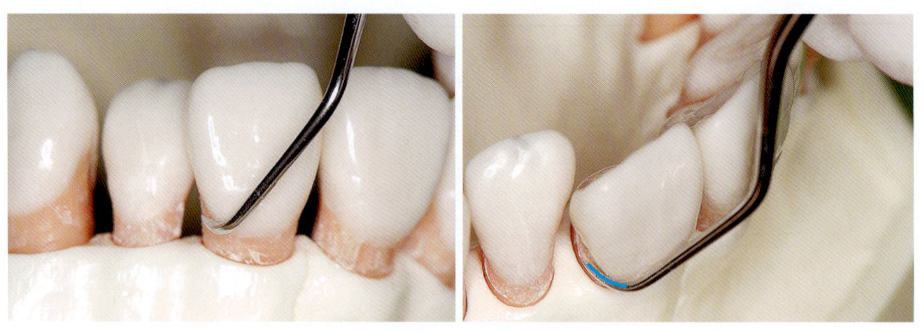

図❸b　シャンクを倒すことによって挿入幅を小さくできるだけでなく、ブレードにカーブができるので、刃先が浮きにくい

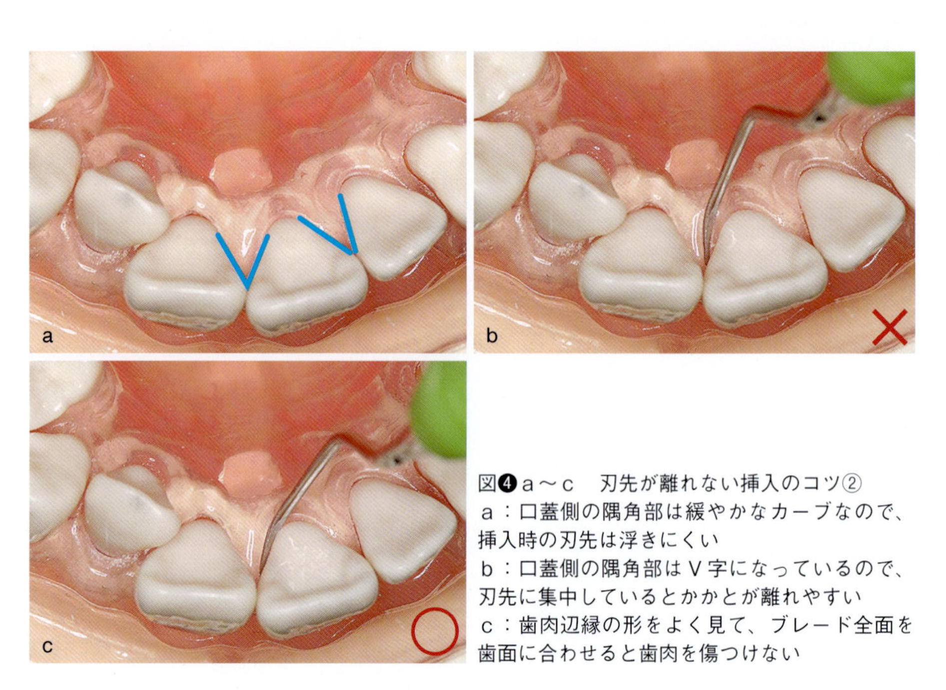

図❹a～c　刃先が離れない挿入のコツ②
a：口蓋側の隅角部は緩やかなカーブなので、挿入時の刃先は浮きにくい
b：口蓋側の隅角部はV字になっているので、刃先に集中しているとかかとが離れやすい
c：歯肉辺縁の形をよく見て、ブレード全面を歯面に合わせると歯肉を傷つけない

Q13 プローブで測った歯周ポケットの深さまで、キュレットスケーラーを挿入できません

A 術前のプロービングでは6㎜まで入るのに、キュレットスケーラーを入れると3㎜ほどで止まってしまい、ポケット底まで十分に触れないという経験はありませんか？

これは、歯石の下まで挿入できていないので、深いところの歯石が取れないことにも繋がると思います。

もちろん、物理的に幅や大きさが違うので、キュレットスケーラーでのアクセスに限界を感じ、4㎜以上の深い歯周ポケットには歯周外科が必要という考えをお持ちの方もおられると思います。確かに物理的な問題であれば、ミニブレードのスケーラーや細い超音波のチップを用いることで改善できる場合もあります。しかし、技術的な問題もあるのです。

歯根は根尖に行くほど細くなります。プローブのように**単純に根面に沿って入れるだけでは、挿入に伴ってシャンクが根面から離れていきます。**シャンクが根面から離れるということは、歯肉を開き、歯肉の抵抗を受けることになりますから、歯肉の弾力の限界で挿入が止まってしまいます（**図1**）。**歯肉の抵抗をできるだけ受けないように挿入するには、シャンクを根面から離れないようにします。**ポケット底へと挿入しながらシャンクを根面に近づけていけば、よりスムースに挿入できるでしょう（**図2**）。

ポケット底へ入れるときに刃先が浮く

浅いところでは難なく挿入できても、少し深くなると患者さんに痛がられ、ポケット底まで挿入できないケースがあります。これは歯周ポケットが深くなるほど歯根は細くなるのですから、単純に考えても、そのまま下ろしていくと刃先が浮き始め、深くなるほどその傾向は強くなります。

歯根とブレードの形態の関係を理解すると、「シャンクが離れるほど、刃先が離れやすくなる」ことがわかります。シャンクを近づけることで、ブレードの挿入幅は小さくなります。そして、刃先が離れていないかを確認するために刃先を少し回すことで、安全にポケット底まで挿入できます（図2）。

まとめますと、**キュレットスケーラーを歯肉縁下へ挿入するときの注意点は、刃先を浮かせないこと**です。

刃先が浮いていないかどうかを確認するために、**刃先を小さく回しながら指先でそれを感じ取れる**

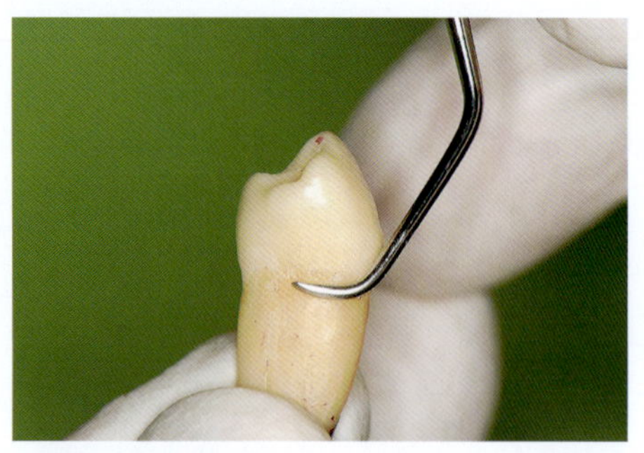

図❶a　隣接面に挿入。このときシャンクは歯肉縁上なので、離れていても問題ない

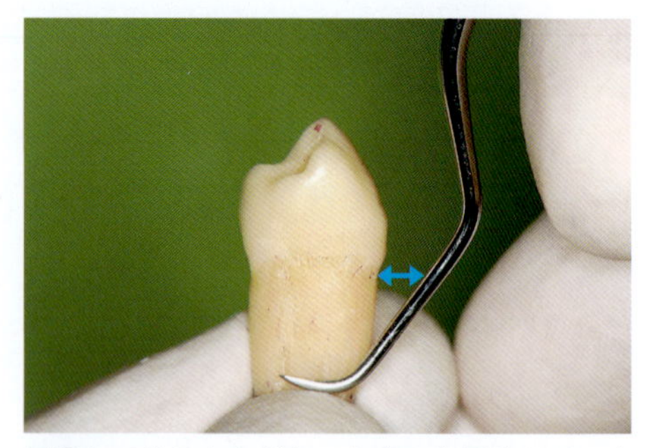

図❶b　そのままポケット底へと下ろしていくと、シャンクはどんどん根面から離れ、挿入幅がそのままなので、細くなる根面に対して刃先が離れやすくなる

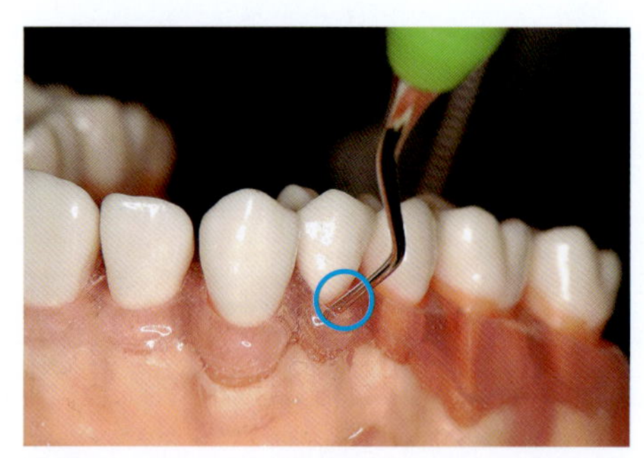

図❶c　シャンクが歯肉を開くので、挿入が途中で止まる

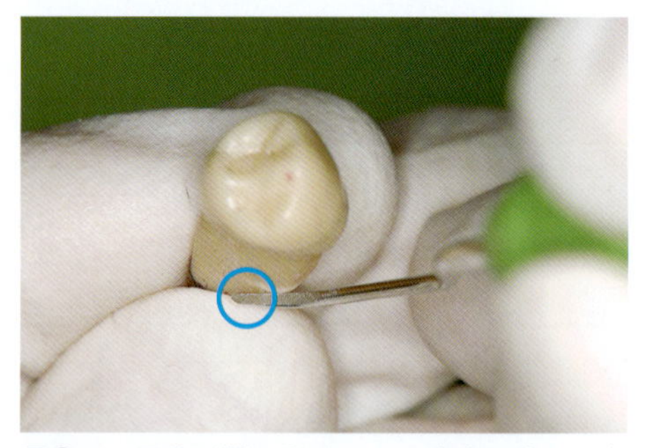

図❶d　刃先が離れ出すので、患者に痛みを与えやすい

図❶a～d　歯肉の抵抗を受けて、キュレットスケーラーの挿入が止まってしまう場合

ように刃先と指先を連動させ、力を抜いて指先で保持することが、状況を探りながら優しく挿入できるコツです。

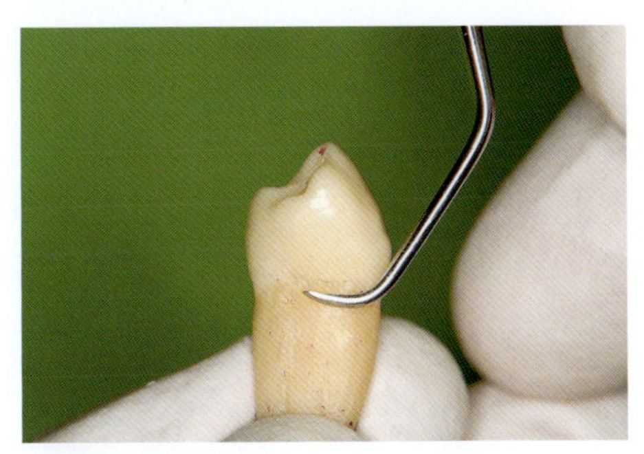

図❷a　隣接面に挿入。このとき、シャンクは歯肉縁上なので、離れていても問題ない

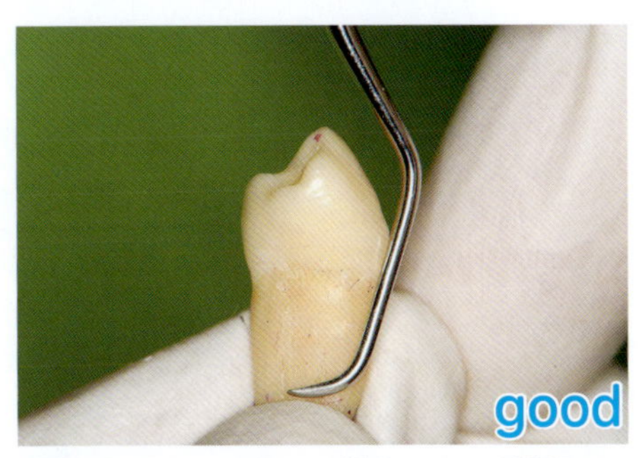

図❷b　ポケット底へと挿入していく過程で、シャンクが歯肉の抵抗を受けないように、根面に近づけながら下ろしていく。それに合わせて挿入幅も小さくなり、細くなる根面に対応しやすくなる

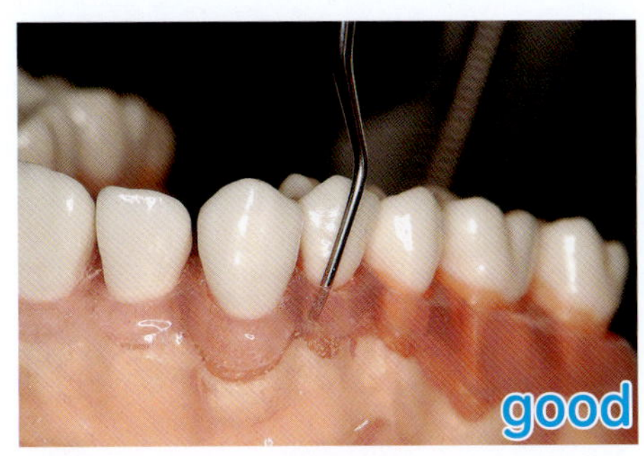

図❷c　シャンクが歯肉を開かないため、ポケット底まで十分に挿入可能となる

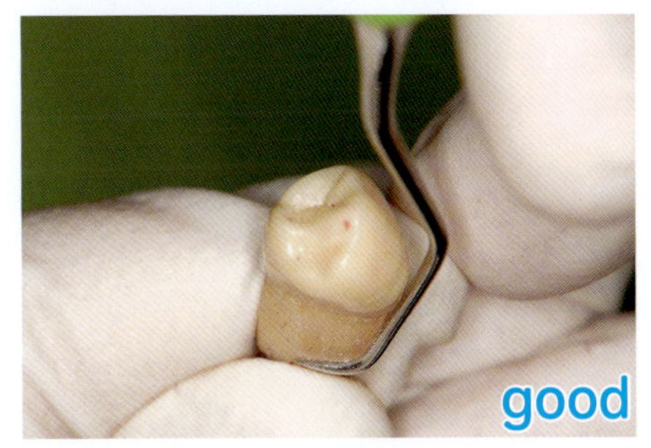

図❷d　丸みのある歯根面でも、かかとのエッジを軸に刃先を回すことで、痛みを与えることなく刃先のエッジを当てられる

図❷a～d　歯肉の抵抗をできるだけ受けないようにキュレットスケーラーを挿入する方法

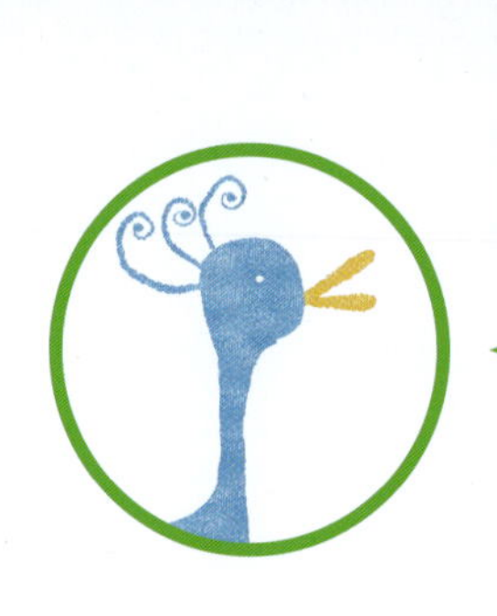

Q14 歯石がわかっていても、いざ力をかけてストロークをすると、歯石を外してしまいます

A なんとか歯石を乗り越えて、せっかく歯石を掴んでいる手応えを感じるのに、いざ掻き上げようとすると歯石を外してしまったり、歯石の上を通過してしまい、歯石を削ってしまっているような感覚に陥ること、ありませんか？

シャンクが離れると、エッジも離れやすい

その理由として、まず歯石を認識すると力をかけようとする気持ちが強くなり、ついフェイス面を起こす動作をしてしまうことが挙げられます（**図1左**）。もちろん、フェイス面を起こすほど、エッジに力がかかります。しかし、70°でエッジが食い込むようにシャープニングしてあるグレーシーキュレットを70°より起こしてしまうと、ブレードが外向きのカーブになり、エッジが離れやすいのです（**図1右**）。

エッジがしっかりと楔として歯石と根面とのギャップに食い込んでいれば、外れる可能性も低くなります。ですから、まずは**エッジをしっかり食い込ませておく**ことが重要です。

そして、70°でも十分に力がかかる角度ですから、**70°で歯石に力をかける**ことを意識しましょう。つまり、**シャンクが根面と平行の状態にあり、**

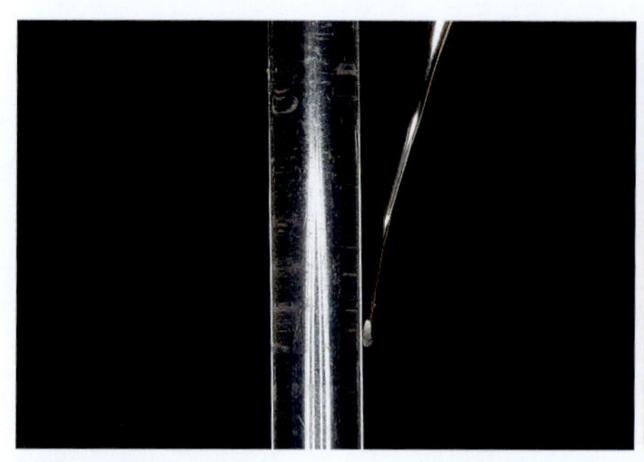

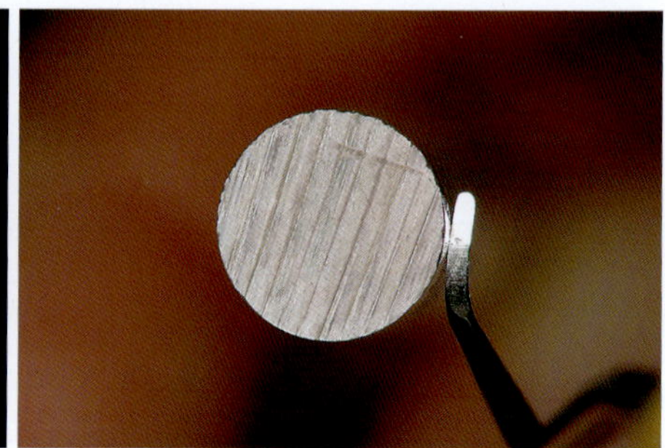

図❶　根面に見立てた丸いテスト棒に対してシャンクを離し、エッジを起こしている状態。ブレードの形態はテスト棒と反対のカーブになり、エッジも刃先も離れやすい

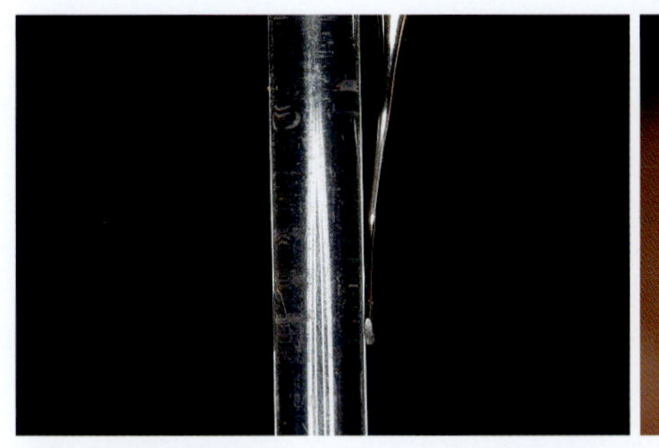
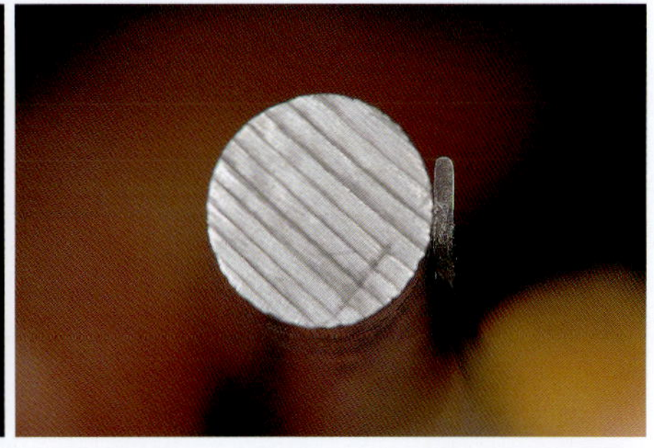

図❷　根面に見立てた丸いテスト棒に対してシャンクを平行にし、70°でエッジを当てている状態。ブレードの形態は直線なので、テスト棒とは点接触し、接触点に力が集中しやすい

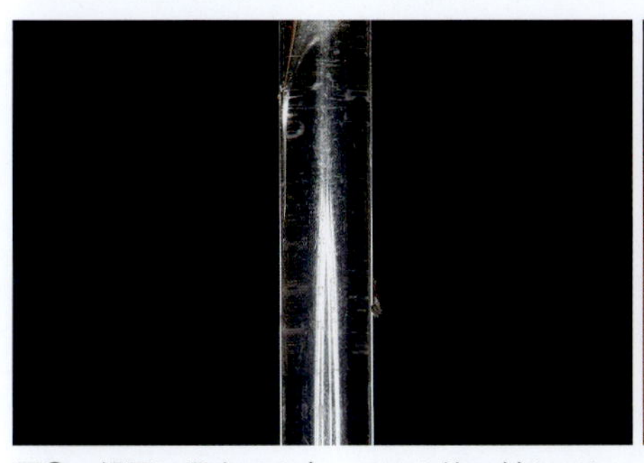
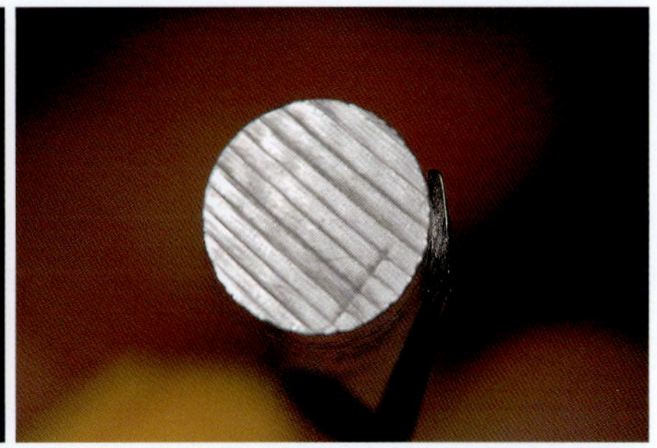

図❸　根面に見立てた丸いテスト棒に対してシャンクを少し中心へ傾けた状態。ブレードの形態はテスト棒のカーブに沿う形になる。シャンクを傾けることで、刃先がよりテスト棒に近づく

70°の角度でエッジが根面に当たっているということです。このとき、ブレードの形態は直線で歯面に当たっているので、接触面が狭く、そこに力が集中する状態になっています（**図2**）。

歯石を除去する場合は、シャンクを根面と平行にして、それ以上開かないように注意をしながら側方圧をかけましょう。

側方圧をかける力のベクトル

ストロークをするとエッジが外れてしまうもう一つの理由として、ストロークと力のベクトルの関係があります。

たとえば、ガラスのコップにシールを貼り、それをスパチュラで剝がし取るとき、スパチュラのエッジにかける力のベクトルがコップの中心に向いていれば滑りません。しかし、**少しでも中心か**

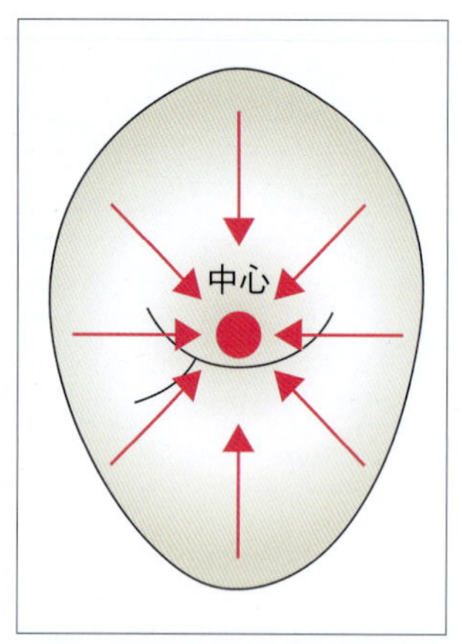

図❹　歯石を取るときの側方圧は、エッジの裏から歯の中心に向かって力をかけるとしっかりとエッジが入り、滑らない。歯軸は見えないが、咬合面の中心点を意識して力をかけると滑りにくい

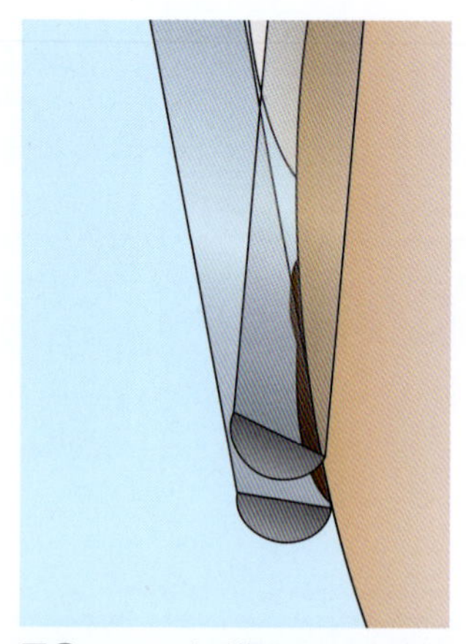

図❺　エッジが楔としてうまく入らずに動いてしまうと、歯石の上を削ってしまい、歯石を取るチャンスを逃してしまう

らベクトルがずれると、滑りやすくなります。

スケーリングでも同じことがいえると思います。歯石を摑み、いざストロークするときの側方圧が歯の中心に向いていれば、しっかりと歯石との間にエッジが入り込み、歯石が外れた後も中心に動くので、歯肉を引っかけずに済み、安全でしょう（**図４**）。

楔がうまく入らないと歯石を削ってしまう

歯石を除去するときは、エッジを歯面と歯石の間に入れ、楔のようにして歯石を剝がし取ります。このとき、エッジがしっかりと入っていないと、ストロークをしたときに歯石の上を削りながら動いてしまいます。とくに**手首を使ってストロークするときは、根面の方向とストロークの方向が違う場合があります**ので、気をつけましょう（**図５**）。

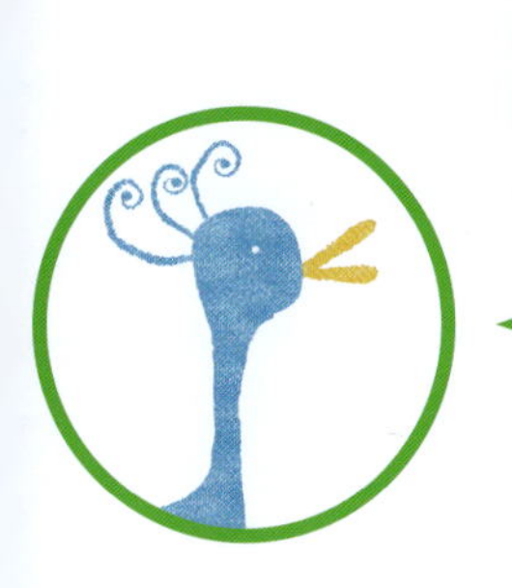
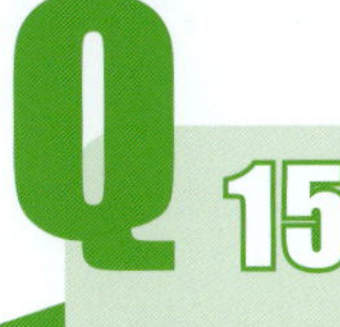

Q15 歯石の下まで挿入できても、ストローク時に痛がられます

A Q14と関係していますが、歯肉縁下の操作で痛みを与えてしまうのは、そのほとんどは刃先が歯面から離れてしまうことが原因です。その理由は、力をかけるためにエッジを起こしてしまうからです。70°でも刃先が浮きやすいのに、90°ではもっと刃先が歯面から離れてしまい、ましてや刃先が細くなっていると内縁上皮を傷つけてしまいます（Q14の図１左参照）。

いざ力をかけようと思った瞬間、患者さんに痛がられるのは、**刃先が離れたから**です。そして、そのまま開きながらストロークをすると、刃先は確実に内縁上皮を傷つけながら出てきます。ですから、その後の歯肉はぶかぶかな状態で、エアーをかけると中からモヤモヤとした内縁上皮が剥がれたようなものが見える、痛々しい状態になってしまいます。さらに術後経過では、歯肉が大幅に退縮してしまいます。

できるだけ刃先を離さないためにも、**70°（シャンクを歯面と平行の位置）で側方圧をかける**ことを意識しましょう（Q14の図２参照）。

また、なるべく刃先を離さないためには、刃先で歯石をとらえることになります。しかし、浅いポケットなら刃先だけを歯肉縁下に入れて操作ができますが、３㎜以上の歯肉縁下にある歯石や、隅角部、頬側面、舌側中央の豊隆面の歯石を除去する場合は難しくなってきます。

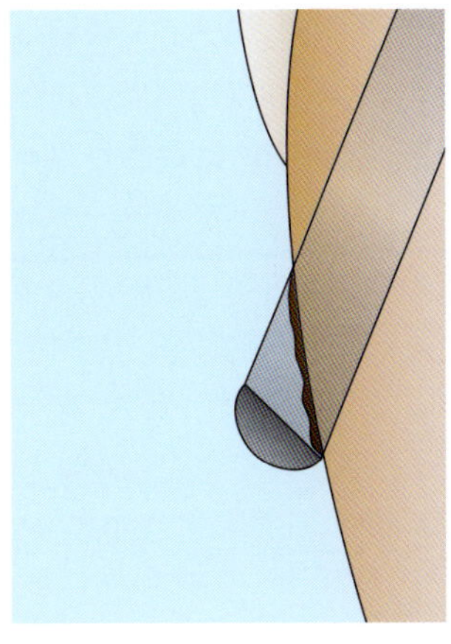

図❶　薄く沈着している歯石や大きな歯石を除去した後の根面に残っているバイオフィルムおよび感染層を除去するには、シャンクを少し中心へ傾ける。すると、刃先が根面に向き、やさしいデブライドメントができる

歯石を除去するためにエッジを起こすのは、エッジを入れ込むことが目的です。**歯石をはじければ、エッジを倒しながらストロークを行うことで、歯周組織への侵襲が少なく、無麻酔でも痛みを与えないストロークができる**ようになります（Q14の図３参照、**図１**）。

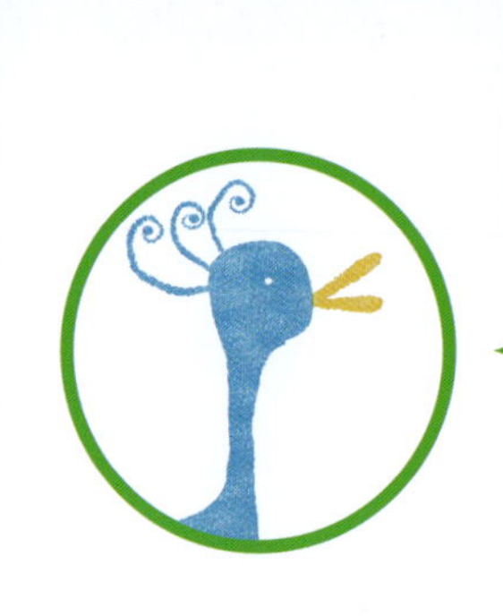

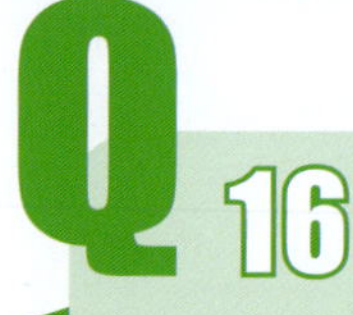

Q16 どこがゴールか、わかりません

A 歯石やバイオフィルムは歯面に付着しています。ですから、簡単にいえば、それら**付着物を取ればSRPは終わり（＝ゴール）**です。しかし、盲目下の作業では、付着物がどこに付いているのか、どれだけ付いているのかを判断できないことが、悩みの原因となっているのでしょう。

Q10でも説明していますが、まずはポケット底の根面にエッジを合わせ、根面に沿ってストロークをしながら基準を設けます。このとき、**力をかけずにエッジだけで根面を擦過し、エッジがとらえた物を掻き出します。**

何かに引っかかって動きが止まったときに、この引っかかり（歯石）を除去するためにシャンク（＝エッジ）を起こし、側方圧を加えます。

エッジは、歯石と根面の間にうまく入ると楔の役割を果たし、歯石を剥がします。歯石が取れると、そのエッジの角度と力は必要なくなりますの

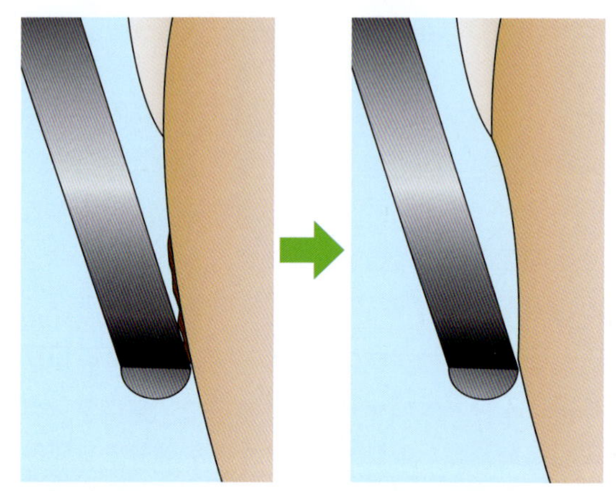

図❶ やみくもにエッジを起こし、力任せに動かしていると、必要以上に力がかかって根面が削れてしまう。削るという行為には、ゴールを設定できない

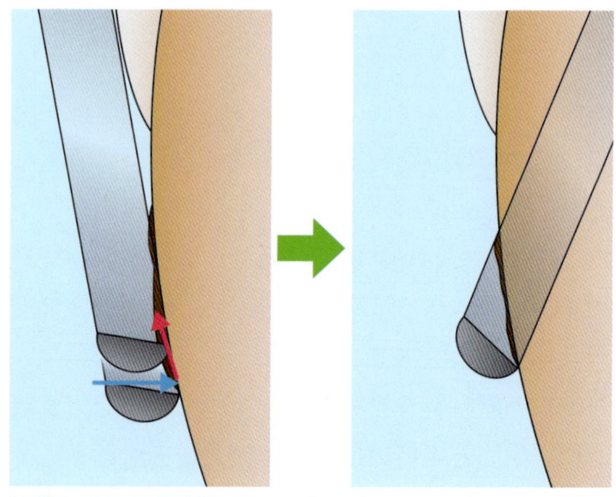

図❷ 歯石の底（引っかかり）を感じたときはシャンクを根面と平行にして70°でエッジをかけ、歯の中心へ側方圧を加えて歯石をはじく（左）。大きな歯石が取れたら、エッジを根面に沿わせるようにストロークし、搔爬を行う（右）

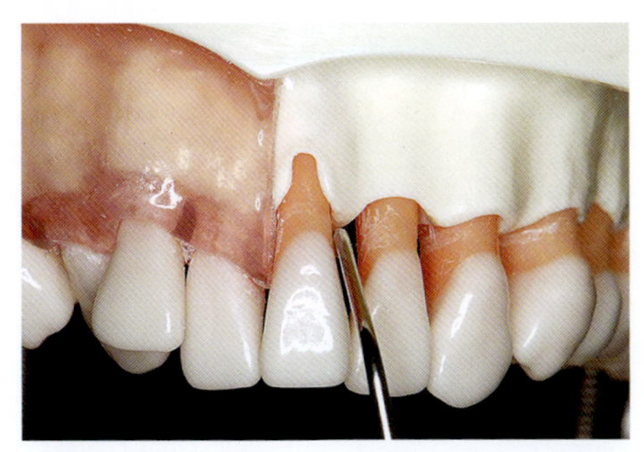

図❸a　歯石を感じたとき、ついシャンクを離して力をかけようとしてしまう。この行為がエッジを外しやすく、歯肉を傷つけやすくしてしまう

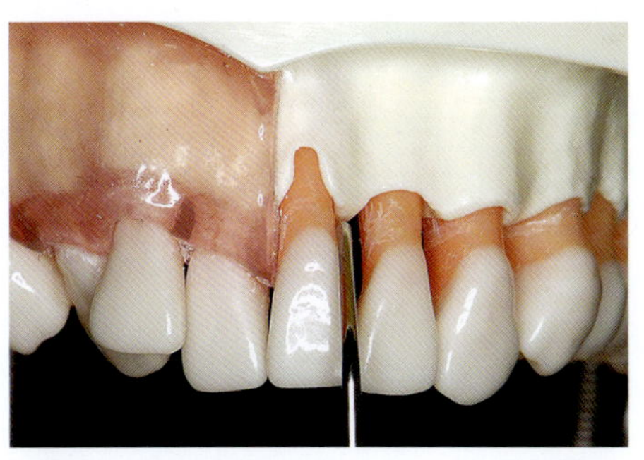

図❸b　歯石を取るときは、シャンクを歯面と平行にして、歯石と境界に楔を入れてはじく

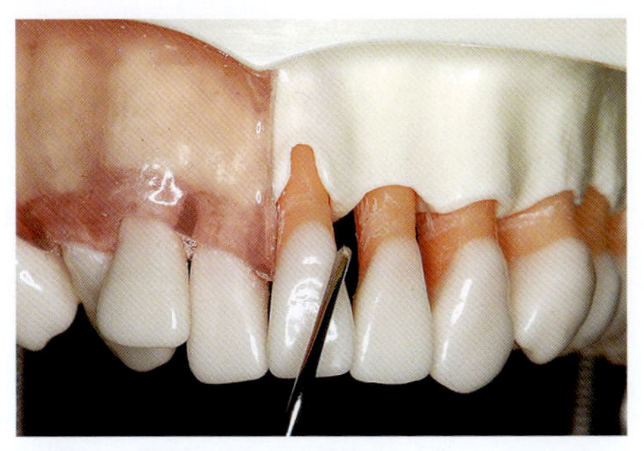

図❸c　歯石をはじいた後は、シャンクを倒してルートプレーニングに切り替える

で、力を抜き、エッジを根面に沿わせるように戻します。

私たちは、あくまで歯面に付着している物を剥がし取る、掻き取る、削ぎ落とすという作業をしています。**むやみにエッジを起こし、力をかけたストロークをすると、必要以上に根面を削ってしまいます**（図1）。根面を削り出すと、当然ゴールはなくなります。ゴールを越えてしまっているわけですから、当然です。

SRPを行ううえで最も大切なのは、**エッジをとおして根面性状や沈着状況を把握し、歯石という出っ張った障害物にエッジを立てて剝がす**ことです。次に、エッジを寝かせて細かな歯石やざらつきなどの細菌保持因子を削ぎ落としていきます。**エッジが長く万遍に当たり、根面が平滑化してスムースな面になることを、“プレーニングする”と表現し、ゴールの手応えとします**（図2、3）。

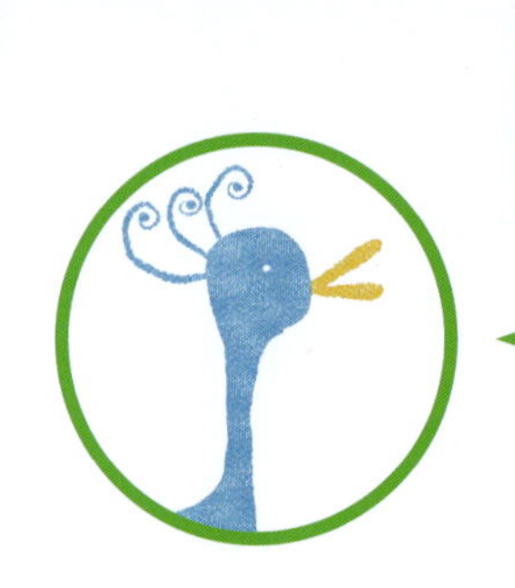

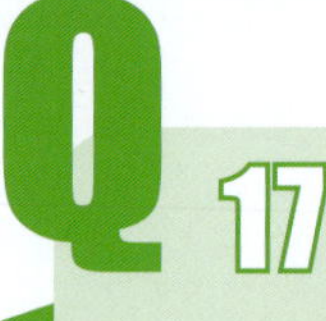

Q17 SRP中、固定指が痛くなります

A 固定は何のために行うのか

私は学生時代、「固定が大事」とよく言われ、「薬指にたこができればDHの勲章よ」なんて言葉も聞いたことがあります。でもよく考えると、固定指である薬指にたこができるほど力を入れているのは、それだけ固定に頼らなければならない状況であると考えられます。結局、**隣在歯の切端や咬合面に薬指を押し付けるから指が痛くなる**のです。

では、固定は何のために行うのでしょうか？

歯石を取るときはキュレットスケーラーに力を入れ、コンパクトに動かすことが重要です。そのとき、動きを安定させるためにどこかで支持をとることが、固定をとる目的です。その支持に力が入るのなら、それだけ不安定であるといえます。

本来、最も力をかけたいのはエッジであるはずです。力をかけようと思っても滑ってしまい、外れそうになるからそうなるまいといろいろな力を使う。多方向のベクトルに力がかかると、コントロールが難しくなり、危険回避をするために自然と固定に力が入ってしまう。このような状況によって、固定指が痛くなっているのではないでしょうか？

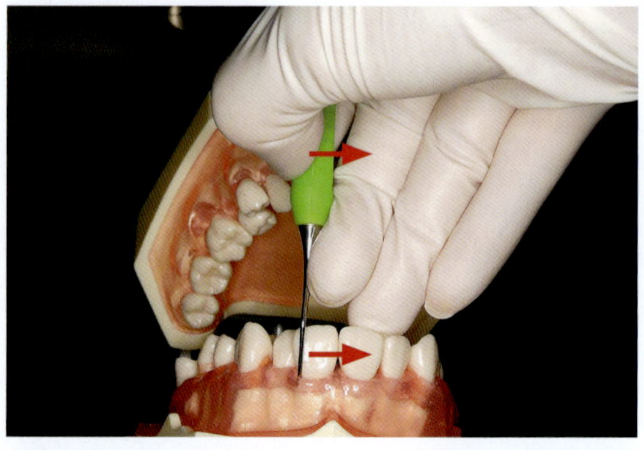

図❶ 最も力をかけるのは、エッジの真裏から歯軸にかける側方圧である

スケーリング時に最も力をかけるのは側方圧であり、固定ではないことを理解しましょう。側方圧を歯牙の中心へ向けると滑らずに力がかかります。これを意識するだけでも、固定に頼る負担は減るでしょう（**図1**）。

固定指に力を入れて押し付けると、患者さんにも負担がかかります。そのような癖が身についてしまっている方は、側方圧をかける力の方向を意識し、滑らないことを確認して、固定を置く指の力を意識して抜きましょう。

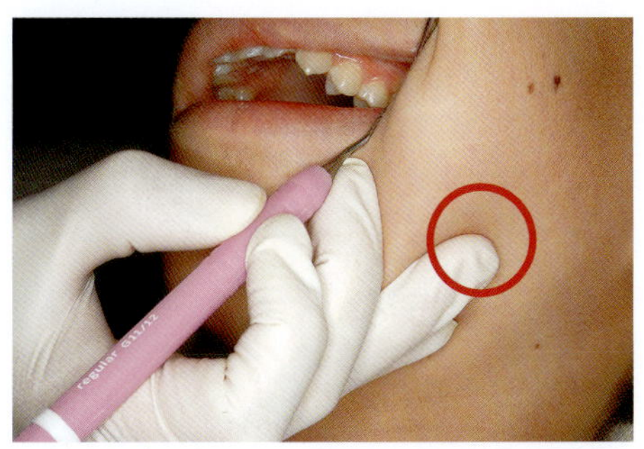

図❷a　薬指先だけで口腔外に固定をとると不安定になるので、つい固定点（スポット）に力が入ってしまう

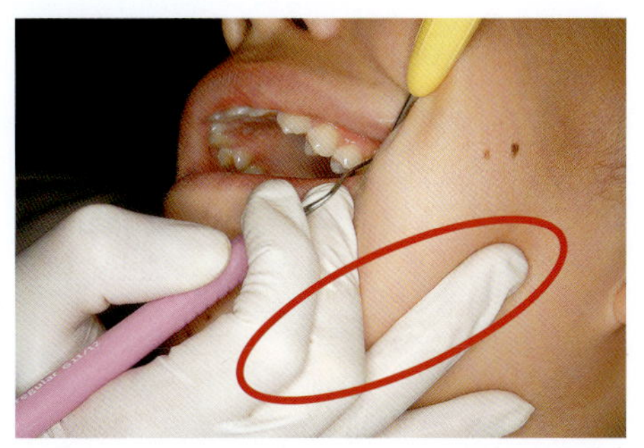

図❷b　口腔外に固定をとるときは薬指と小指をできるだけ広く顔に接触できるように短くもち、頬から顎にかけて接触できればより安定し、しっかり側方圧をかけられる

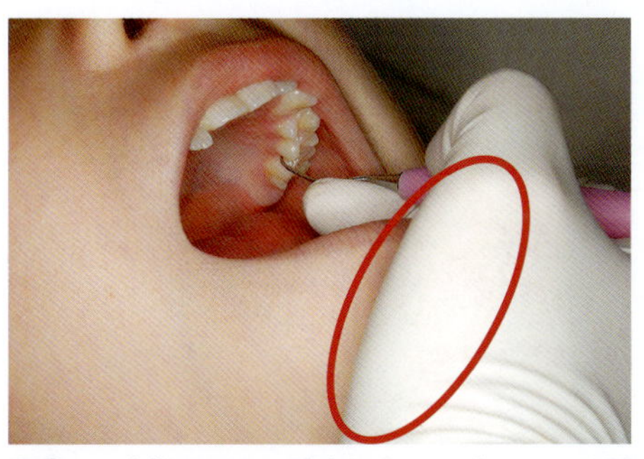

図❷c　中指だけを口腔内に入れ、手のひらを顎に置くと、手首を使ったストロークは安定する

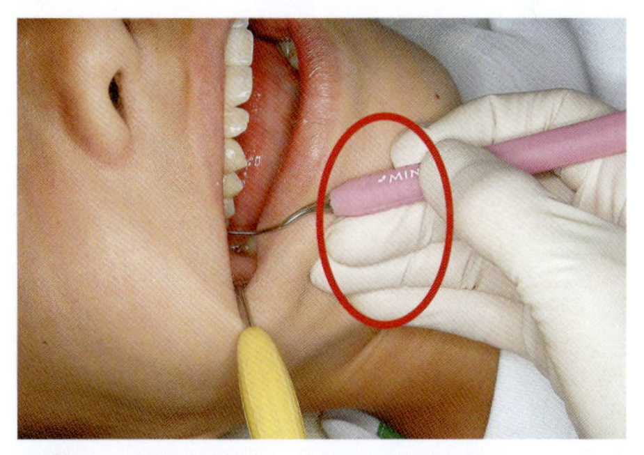

図❷d　中指、薬指、小指の表側を揃えて、広く顎に当てて固定をとっている

固定は薬指で、歯牙に置くとは限らない

前述のように、固定をとる目的が動きの安定を図るものであるなら、固定は薬指でなくてもよい場合があります。とくに大臼歯部や欠損歯が多いケースなど、薬指の場所に歯牙がない場合は口腔外でとることが多いです。

口腔外で固定を取る場合は、患者さんのお顔(軟組織）になりますので、可動性であるので薬指1本では不安定になります。

ときどき、不安定だからと固定指が動かないように押しつけ、患者さんに固定が痛いと訴えられるケースがあります。**不安定さを感じたら、なるべく広く接触させる**ことで、安定を図りましょう。そのときは指先のスポットではなく、指全体であったり、手のひらであったりと、自分の手を安定させる術をとります（**図2**）。

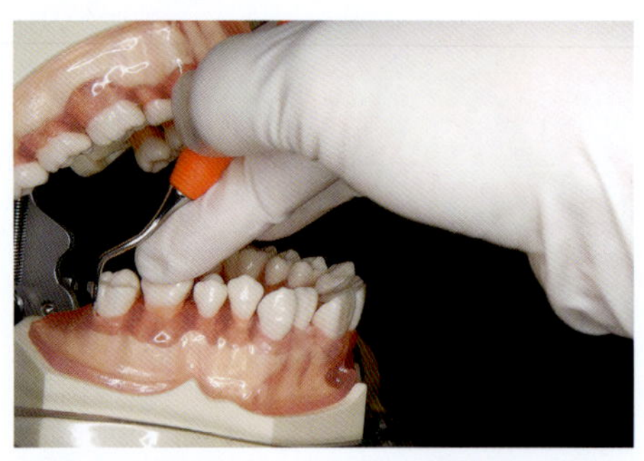

図❸a　中指を固定にすると、中指を軸にした手首の反転運動が行いやすい。このとき、中指が歯牙とキュレットスケーラーの間に挟まれるので、痛みを感じてくる

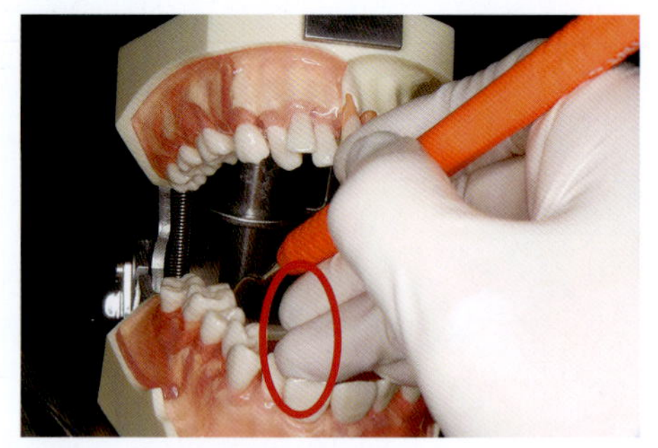

図❸b　中指の位置に歯牙がない場合は、薬指をどこかの歯牙に固定をとり、薬指と中指をつけて中指を安定させ、中指を支点に手首の反転運動を行う

中指を支点にする

確かに、固定に力を入れるときはあります。それは、固定指を軸にして手首の反転運動でストロークを行う場合で、このときは固定点に力がかかってしまいます。

手首の反転運動でストロークを行うときは、必ず中指が支点になります。ですから、中指の位置がぶれないことがポイントとなります。

中指がちょうど歯牙に置ける場合は、中指で固定をとればよいのですが、そこに固定をとるものがない場合は薬指で固定をとり、薬指に中指を付けて一体化させ、中指を軸に手首を動かします(**図3**)。これは術者が意識的に固定点に力を入れているのではなく、都合上、力がかかってしまうものです。このときの指の痛みに関しては、鍛えるしかないと思っています。

SRPでできる指たこは、薬指ではなく中指にできるほうが勲章だといえるでしょう。

Q18 SRPを施術すると、とくに首や肩がこります

A 歯科医師や歯科衛生士の職業病ともいえる肩こり、腰痛、腱鞘炎の多くは、覗き込む無理な態勢や、手首が曲がったままでストロークを行うことが原因ではないでしょうか？　私たちは狭い口腔内の小さな歯を触る仕事をしていますから、どうしても視野が狭くなり、覗き込む姿勢になりやすいのは仕方がないといえます（**図1**）。

最近は拡大鏡の普及などで、対面行為を行う姿勢も変化する傾向にあります。それでも、姿勢を意識して、自分の体に無理をかけない態勢で行うトレーニングをする必要はあるでしょう。

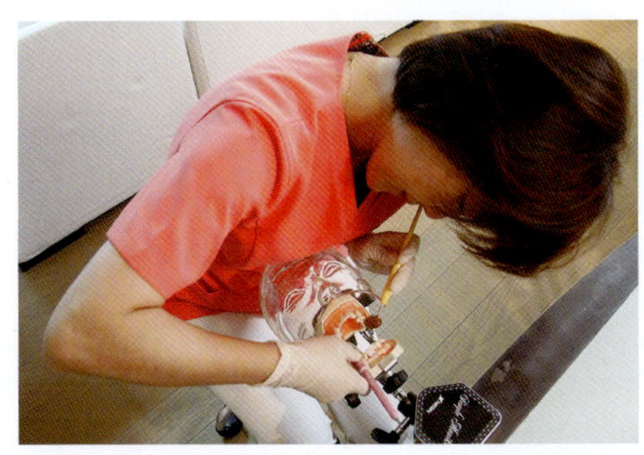

図❶　覗き込む姿勢は肩が上がり、脇が開きやすい。全身に力が入るだけでなく、首や手首を傷め、肩こりや腰痛の原因になりやすい

覗き込まない工夫

「もっと見たい」、「近くで見たい」という欲求が覗き込む姿勢にさせているのだと思います。なかには、「覗き込まないと見えない」と思い込んでいる人も多いようです。

しっかり見たい場合は、とかくユニットの高さを上げてしまいがちですが、患者さんとの距離が近くなるほど視野は狭くなるため、体を歪めて覗き込まなければ見えなくなるのです。

とくに**バックポジションから施術を行う場合、より水平位に近いほうがよく見えます**。リクライニングの設定位置を確認すると、背面が少し上がっている状態になっていることが多いので、自分の視界に合わせて調整してみましょう（**図2**）。

そして、**上顎においてはサイドポジションやフロントポジションを活用する**と、楽な姿勢を確保しやすいです。口蓋側は、患者さんの頭をより下げたほうが見やすくなります（**図3**）。

さらに、**遠心の施術はミラーを使って鏡視で行う**トレーニングをしましょう。見えない遠心をなんとかミラーを使わずに施術しようとしているケースほど、姿勢がとても悪くなっています。若い

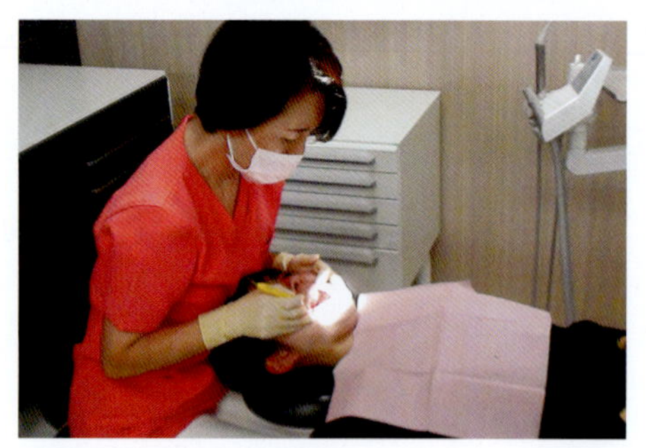

図❷a　ユニットの背面が少し上がっているだけで、下顎大臼歯が見にくい

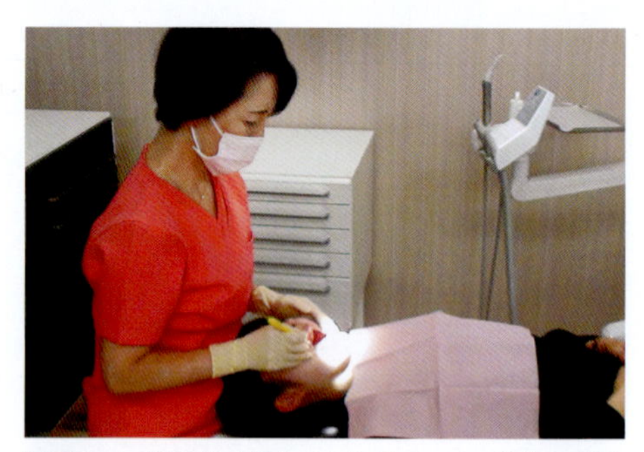

図❷b　背面を水平にリクライニングするだけでよく見える

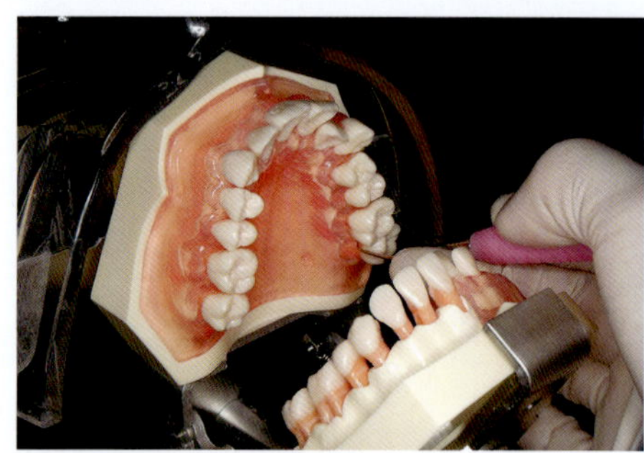

図❸　上顎臼歯部口蓋側はヘッドレストを下げ、フロントポジションに来ると、覗き込まなくてもよく見える

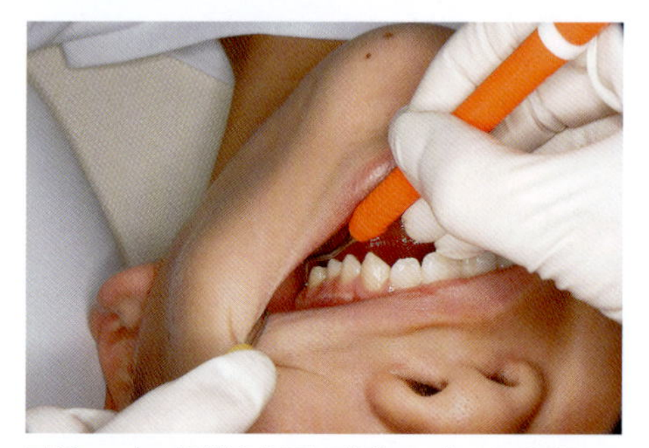

図❹a　⌊7 頬側遠心面の施術。バックポジションから直視で行うと、口角をかなり引っ張ることになり、暗く、見えくいだけでなく、患者さんにも苦痛を与えてしまう

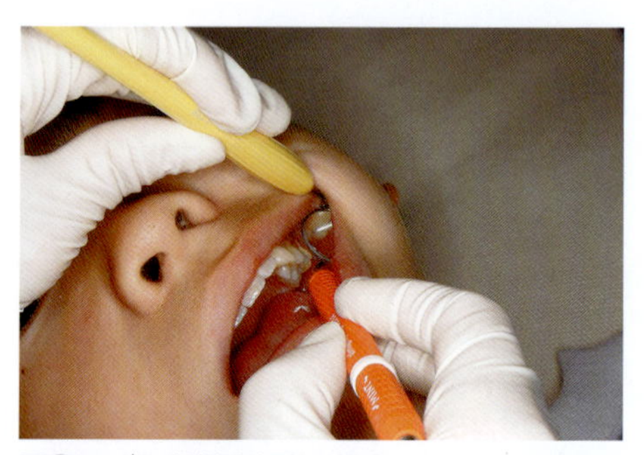

図❹b　⌊7 頬側遠心面の施術。フロントポジションで鏡視で行うとライトも入れやすく、口角もあまり引っ張らないので、楽に施術できる

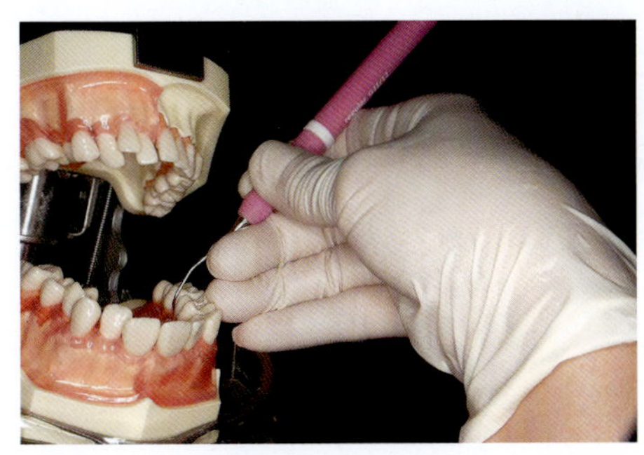

図❺a　右上口蓋側を１時のポジションで行うと、患者さんの顔を右に向けても、覗き込む姿勢になり、首も手首も曲がって指に力が入ってしまい、柔軟な動きが妨げられる

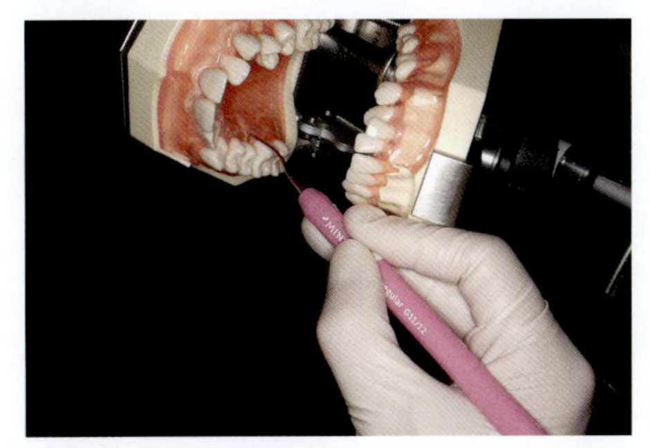

図❺b　右上口蓋側を７時のポジションで行うと、覗き込まなくても見え、手首も真っすぐな位置で操作ができるので、指先に集中できる

方はしっかり鏡視の練習をしましょう（図４）。

身体に負担が少ない姿勢とは？

自分が楽な姿勢、身体に負担が少ない姿勢とは、背筋が真っすぐ伸びていて、頸を横に傾けることが少なく、手首が曲がらない位置だと思います。「脇が開かないほうがよい」、「肩が上がらないように」などとも言われますが、首と手首の曲がりに比べれば、問題は少ないでしょう。

無理な姿勢で行うと余計な力が入りやすくなり、結局は疲れやすくて自分の体を傷める原因にもなるのです（図５ａ）。

ときどき自分の姿勢をチェックし、首や手首が曲がらない位置に自分が動いてみたり、患者さんの顔の向きを調整したりして、楽な姿勢で行う習慣を身につけましょう（図５ｂ）。

無駄な力が抜けると、余裕が生まれます。指先に神経を集中できるので、より細やかなエッジワークができるようになります。**状況に合わせて自分の首を曲げないでも見える位置、手首を曲げないでエッジワークができる位置を、自分の臨床にインプットしていきましょう。**

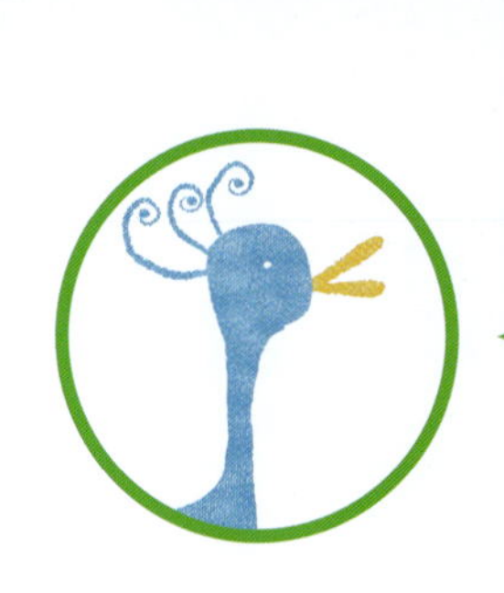

Q19 遠心面が苦手で、いつも歯石が残ってしまいます

A 特別な指導を受けずに、遠心の SRP が得意な人はほとんどいないと思います。

よく聞く悩みとして、「挿入がうまくできない」、「力がうまくかからない」、「ストロークするとエッジが空振りする」などが挙げられます。

遠心が難しい理由

いずれの悩みも、エッジをきちんと根面に適合できていない、または把握できていないことが原因といえます。遠心面の SRP が難しい理由を考えると、対応策のヒントが見えてきます。遠心が難しい理由は、どうやらその部位とキュレットスケーラーのシャンクの形態に関係があるようです。

遠心面の SRP に使用するキュレットスケーラーのほとんどが G13/14だと思います。このスケーラーの形態をよく見ると、アクセスを考えて前方からの挿入でも、シャンクが根面と平行に沿うように屈曲しています。そして、カッティングエッジはシャンクの屈曲の内側についています（図１）。

通常、歯石を除去するときは、シャンクを歯面と平行に合わせて（シャンクを起こす）側方圧を

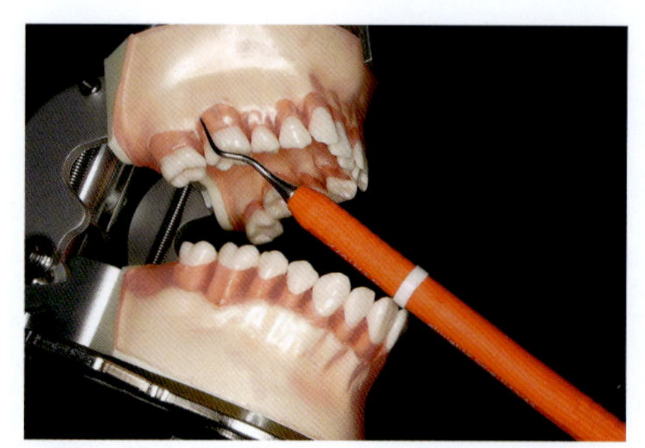

図❶　G13/14の設計は、ハンドルが前方へ倒れてもシャンクは歯面と平行にできるように屈曲し、内側にカッティングエッジがついている（写真はバックポジションからの術者目線）

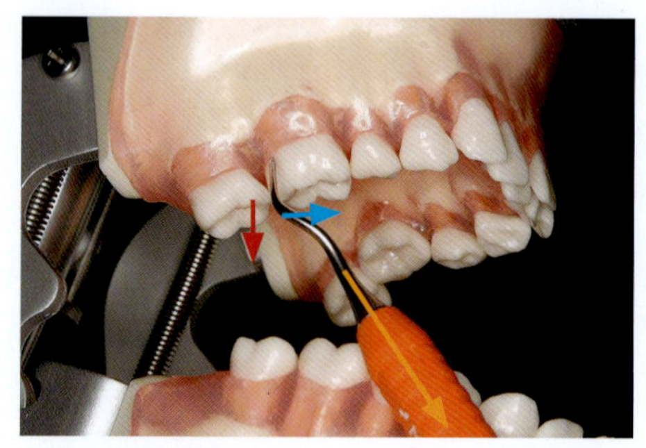

図❷　歯石を除去するときはシャンクを歯面と平行になるように起こし、シャンクの方向に引き上げるストロークを行う。➡は側方圧の方向、➡はストロークの方向、➡はハンドルの方向を示す（写真はバックポジションからの術者目線）

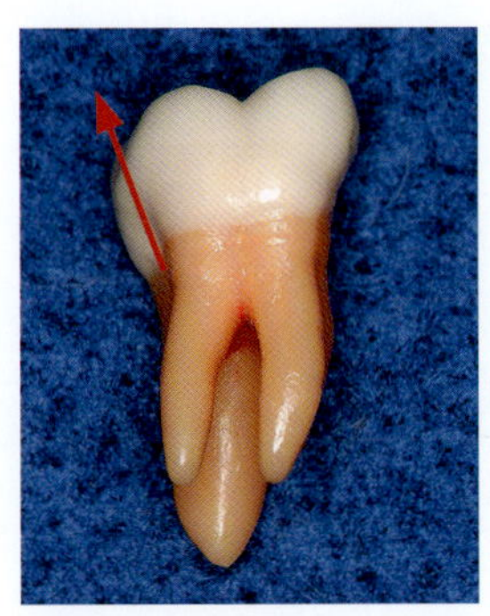

図❸　歯冠の形態から、遠心面の歯面の方向には遠心へ振り上がるストロークが必要となる（➡はストロークの方向を示す）

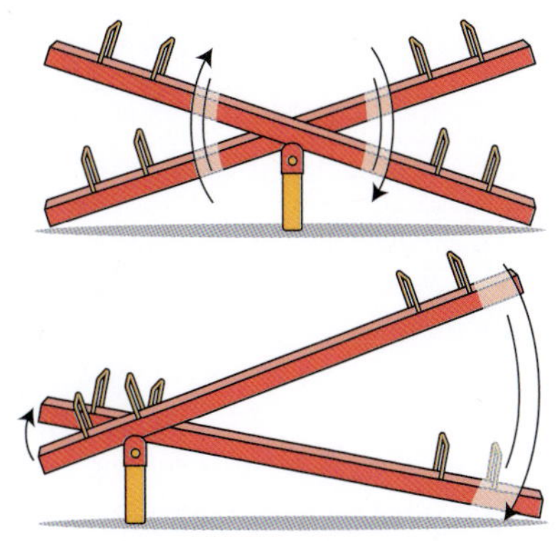

図❹　上：シーソーは支点が中心にあり、右と左は逆の方向に動く
下：支点がどちらかに偏ると、片方が大きく動いても、反対は小さくしか動かない

歯の中心へかけ、シャンクの方向へストロークするということがその理論です（**図２**）。ところが、歯牙というのは、歯冠には豊隆があり、歯根は根尖に近づくほど細くなります。つまり、ストロークの方向が遠心に傾くことになります（**図３**）。

前方へ倒れているハンドルを持ちながら、シャンクを根面に合わせ（遠心にやや傾ける）、シャンクの方向へストロークする（遠心方向にストロークする）ということが、かなり複雑なテクニックであると容易に理解できるでしょう。そのため、思うように力をかけて動かせないのです（力もストロークもコントロールが難しいのです）。

人の手の生理的な動きとして、ハンドルの方向に引きやすい、または手首を反転しやすいのです（図２）。この**手首の反転の動きは、歯面の方向とは逆**なのです。せっかく歯石の底を感じ取っても、いざ動かそうと思うと動かなかったり、逆に歯石の上を通過してしまったりするのはそのせいです。

では、うまく力をかけて動かすにはどのようにすればよいのでしょうか？　それには、「シーソーの動きを利用する」のです。

シーソーの動きを利用する？

読者のみなさんも幼少のころに一度はシーソーで遊んだことがあるでしょう。シーソーは支点が中心にあり、板の片方が下がると、反対側が上がります。つまり、支点を中心に左右が逆の方向に動くのです（**図４上**）。

この動きを利用して、遠心に上がるストロークを行います。このとき大切なのは、中指の位置です。中指が支点となって手首を動かすので、中指がしっかりと固定され、手首の反転運動の軸にな

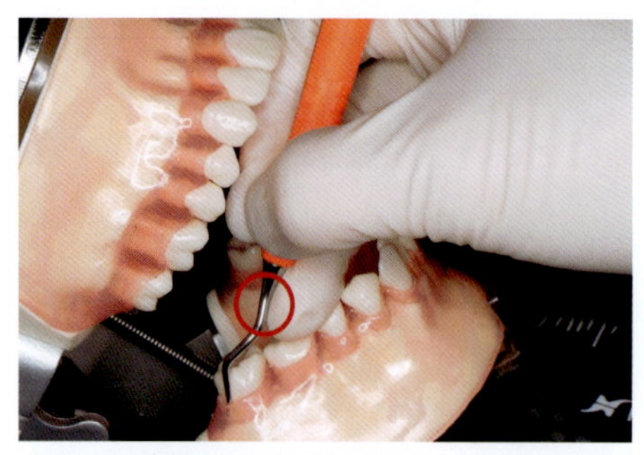

図❺ 中指を支点に手首を振り下げることで、ブレードは歯冠の豊隆に沿った動きができる。中指を歯牙に置くことでより支点としての役割が安定する（○は支点を示す）

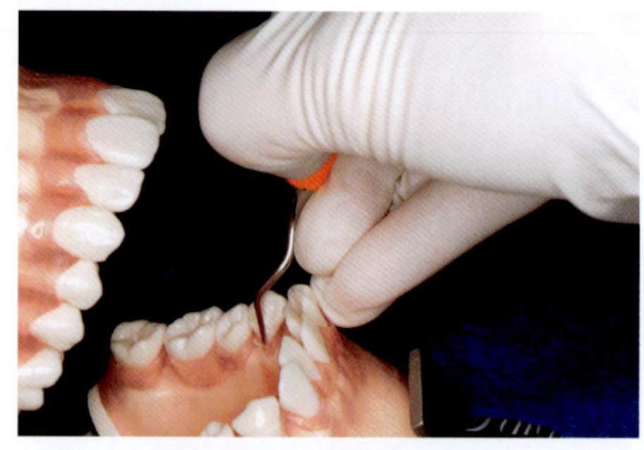

図❻ 小臼歯の遠心面を施術するときは、薬指をどこかの歯牙に置いて固定をとり、中指は薬指に当てて支点をとる。支点がぶれるとよくないので、必ず薬指に添える

る必要があります。そして、シーソーでも支点から近くに座ると高く上がらず、遠くに座るほうが高く上がって楽しいものです（**図４下**）。この支点と可動距離の関係からストロークの動きを考え、中指は施術歯に近いほど、小さく遠心に振り上げるストロークがしやすいのです。つまり、**中指を支点にして手首を振り下げることで、ブレードが小さく振り上がる**のです（**図５**）。

中指で固定をとる

中指を歯牙に置いて固定をとれるなら、それが最も安定します。大臼歯の遠心は小臼歯より難しく感じますが、逆に小臼歯に中指を置けるので、動かしやすいともいえるのです（図５）。このとき、**中指が歯牙とキュレットスケーラーの間に挟まって動くので、慣れないうちは中指が痛く感じます。**しかし、この動きに慣れると、側方圧に力を必要としないことに気づいて、**次第に中指の負担が減っていきます。**

中指は遠心に限らず、いずれのときにも手首の反転運動を行う際には必ず支点となる指です。中指にたこができるのが、キュレットワークの勲章といえるでしょう。

小臼歯の施術

小臼歯を施術する場合は中指を置く場所がないので、薬指を前歯部に置いて固定をとり、その薬指に中指を添えて中指と薬指を一体化させ、手首が反転運動する支点の役割を果たします。このとき、中指はブレードから遠い位置になってしまうので、その分、手首の振り下ろす作業は小さくなります（**図６**）。**ストロークが外れたり、思うように動かせない場合は、支点がぶれていたり不安定であったりすることが考えられます。**また、手

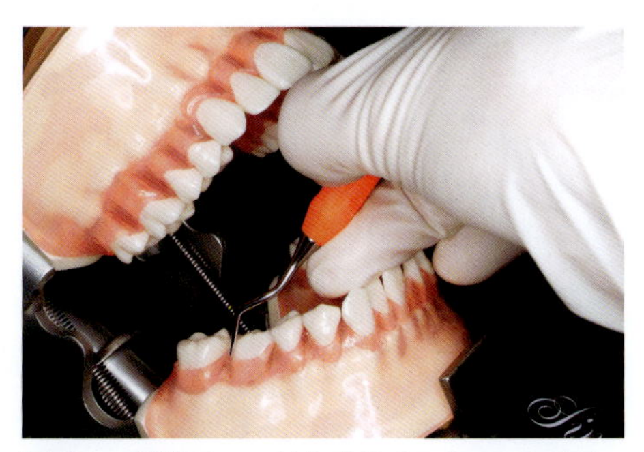

図❼a　親指でエッジを感じてストロークする：サイドポジション

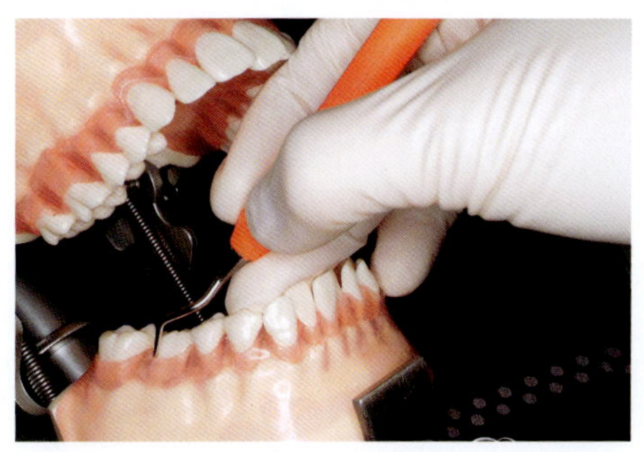

図❼b　人差し指でエッジを感じてストロークする：フロントポジション

首の反転運動の方向を施術歯の咬合面の中心を意識して、ブレードが咬合面の中心に集まってくるように動かしてみてください。

歯石をはじく力のかけ方とポジション

歯石を効率よく除去するためには、指の位置が大切です。**エッジが歯石と歯面の間に食い込むように楔を入れるには、“エッジの裏に指先を置く”ことが重要です。**このことを意識して、親指の先か、人差し指の先か、または２本の指先か、いずれにしてもどこに力を集中するのかをしっかり意識し、歯石をとらえているエッジを歯の中心に傾けていくことで楔を入れ、歯石をはじきます。

親指の先でエッジを連動させる場合は、手首は横の振りになりますので、サイドポジションから行うとしやすいでしょう（**図７ａ**）。人差し指の先でエッジを感じる場合、手首は縦の振りになりますので、主にはフロントポジションで行うかたちになります（**図７ｂ**）。

中指を使う

親指や人差し指の先でエッジを感じ、ストロークを行う場合、中指はその対面で手首の反転の支点となる重要な役割があります。しかし、逆に中指でエッジを感じてストロークするほうが、楽にできることもあります。

中指は最もブレードに近い場所で把持している指なので、中指の第１関節とブレードを連動させることで挿入時の根面の方向がわかり、根面に沿ったストロークを指の関節を使った動きでできます（**図８、９**）。中指の対面に親指と人差し指がありますので、対面の指が中指を押すことで、遠心に向いたストロークが容易に可能となります（図９）。中指は最も長い指で、中指１本だけなら

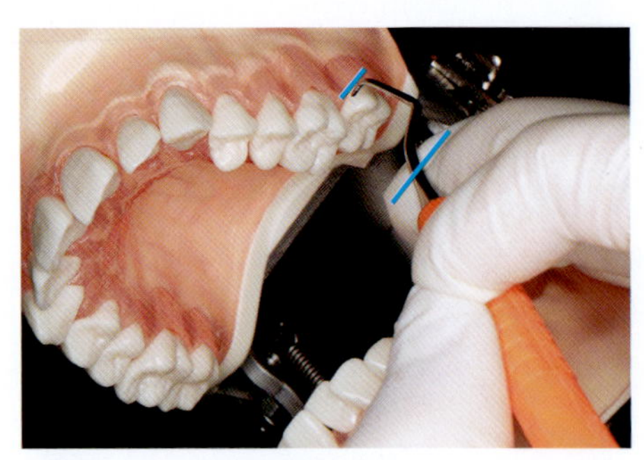

図❽　中指はシャンクの遠心に入れられる唯一の指。中指の第１関節とブレードを平行に合わせる（ー２本は平行を示す）

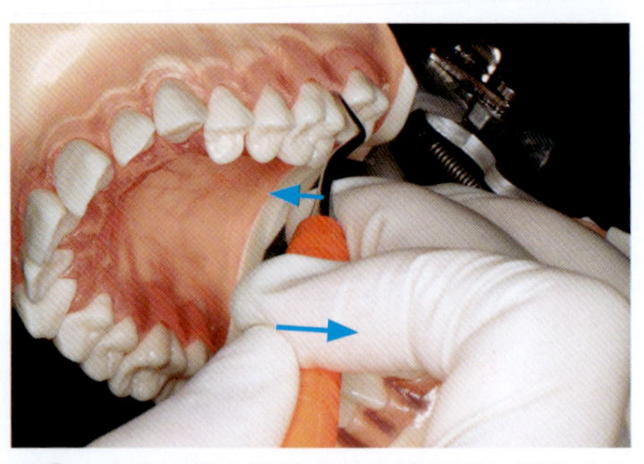

図❾　中指の第１関節を遠心隣接面に挿入するようにブレードと連動させ、爪の横でエッジを感じ、対面の親指と人差し指が中指を押すことで、遠心に振り上がるストロークができる

通常の開口で、奥まで入れることができます。

キュレットスケーラーの頸部に中指をかけることで、ブレードに最も近いところでエッジをコントロールできます（図10）。とくに上顎の大臼歯の遠心面にはお勧めのテクニックです。１点だけ気をつけたいのは、エッジを感じとることが最優先だということです。中指は親指や人差し指に比べて指の感覚が鈍いです。そのため、エッジが浮いてしまったり、シャンクが隣接面に入りすぎたりして、エッジを摑めない傾向にあります。シャンクの位置をしっかり見て、シャンクを歯面に沿わせてエッジを感じましょう（**図11**）。

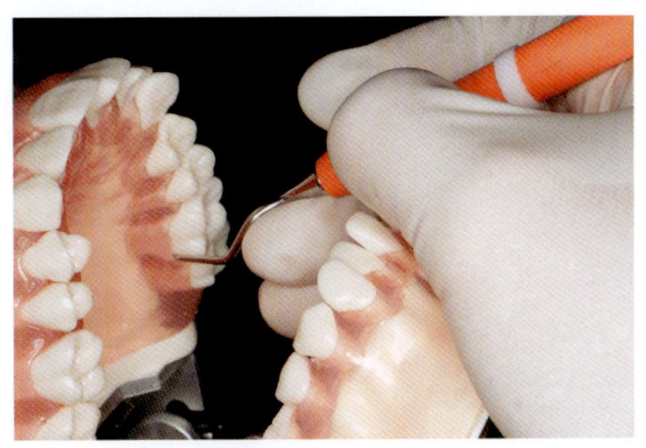

図⑩　中指をシャンクの遠心にかけることでエッジをコントロールしやすくなり、しっかりとエッジを歯面に適合させることができる

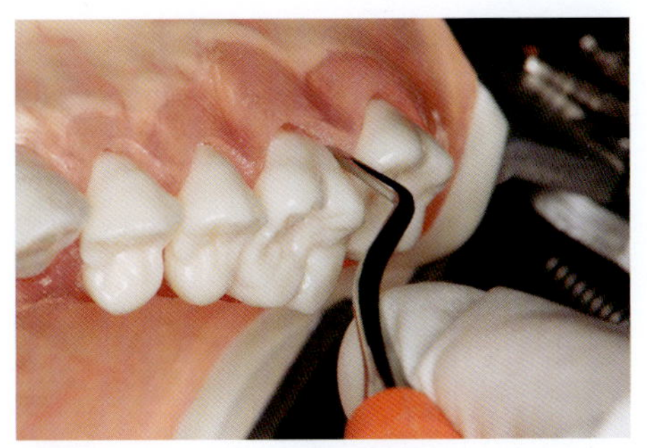

図⑪a　シャンクの位置が歯面に沿っていないときは、シャンクが入りすぎてかかとのエッジが浮いてしまうので、エッジを感じにくく、不安定になる

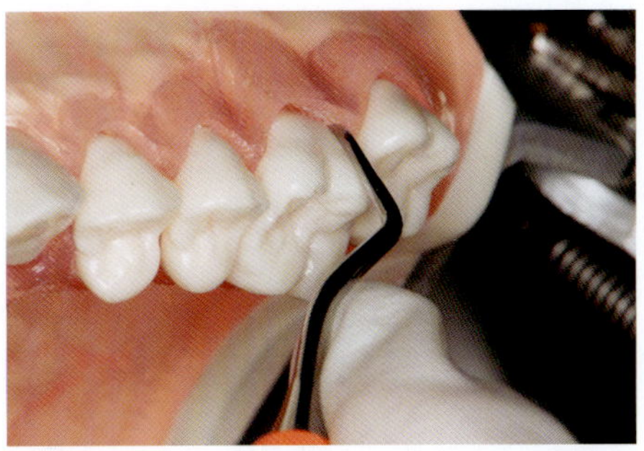

図⑪b　シャンクが歯面に沿っているときはかかとのブレードを感じ、刃先のエッジも調整できる位置といえる

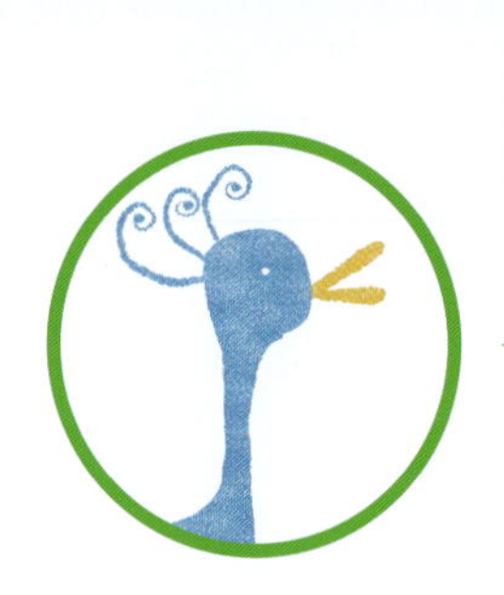

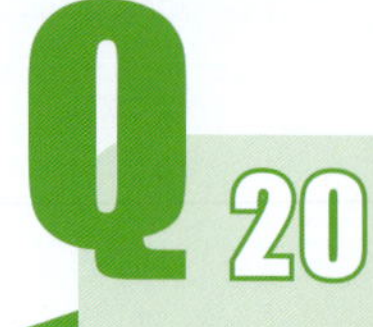

Q20 歯根の凹面の歯石が取れません

A 隣接面のコンタクト下には、わずかな凹面があります。そこは、歯間ブラシやフロスでもバイオフィルムが取りきれないところで、感染源となりやすいリスク部位です。

また、その凹面は歯根面の溝に繋がり、歯周病の発症や進行にも関与している形態といえるでしょう。ホームケアでも隣接面のプラークコントロールが難しいため、プロフェッショナルケアを必要とする部位です。

そして、歯根面の溝はSRP時にもアクセスが難しく、歯石を取り残しやすいリスク部位であることは、多くの方が感じているでしょう（図１）。その理由としては、**歯根に豊隆面と溝のように窪みがある場合、どうしても先に豊隆面へとエッジが当たり、窪み面へのエッジの到達性が損なわれる**からです（図２）。溝をまたいでしまうと窪んだところが取り残されるので、**溝の最も深いところに刃先を合わせるのがポイント**です（図３）。

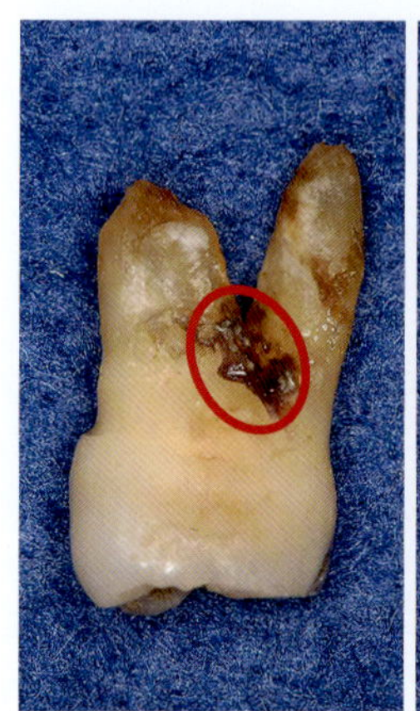

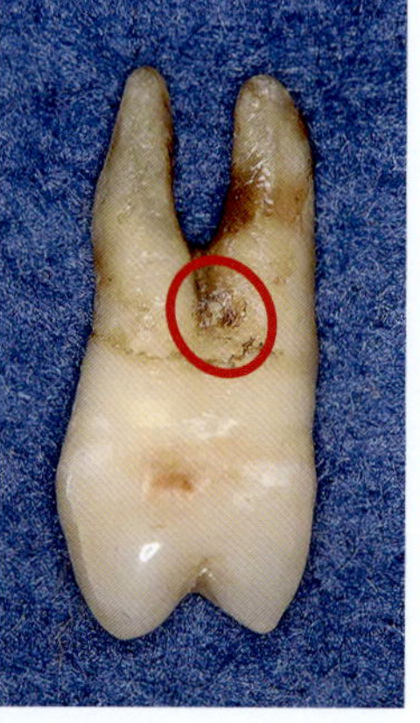

図❶　歯根の凹面に取り残された歯石

ブレードの長さを選ぶ

ブレードが長いキュレットスケーラーで刃先を溝の最も深いところに合わせると、かかとのエッジが歯根からはみ出ます。すると、シャンクが歯肉を大きく開いてしまうので、歯肉縁下での操作は不可能となってしまいます（図４）。ですから、**プロービングで歯根の形態をよく探り、歯根面の溝がどのあたりにあるのかを把握して、使用するキュレットスケーラーの長さを検討する**必要があるのです。

ブレードが短いキュレットスケーラーは小回りが効くのですが、大きな歯根ではシャンクがその豊隆面に当たってしまうとエッジがかかりません。そのため、状況に合わせてブレードの長さを選ぶことがポイントです（図５）。

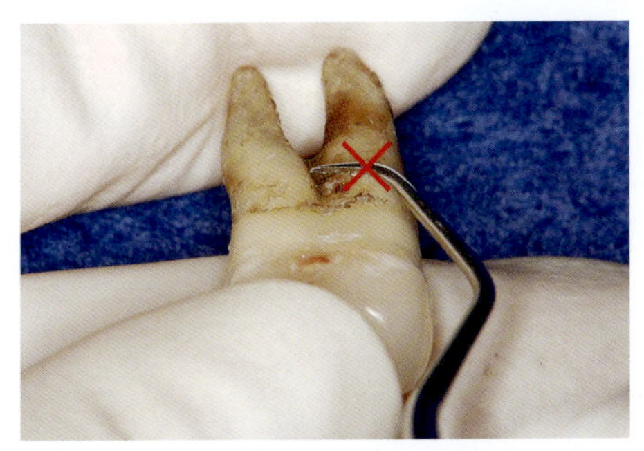

図❷　先に歯根の豊隆面に当たってしまうので、凹面ではエッジが浮いてしまい、到達しにくい

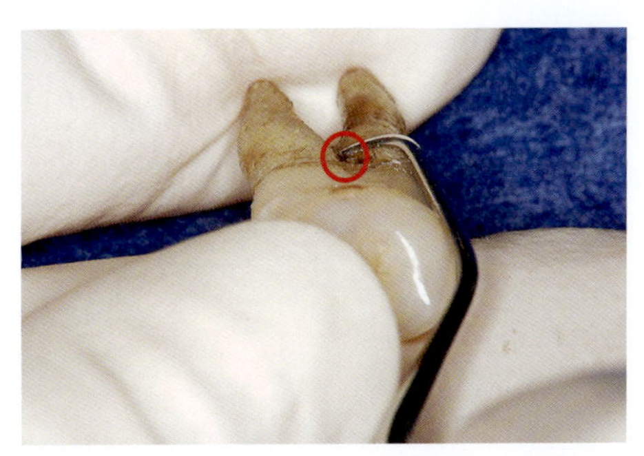

図❸　凹面にエッジを到達させるには、刃先を凹面の最も深いところに合わせる

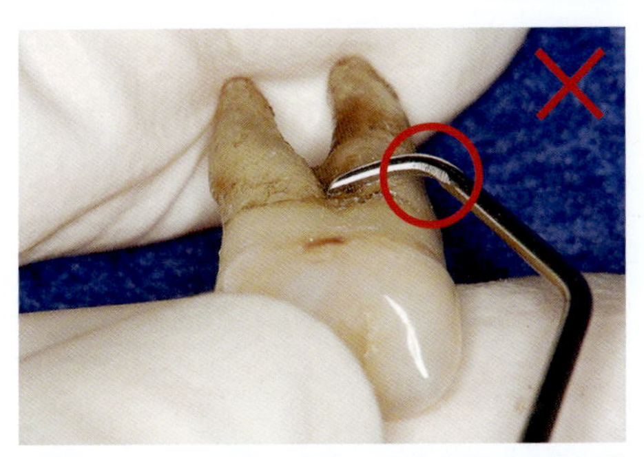

図❹　ブレードが長い場合、刃先を凹面の最も深いところに合わせるとシャンクが歯根面から離れてしまうので、歯肉縁下では不可能な操作となる

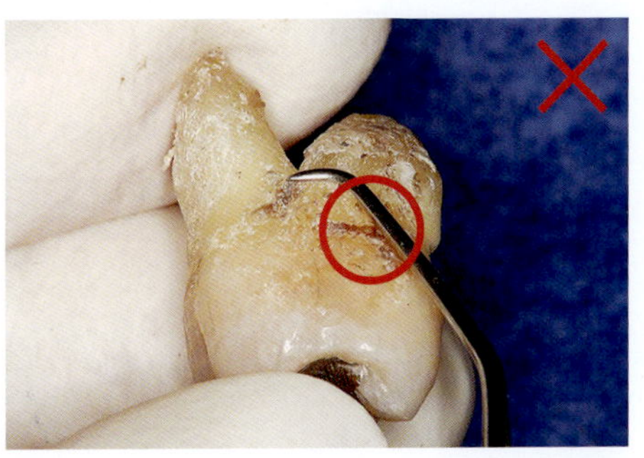

図❺　ミニブレードのキュレットスケーラーは刃先を回しやすいが、部位によってはシャンクが歯冠や歯根の豊隆に当たり、エッジがかからない場合もある

ブレードにカーブをつくる

根面の凹凸の形態に合わせてアプローチするためにはキュレットスケーラーのシャンクを少し歯の中心へ倒し、かかとのカーブを豊隆面に合わせて刃先を回します（**図6**）。こうすることで、歯根面の溝にエッジを到達させることができ、取り残しのリスクを回避できます。

また、ユニバーサルキュレットはグレーシーキュレットに比べ、このカーブへの適合性に優れています。ハンドルを歯軸に合わせることで、シャンクは約30°中心へ倒れ、ブレードも同じく30°傾きます。シャンクから刃先まで、立体的に歯牙にまとわりつくようなカーブがつくり出されるので、簡単に挿入できます（**図7**）。

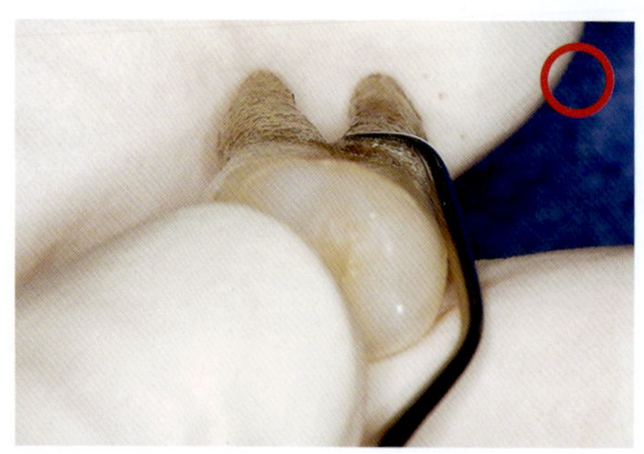

図❻a　シャンクを少し傾け、かかとのカーブを歯根の形態に合わせる。かかとのエッジが離れないように刃先を回すと、効率よく到達できる

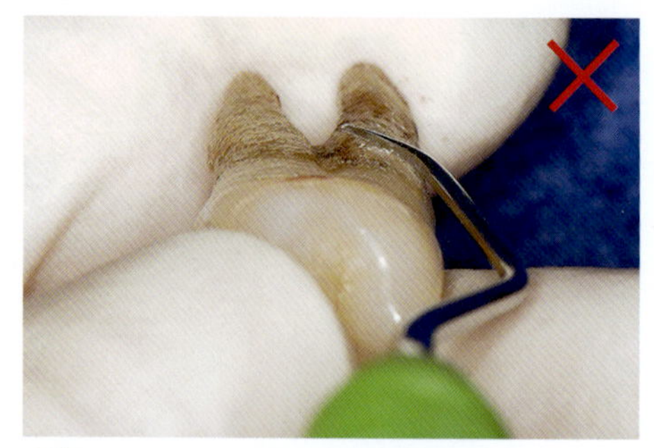

図❻b　シャンクを立ててしまうとブレードが直線的になって歯根面への適合性が悪くなるため、刃先が浮いて歯石を取り残すリスクが高まる
注）aとbは同じキュレットスケーラー（G7/8）

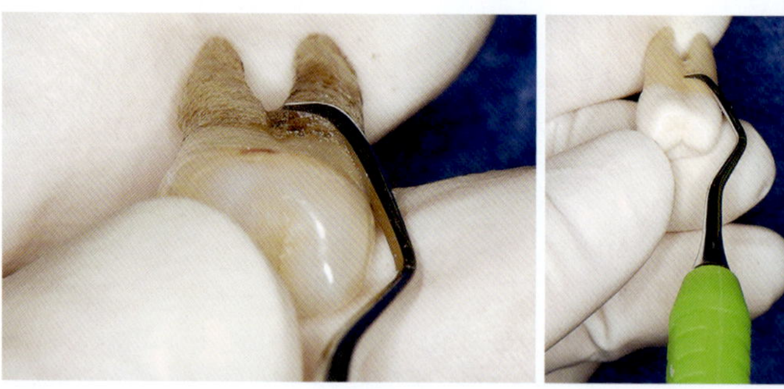

図❼　ユニバーサルキュレットのColumbia.13/14（サンデンタル）を当てているところ。ハンドルを歯軸と平行にすることにより、シャンクが30°傾くため、グレーシーキュレットよりも適合がよく、到達しやすい

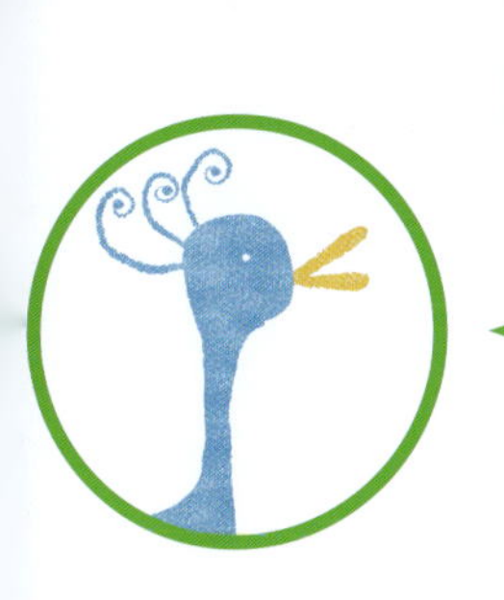

Q21 フラップを開けると、隅角部などの小さなカーブ面に歯石が残ってしまいます

A アクセスフラップや抜歯した歯牙で**取り残している歯石の様子を観察すると、隅角部や頬側中央、舌側中央の小さな豊隆面に多い**ことが目につきます（図１）。

ミニブレードのキュレットスケーラーはかかとを使う

豊隆面は出っ張っているので、エッジは当たりやすいはずですが、小さな豊隆面に刃先を当てようとするとシャンクが歯肉を開き、よほど歯肉が緩んでいる状態でなければ当たりません（図２）。

このシャンクが歯肉を開いてしまう原因となっているため、問題を解決するためにはできるだけ**ミニブレードのキュレットスケーラーを使うことと、かかとのエッジを使うことがポイント**です。

小さな豊隆面に適合させるためには、かかとのカーブを合わせることが必須です。かかとのカーブが接触しているのは、シャンクが歯面から離れていないことを示し、歯肉を開かないので、深いポケットでもアクセスが可能となります（図３）。

また、**シャンクの真下のほうが力がかかりやすいため、硬く沈着している歯石の除去にも有効**です。

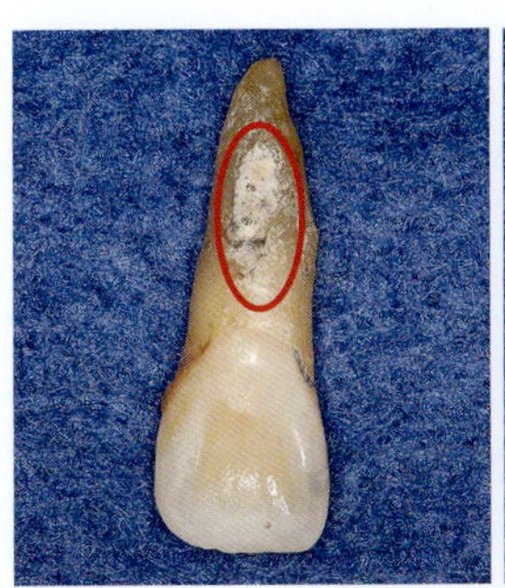
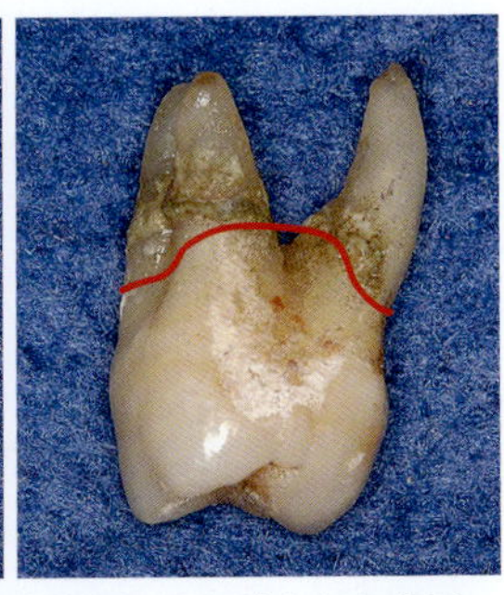

図❶　左：前歯口蓋側中央の豊隆面に取り残された歯石　右：一定の深さまではアクセスできているが、それ以上深くなると歯根の湾曲が強くなり、豊隆面でもアクセスできずに歯石の取り残しが目立つ

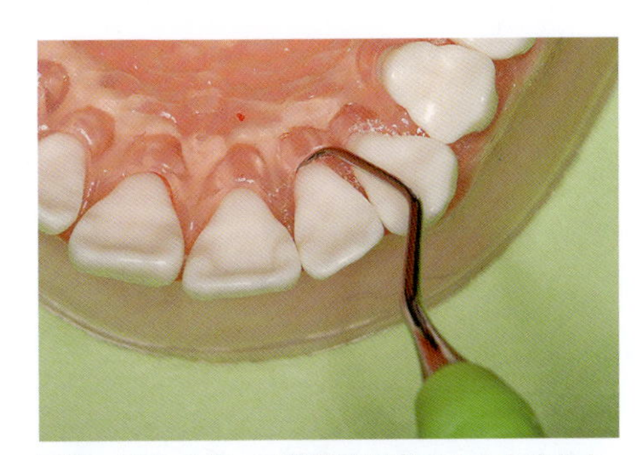

図❷　刃先を使って豊隆面に当てようとすると、かかとからシャンクを大きく歯面から離してしまうので、ポケット底まで挿入できず、入口だけ触って終わることが多い

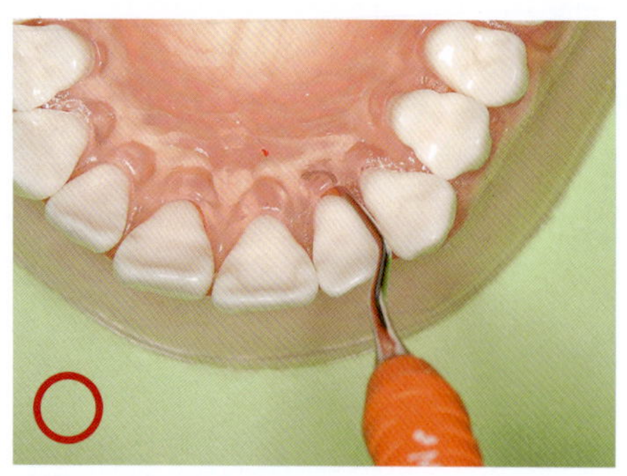

図❸a　舌側中央の豊隆面の深いポケットにアクセスするにはminiG1/2のかかとのエッジを使う

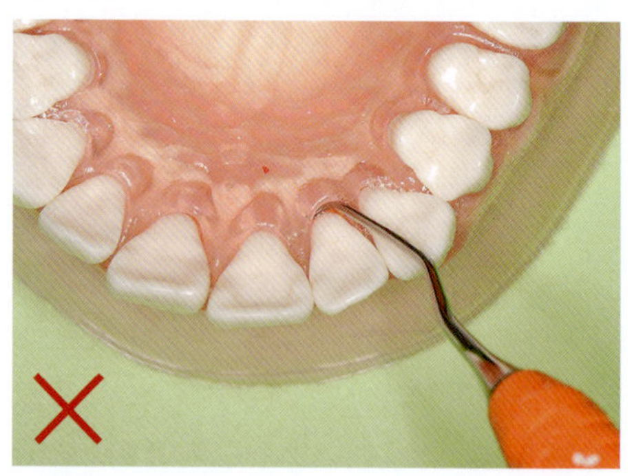

図❸b　miniG1/2を使っても、刃先で舌側中央の豊隆面に当てようとするとシャンクが開き、エッジは不安定になる

刃先よりかかとのエッジのほうが力をかけやすく安定するので、主にかかとを使います（**図4**）。

ミニブレードのキュレットスケーラーを使用する目的は、隅角部など小さな豊隆面へアプローチするためという考えにおいても、かかとのカーブを合わせることは理に叶っています。

臨床で有効なミニブレードキュレットスケーラー

私が臨床で必要と感じているミニブレードキュレットスケーラーは、miniG1/2とMcCall-mini、miniG13/14（以上、サンデンタル）の3本です（**図5**）。とくにユニバーサルキュレットであるMcCall-miniはハンドルを歯軸と平行にすることで、小さなカーブを呈し、あらゆる隅角部に適合させることができるオールマイティなインスツルメントです（**図6**）。広範囲に使えるキュレットスケーラーですが、シャンクが隣在歯に当たったり、歯冠の豊隆に当たったりしてうまくエッジを適合できないケースに遭遇したときはminiG1/2とminiG13/14でカバーできます。そのため、私はケースバイケースでこの3本のなかから選択しています。

私の経験上、前歯部などの叢生で舌側転位している頬側面や唇側転位している舌側面にはminiG1/2、遠心隅角部の深いポケットにはminiG13/14がアクセスに優れていると思います（**図7**）。

中等度以上に進行した歯周ポケットの場合、いかに歯根の小さなカーブのデブライドメント（感染除去）ができるかが、予後の経過を左右するポイントとなるでしょう。ミニブレードのキュレットスケーラーを使用することによって臨床の幅を広げましょう。

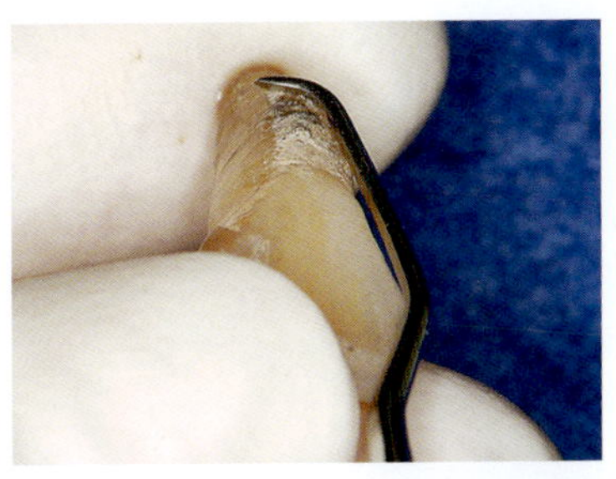

図❹　かかとのエッジを使うことで歯根のカーブに沿い、シャンクは歯肉を開かないので、歯肉の抵抗を受けずにしっかりと側方圧をかけることができる

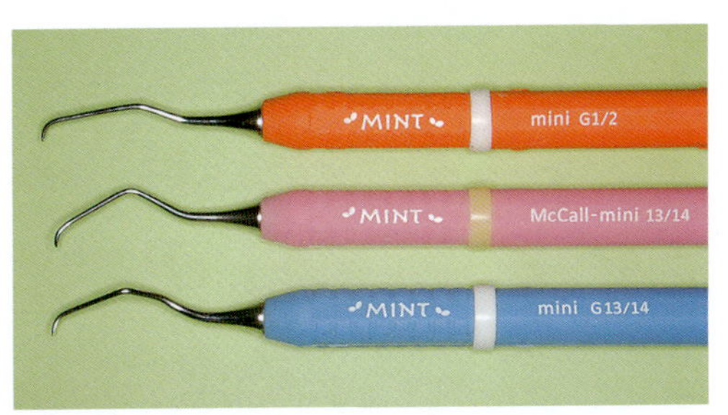

図❺　臨床で必要なミニブレードスケーラー。上からminiG1/2、McCall-mini13/14、miniG13/14（以上、サンデンタル）

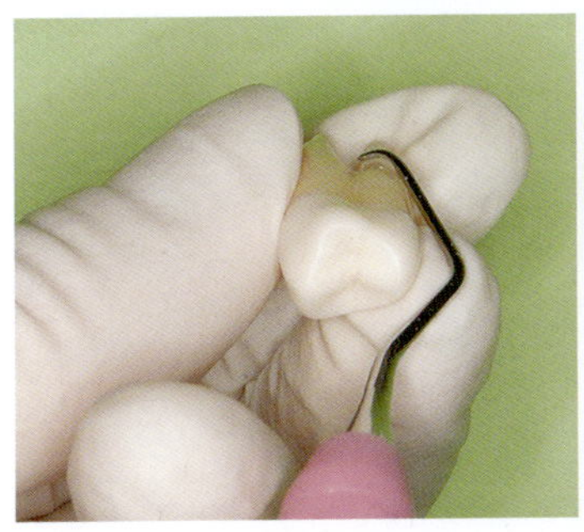

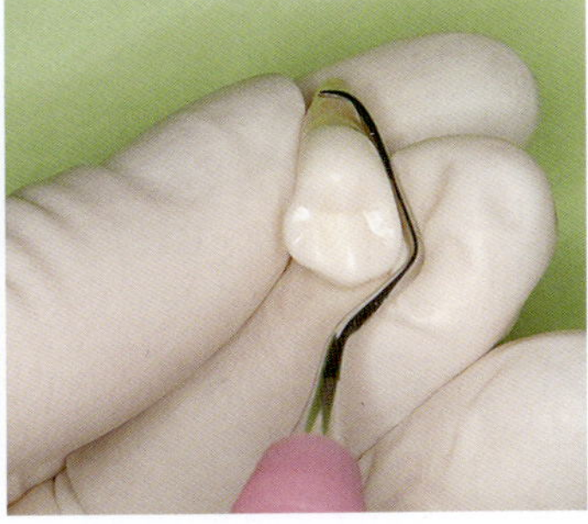

図❻　McCall-miniの使い方。ハンドルを歯軸方向に合わせ、かかとのカーブを歯根面に合わせて刃先を回すことで、小さな歯根のカーブに適合させることができる

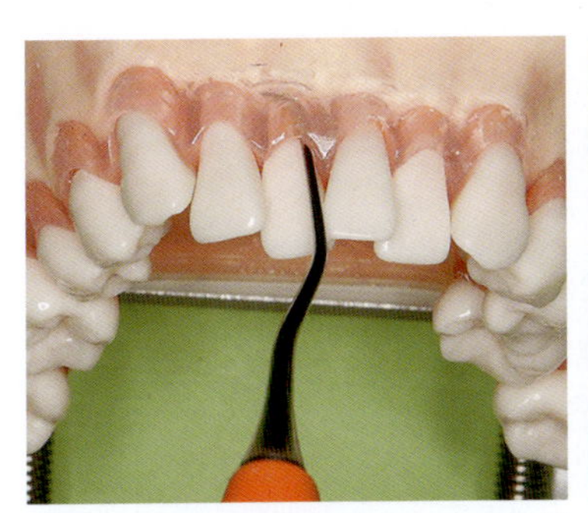

図❼a　下顎の歯列叢生部のように舌側転位している唇側面には、miniG1/2でないとアクセスできない

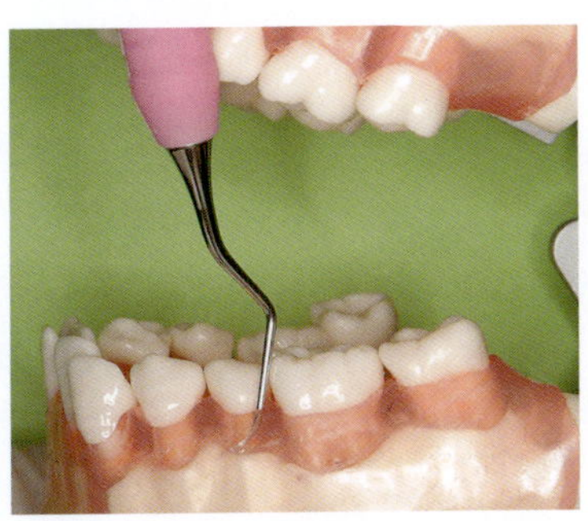

図❼b　小臼歯など豊隆が強い歯冠をもつ歯牙には、McCall-mini13/14が適している

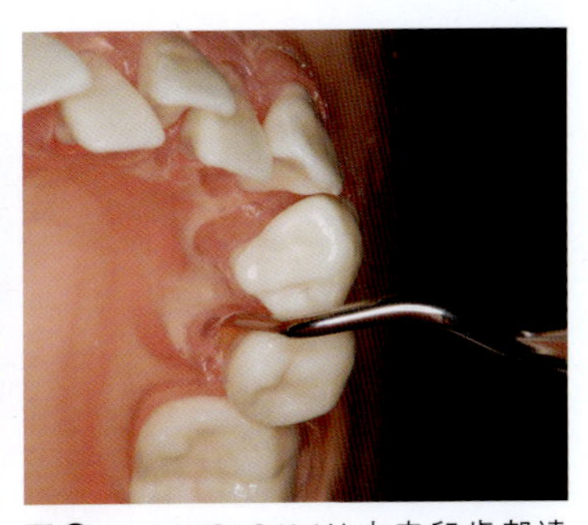

図❼c　miniG13/14は本来臼歯部遠心隅角部に使用するが、右利きの場合は右下臼歯部舌側面へのアクセスはMcCall-miniより優れている

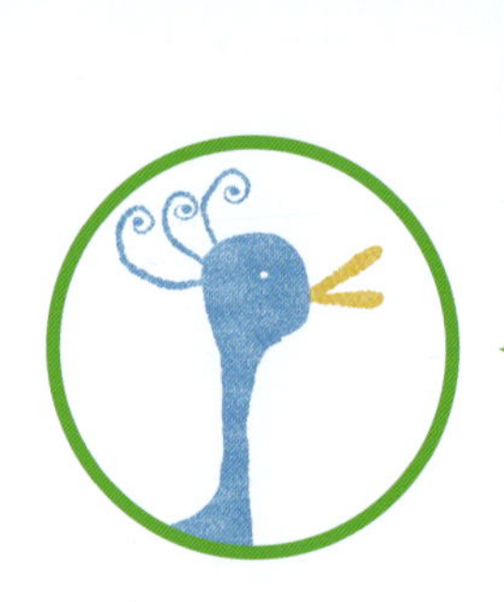

Q22 嘔吐反射が起こりやすい方にSRPをするコツはありますか？

A 歯科治療で起こる嘔吐反射を、専門的には「異常絞扼反射」といいます。口腔内が敏感な方の場合、粘膜のある部分に触れると嘔吐反射が起こり、一度起こると少し触れただけでも反射しやすくなります。嘔吐反射は患者さんが涙を流して苦しむだけでなく、気分的に滅入ってしまうため、できるだけ避けるように配慮したいものです。

患者さん自身も、口腔内に指や器具が入るだけで、いつ反射が起こって施術者に迷惑をかけてしまうかという恐怖心から、だんだんと開口が小さくなったり、拒絶反応が起こったりと、どんどん施術が難しくなってしまいます。

このような体の生理的防御反応に加えて、治療に対する不安や恐怖心など、**心理的要因もかかわって起こる**ようです。嘔吐反射の起こりやすい患者さんには、**リラックスして、安心してもらう**ことが大切です。

ある程度、歯科治療に慣れている方は、どこを触られると反射が起こるのかをわかっています。ですから、事前に申告のある場合は、詳しく聴取しておきます。申告がなく、施術中に嘔吐反射が起こった場合は、どこに触れて起きたのかを覚えておき、できるだけそこに触れないように気をつけます。

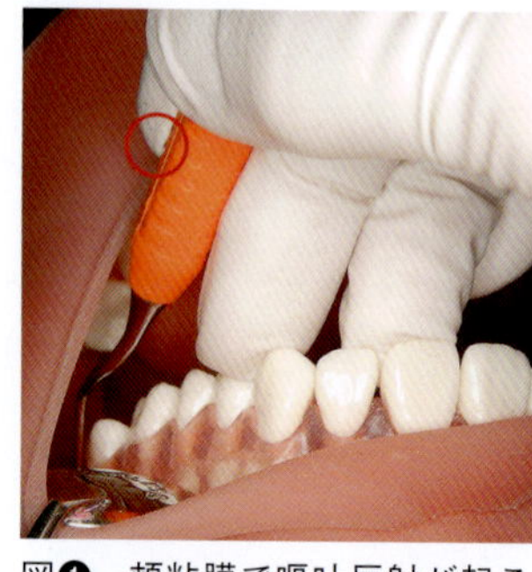

- 患者の頭：水平
- 患者の顔：少し右
- 術者のポジション：1時

図❶　頬粘膜で嘔吐反射が起こる方の遠心面のSRP。ミラーで口唇を排除し、シャンクが離れず、隠れずの位置でブレードを遠心面に当て、人差し指でブレード全体を感じ、刃先が離れていないかを確認する

嘔吐反射が起こっても、迷惑そうな顔をしたり、患者さんに無理をさせたりせずに、安心するような声かけが必要です。

嘔吐反射を軽減させる方法として、足を上げて腹筋に力を入れたり、みぞおちを親指で強く押したりすることによる呼吸抑制があります。このような方法があることを、患者さんにも伝えておくとよいでしょう。

嘔吐反射はほとんどの場合、咽頭の近くや舌根部、口腔底に触れることで起きます。つまり、**ミ**

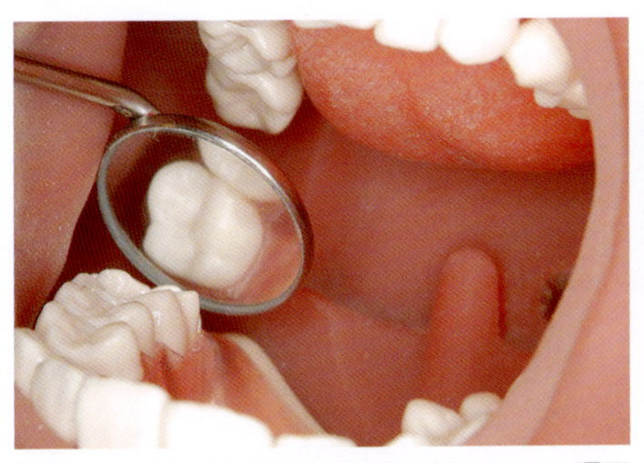

図❷a　ミラーはできるだけ歯に近づけて、咽頭粘膜に触れないようにする

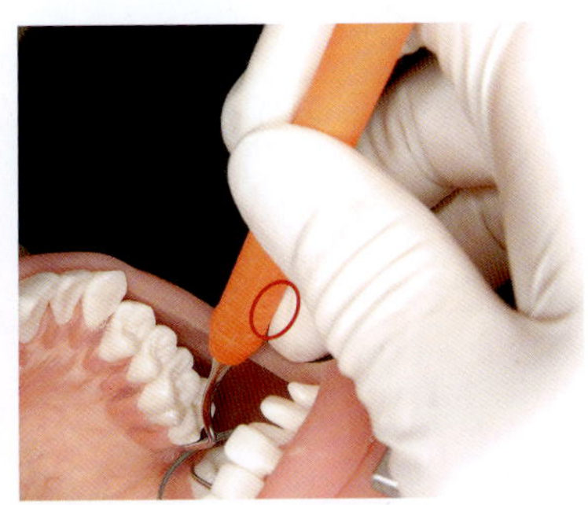

- 施術部位：⌊7遠心
- 患者の頭：少し下げる
- 患者の顔：少し左
- 術者のポジション：7時

図❷b　ブレードを挿入する際、刃先が浮いていないかを鏡視で確認する。このとき、中指でエッジを感じとる

ラーが咽頭部に触れたときや、ミラーで舌背を抑えたときに起こる場合が多いので、臼歯部の遠心面や舌側面の施術時におけるミラーの位置づけには注意が必要です。

上顎頬粘膜で嘔吐反射が起こる場合

最後臼歯遠心面のSRPを頬側から行う際、頬粘膜で反射が起こる患者さんの場合は、鏡視をせずに、ミラーは反射のない前方で口唇を排除します。そして、シャンクの位置を確認し、刃先が離れていないかを人差し指で感じながら、操作を行います（**図1**）。

上顎咽頭部粘膜で嘔吐反射が起こる場合

最後臼歯遠心面の口蓋側からのアプローチで、どうしても鏡視が必要な場合は、できるだけ患歯にミラーを近づけ、咽頭部粘膜に触れないように見ます。もし、院内にヘッドの小さなミラーがあれば、それを使います。

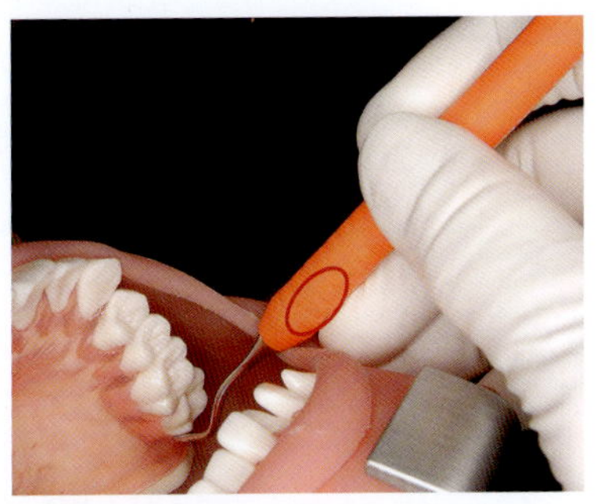

図❷c　歯肉縁下に挿入できれば、エッジの裏面を中指の第1関節で支え、歯面の適合と側方圧を確保できたらミラーを外し、口腔外からの操作を行う

中指の第1関節をエッジの裏に置き、刃先と中指先の方向を連動させ、刃先が歯面に当たっていることを中指で感じ、できるだけ口腔内に指を入れないように、口腔外操作で行います（**図2**）。

鏡視をする目的は、挿入時に刃先が離れないことの確認です。そのため、刃先を確認したらすぐにミラーを引き上げ、必要なときだけ再びミラーで確認できるように、差し障りのない場所でスタンバイしておきます。

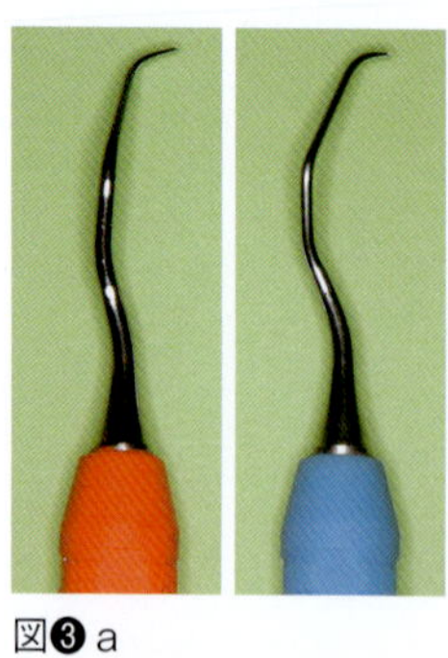

図❸ a
左：regularG13/14
右：miniG13/14
（以上、サンデンタル）

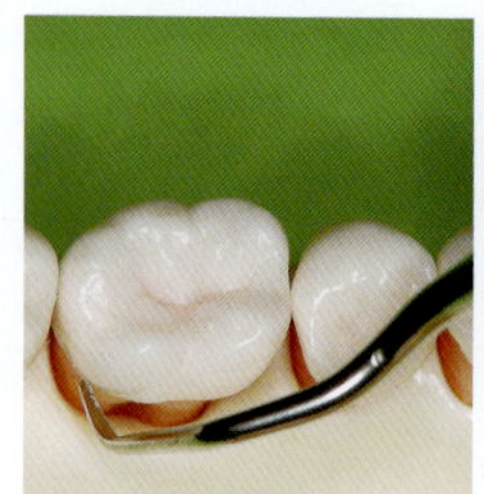

■ regularG13/14

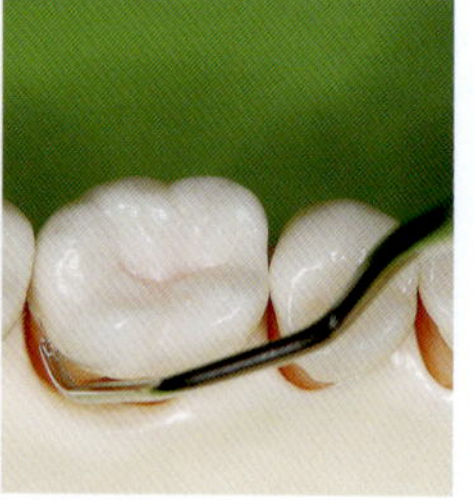

■ miniG13/14

図❸ b　ミニブレードのほうが挿入するときのスペースは小さいので、舌への負担が小さくなる

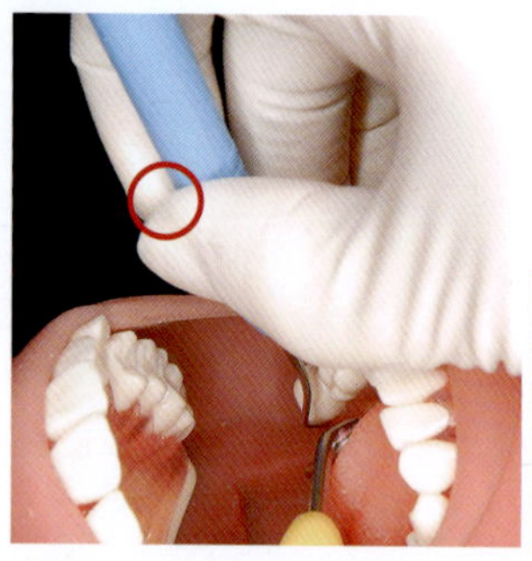

- 施術部位：|7遠心
- 患者の頭：水平
- 患者の顔：少し左
- 術者のポジション：9時

図❸ c　ミラーで差し障りのない範囲で舌縁を排除し、キュレットスケーラーを挿入するスペースを確保する。親指と人差し指でエッジを感じ、側方圧をかける

舌根部に嘔吐反射がある場合

当然、舌根部を圧迫しないように配慮します。ミラーで舌を排除する目的は、挿入時に刃先が離れていないかを確認する、またはスケーラーを挿入するスペースを確保することがほとんどです。そのため、まずは**挿入しやすいミニブレードのキュレットスケーラーから使用し、サイドポジションで行う**ことをお勧めします。

ブレードが短いと、刃先が離れにくいことと、挿入するスペースも少しで済むので、一瞬の操作が可能です。隅角部から隣接面の入る範囲を行い、患者さんに歯を触られるときの舌の感触に慣れてもらいます（図３）。

隣接面の深いところに歯石がある場合は、レギュラーブレードのキュレットスケーラーを使用

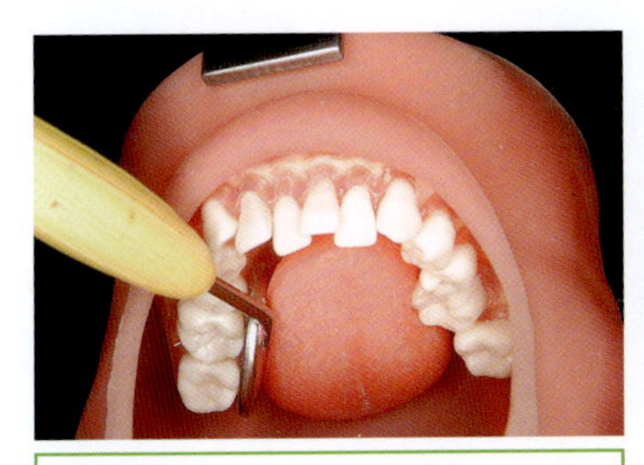

・術者のポジション：12時

図❹a　顔は真上の状態で、歯列と舌縁の間にミラーを入れる

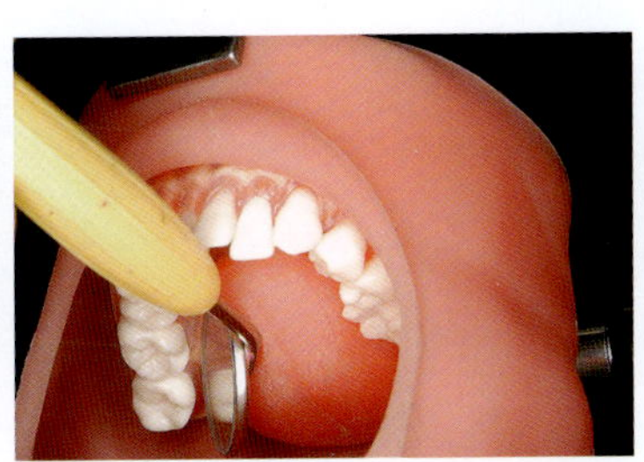

図❹b　ミラーを入れた状態で患者さんに顔を少し左へ向けてもらうと、無理なく舌を排除でき、スペースを確保できる

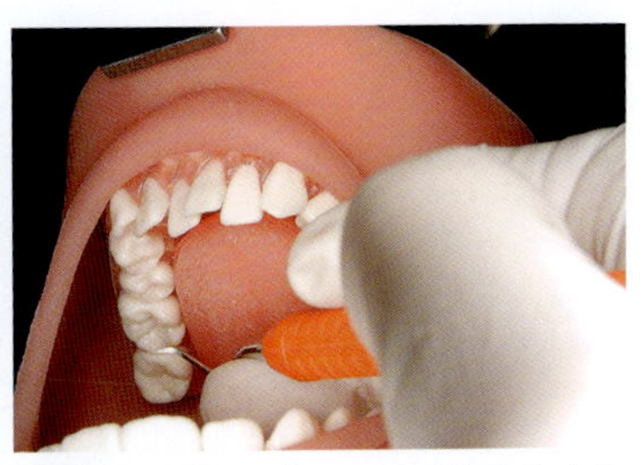

図❹c　中指とブレードの方向を合わせて、中指ですばやく挿入できるようにスタンバイ

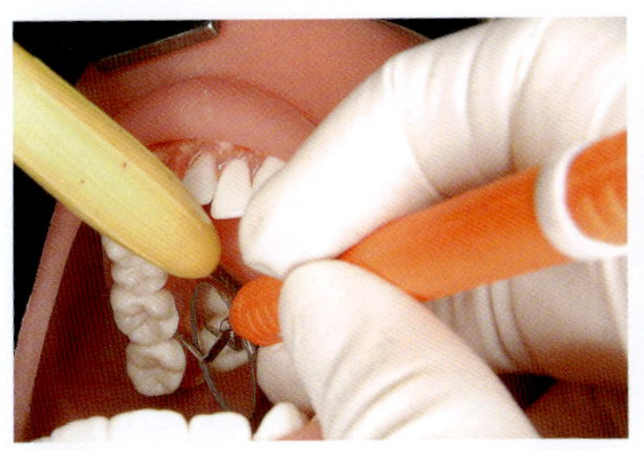

図❹d　ミラーで舌を排除したスペースからコンタクト下の歯間空隙へ、すばやく挿入する

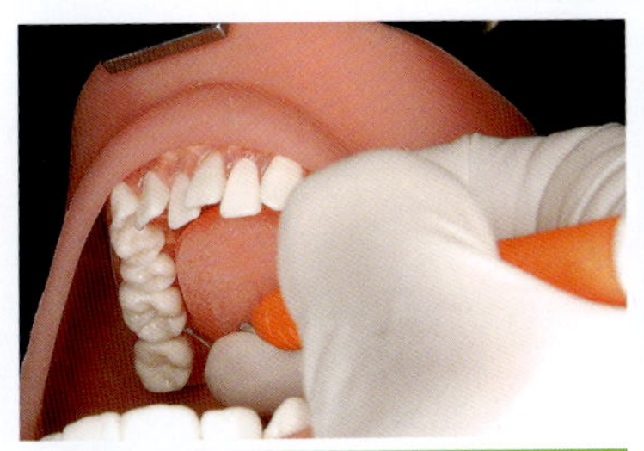

・術者のポジション：12時

図❹e　中指でエッジを感じ、親指を使ってストローク

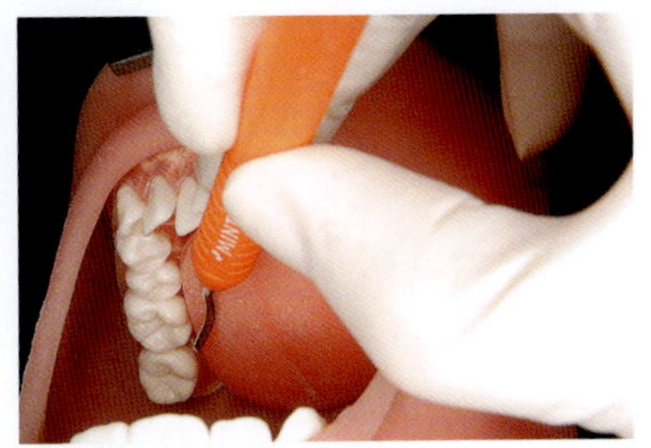

・術者のポジション：11～9時

図❹f　手首を回して親指をエッジの裏へもっていき、親指でエッジを感じ、中指を支点にした振り上げのストローク

します。このとき、バックポジションから挿入することをお勧めします。患者さんの顔が真上の状態から歯列と舌縁の間にミラーを入れ、そのまま少しだけ左を向いてもらうと、抵抗が少なく排除できます。

中指とブレードを連動させ、隣接面の方向を確認し、挿入する直前に舌を排除します。そして、すばやくブレードを隣接面に入れると同時に、ミラーを外すようにします。隣接面へ挿入できれば、バックポジションのまま中指でエッジを感じて側方圧をかけてもいいですし、11～9時のポジションに移動し、親指で歯石を感じて中指を支点とした振り上げのストロークを行っても、力をかけやすいでしょう（図4）。

この方法は、舌肥大の方や口腔庭の緊張の強い方にも応用できます。**舌の大きな方や口腔底が盛り上がって排除が難しい方には、ヘッドが少し大きめのミラーがあると便利**です。

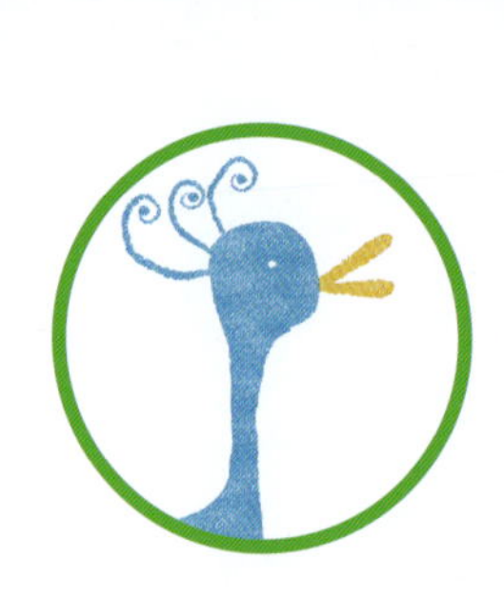

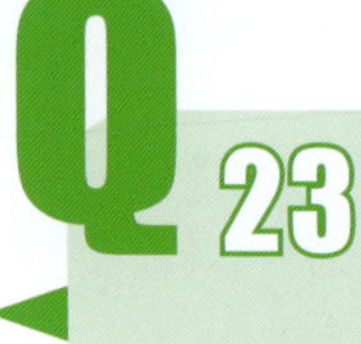

Q23 開口量の少ない方の臼歯部にSRPをするのが難しいです

A 顎関節症や事故などで**開口障害のある方の歯周基本治療は、無理のない範囲でおもに超音波スケーラーを使用**します。しかし、X線所見であきらかに深い歯周ポケットを認め、キュレット操作が必要となった場合は、工夫が必要です。

まず、頬側と舌側（口蓋側）で考えた場合、頬側の施術では基本的にあまり開口を必要としません。むしろ、大きく開口されると下顎頭が内側へ入って操作スペースが狭くなり、頬粘膜の伸びも悪くなります。ですから、基本的には大きく開口してもらうよりも、安静位から少しだけ開口してもらえれば、十分に施術できます。

問題は、対合歯の影響を受けやすい舌側、口蓋側での施術です。

開口障害のある臼歯部のSRPは遠心と近心、どちらが難しい？

近心面と遠心面のどちらが難しいかというと、圧倒的に近心面です。なぜなら、「開口が小さい」＝「ハンドルが前方へ倒れる傾向になる」からです。キュレット操作では、**シャンクを歯の中心へ傾けたほうが挿入しやすく、エッジを感じやすい**ので、遠心面は開口の小さい方でも十分にエッジを感じることができます。

それに対して、近心面はハンドルが前へ倒れるとエッジが離れやすく、また歯肉を開きやすいので、キュレット操作が困難になります（**図1**）。

上顎臼歯部口蓋側近心のSRPの場合

なんとかエッジを感じ、しっかりと側方圧を加えるための工夫としては、**ハンドルが対合歯に当たらない位置で操作する**ことを考えます。上顎臼歯部では、後方歯になるほど歯軸が頬側へ倒れるので、ハンドルも頬側へ倒して操作することが可能です。**口角を通り、外から挿入すると、エッジを感じ取りやすい**です。

ただし、開口が小さいぶん、口腔外固定による遠隔での操作が必要となります。**キュレットスケーラーを把持する位置をエッジの裏と表の２点法をしっかり意識していれば、患歯から遠くても、力とストロークのコントロールができます**（**図２**）。

下顎臼歯部舌側近心のSRPの場合

下顎の場合は、後方歯になるほど歯軸が舌側へ傾斜する傾向にあるので、開口障害のある方の大

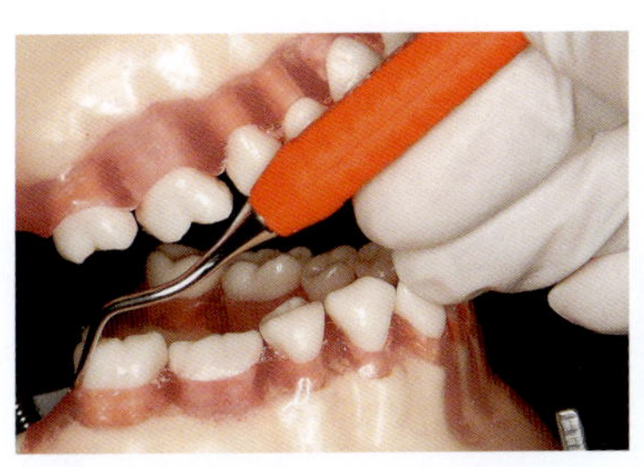

図❶a　臼歯部遠心面を行う場合、ハンドルが前方へ倒れても、エッジを感じやすい

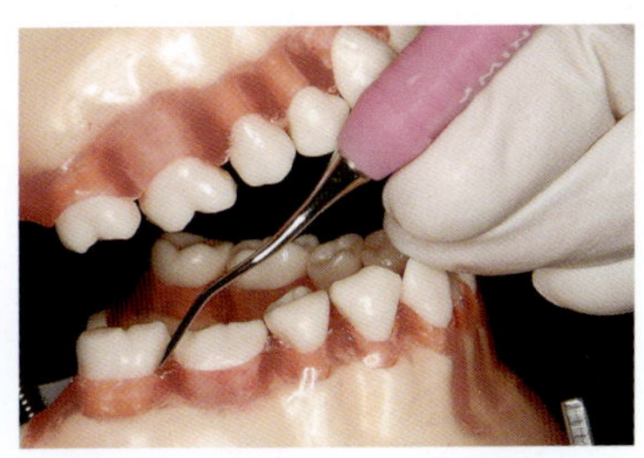

図❶b　臼歯部近心面を行う場合、ハンドルが前方へ倒れるとエッジが歯面から離れやすく、操作に支障が出やすい

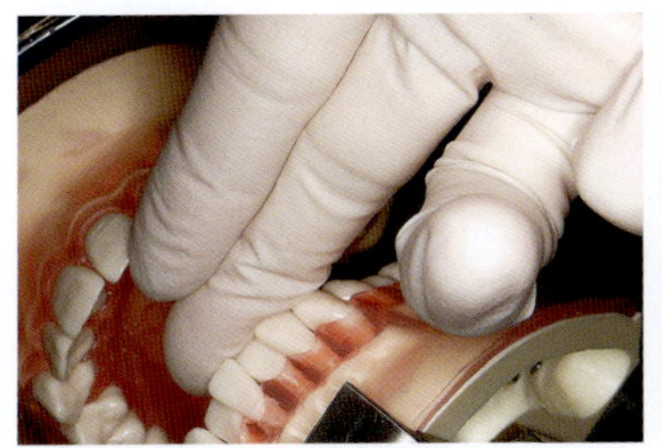

図❷a　開口度：２横指弱

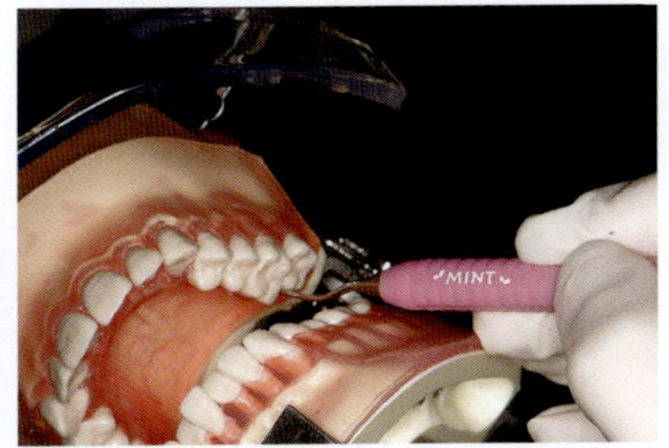

図❷b　開口の小さい方でも上顎臼歯近心面は口角を通り、頬側からの挿入でエッジを当てられる。口腔外固定、口腔外操作が可能。親指でエッジを感じて中指で支え、力とストロークをコントロールできる

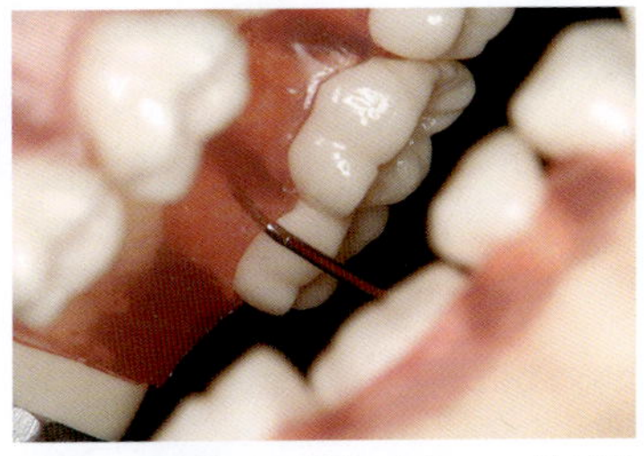

図❷c　図❷bの挿入時のエッジが当たっている様子。深い歯周ポケットでもアクセス可能

臼歯の舌側近心面が最も難しくなります。

ハンドルが対合歯に当たると、エッジが浮いてしまいます。対合歯を避けて頬側から挿入すると、シャンクが歯冠の豊隆に乗り上げて、エッジが滑りやすくなります。そのため、できるだけブレードの長いG11/12のスケーラーを選びます。**ブレードが長いと、かかとが浮いても刃先を操作できます。**また、ブレードが長いと、頬側からの挿入でかなりの範囲にアクセスできます。

できるだけ頬側からのアプローチで近心面のSRPを行い、到達できていないところのみ、舌側から補うように施術するとよいでしょう（図３）。

舌側遠心面のストロークが難しくなる？

遠心面の場合は、ハンドルが前方へ倒れるとエッジを感じやすいのですが、ストロークが難し

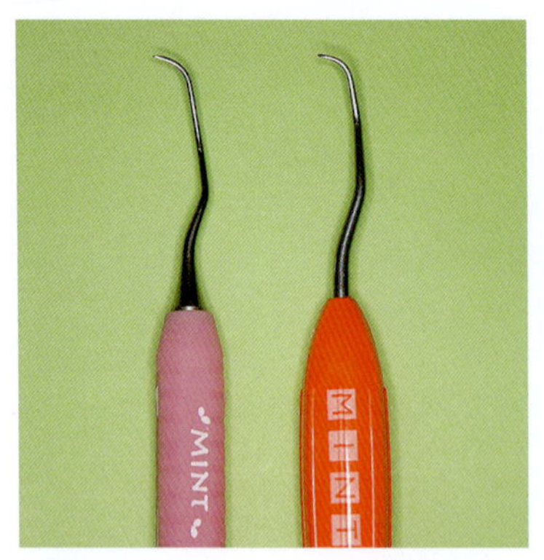

図❸a　メーカーによって微妙にブレードの長さが違う。左のほうが右より少しブレードが長い。開口障害のある方には、できるだけブレードの長いG11/12を選ぶようにする

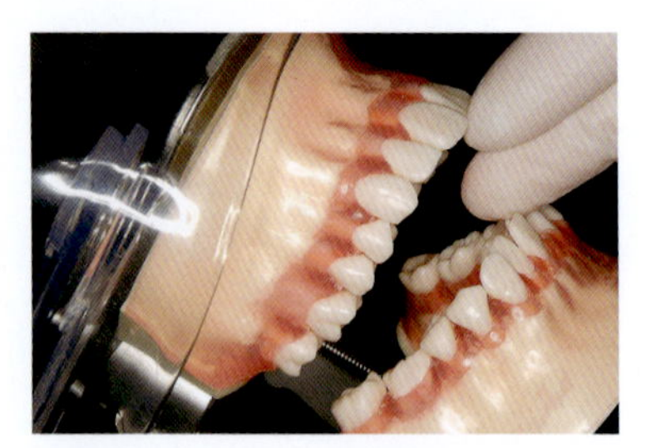

図❸b　開口度：２横指弱

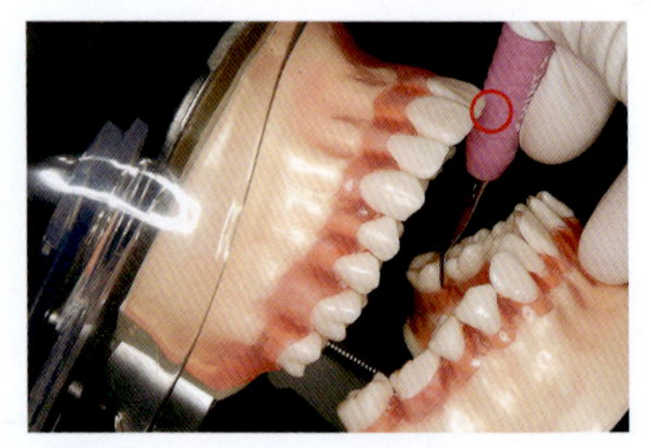

図❸c　開口が小さい場合、７番の近心面を行う場合、サイドポジションで舌側から挿入すると対合歯にハンドルがつかえて、エッジが当たらない

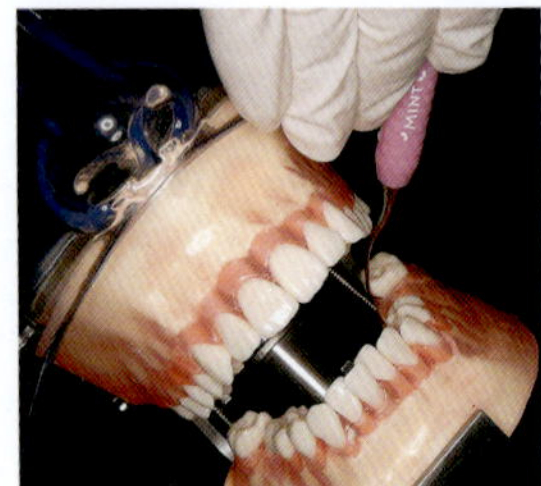

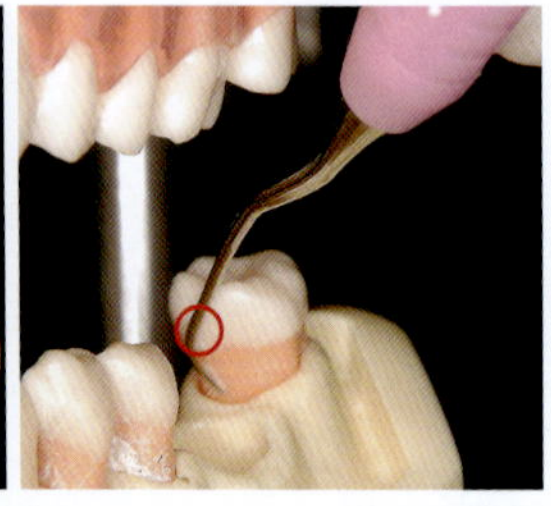

図❸d　エッジを当てるためには、ハンドルを頬側に外す必要がある。この場合、１時のバックポジションからのほうがやりやすい。しかし、この方向ではシャンクが歯冠の豊隆に乗り上げてしまう。刃先を使う水平ストロークを行うことになるので、短い距離しか動かせない

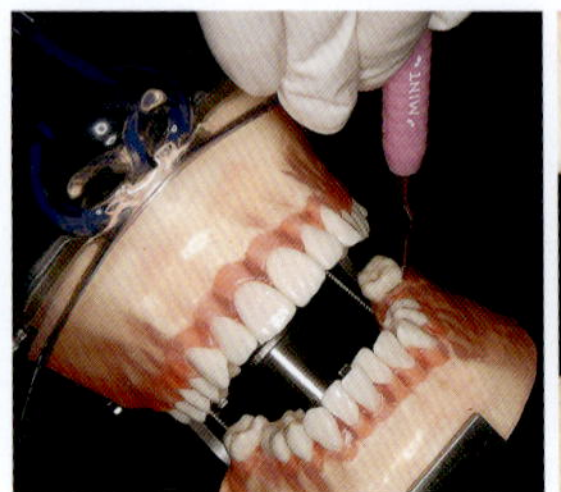

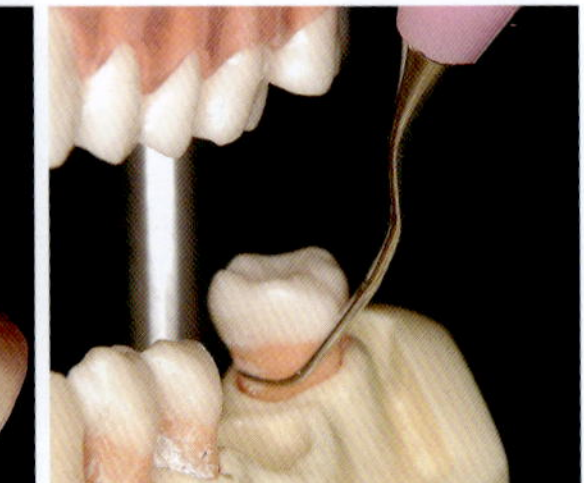

図❸e　頬側からの挿入では、できるだけ舌側に近い範囲までアプローチしておく

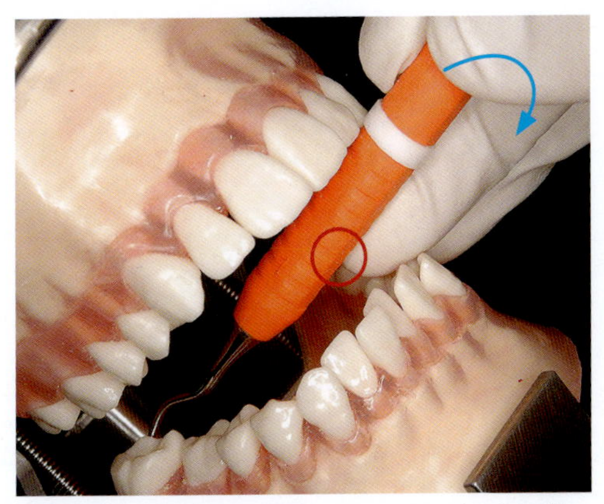

図❹　開口障害がある場合、ハンドルがかなり前へ倒れ、また指を置くスペースがないので、口腔外操作になる。中指を支点のポジションにしっかりと置くことが重要。手首を小さく振り下ろす

くなります。つまり、**ハンドルが倒れるほど、動かしにくくなる**のです。

Q19の図４でも紹介したように、遠心面はシーソー運動を利用した、振り上げのストロークを行います。前歯部に固定をとり、中指の支点が前方へ移動するので、手首を使って振り下ろすストロークもコンパクトになります。開口が小さい方も、口腔内に指を入れての操作が困難になりますので、口腔外固定での遠隔操作のテクニックが必要となります（**図４**）。

今回ご紹介した内容は、かなり難易度の高い応用テクニックです。きちんとエッジを感じ、支点がぶれない安定したストロークを行うという基本をしっかりマスターできている方は必ずできると思います。まずは模型でしっかりと練習し、実践に臨みましょう。

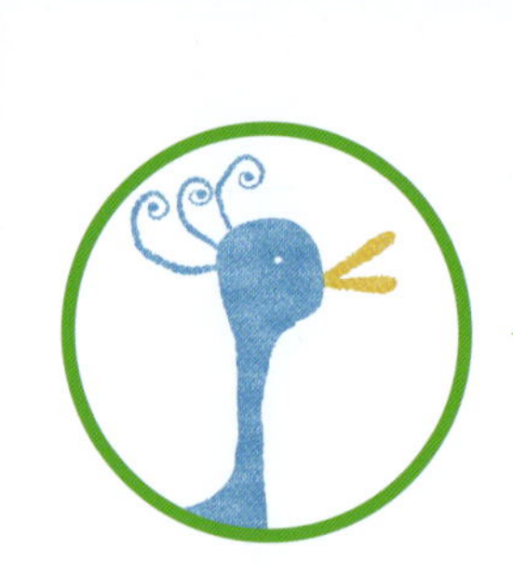

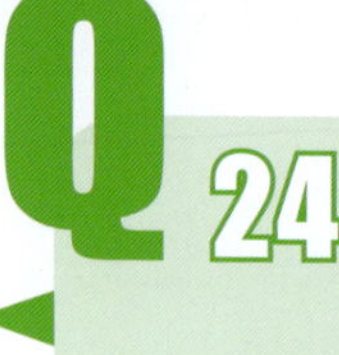

24 臼歯部遠心隅角部にいつも歯石が残ってしまいます

A 臼歯部遠心隅角部に歯石を取り残しやすい理由を考えてみましょう。まずは解剖学的な特徴からみてみます。近心根に比べて遠心根は小さく、全体に湾曲しています(**図1**)。施術時、遠心隅角のほうが難しく感じる理由は、**ブレードを当てる方向と側方圧をかける力の方向**にあると思います。とくに遠心隅角部はカーブが小さく、コーナーにあるので中心へ力を向けることが難しく、滑りやすいのです（**図2**）。

丸みのある歯面にブレードを適合させるには、シャンクを少し中心に傾け、かかとのエッジを合わせる必要があります。先端を合わせようとするとかかとが浮くので歯肉を開き、３㎜以上のポケットになると挿入できなくなります（**図3**）。

また、ブレードの長いキュレットスケーラーは適応しません。なぜなら、隅角部にかかとを合わせると刃先が大きく離れてしまい、歯肉を傷つけてしまうからです。そのため、**遠心隅角部ではブレードが短め、もしくはミニブレードのキュレットスケーラーを選ぶ**ようにします（**図4**）。

ブレードを合わせて側方圧を加える方向は、歯の中心（歯軸）に向けます（図２）。当然、遠心

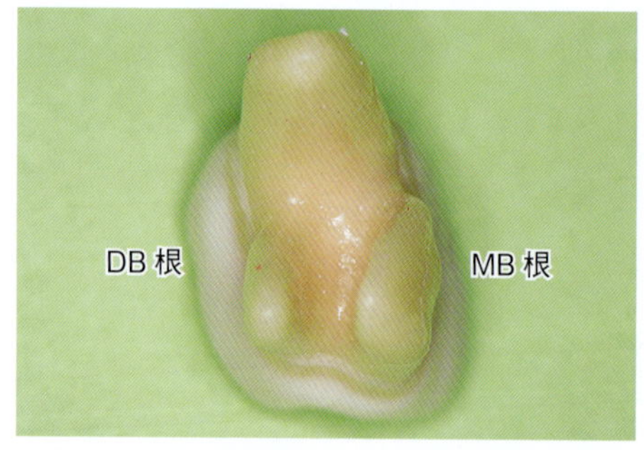

図❶　近心根（MB 根）は大きくなだらかなカーブ。遠心根（DB 根）は小さく全体に丸みがある

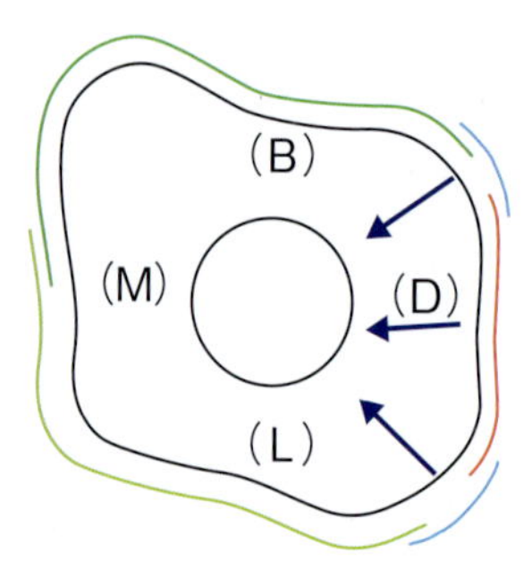

図❷　側方圧をかける力のベクトルは歯の中心。隅角部は小さくコーナーにあるので、中心へ力を向けることが難しい

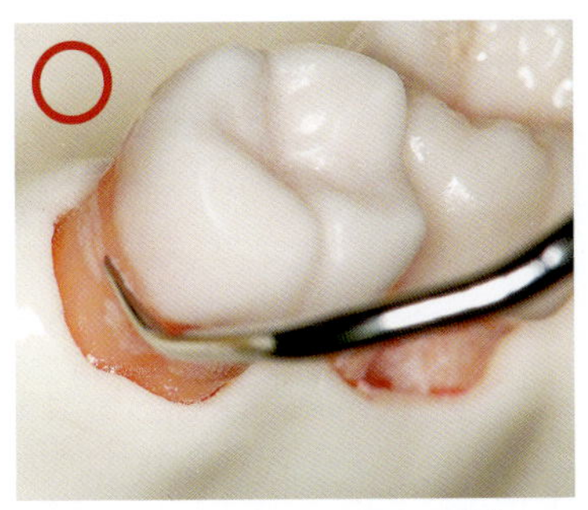

図❸a　丸みを呈した歯面に適合させるには、シャンクを少し前へ倒し、キュレットスケーラーのかかとのエッジを合わせる

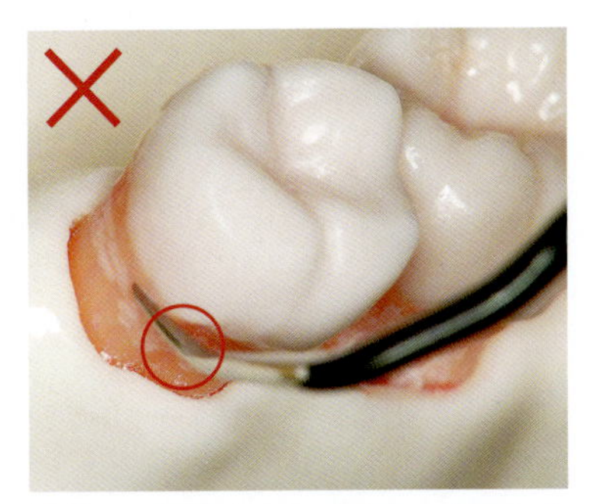

図❸b　刃先を合わせると、シャンクとかかとのエッジが歯面から離れるため、歯肉を傷つけるか、挿入の妨げとなってしまう

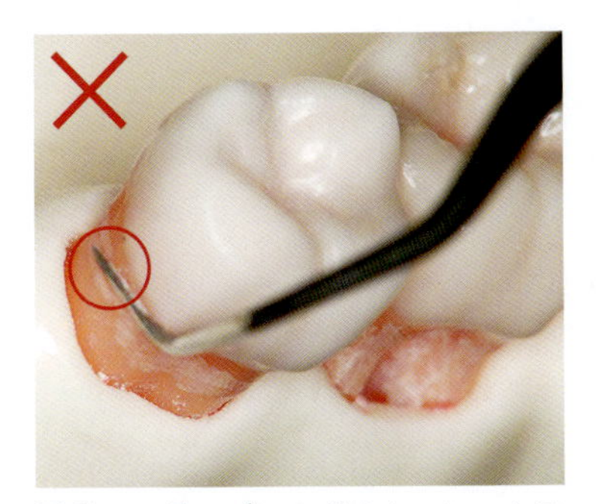

図❹a　長いブレードのキュレットスケーラーで隅角部を行うと、刃先が離れて歯肉を傷めてしまう

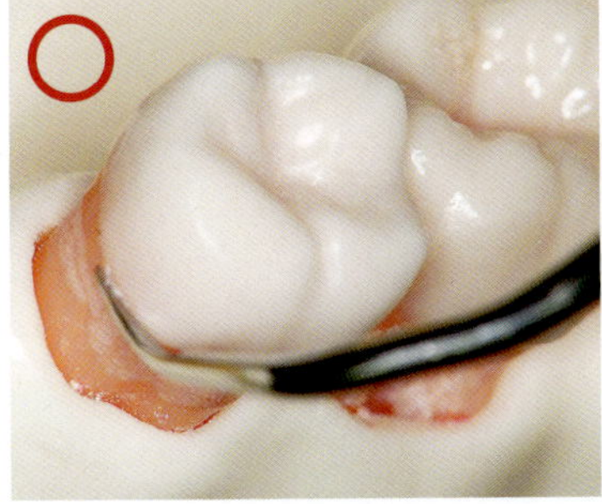

図❹b　ブレードが短いキュレットスケーラーを使用すると、操作性がよい

面の側方圧の方向とは異なります。この方向が遠心隅角の場合は、遠心面と同様の方向、つまり前方へ流れやすいので、ストロークすると外れやすいのです。しかし、歯の中心へ側方圧とストロークの方向を意識すると、手首を捻ったり、脇が開いたりしてしまって無理な体勢となり、難しく感じてしまいます（**図5**）。

自分の体のポジションを移動させる

人の手の力は、自分の体に対して水平方向か垂直方向だと、比較的力の方向がわかりやすくて安定します。経験を積むと、無理な姿勢でも上手に力の方向やストロークの方向もコントロールできるようになります。しかし、苦手と感じている方

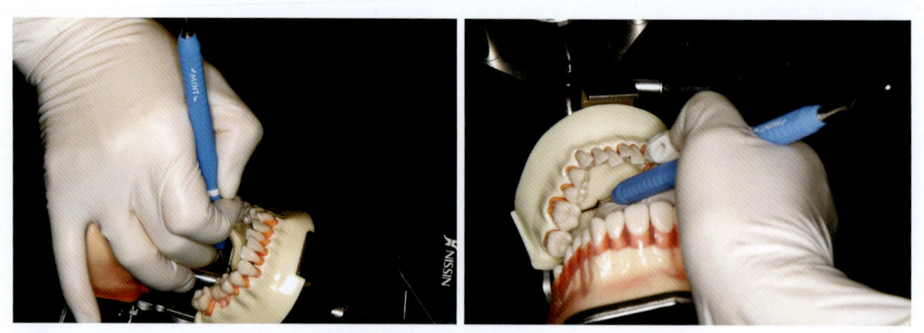

図❺　とくに難しい下顎舌側の遠心隅角部は、手首をかなり捻ると筋を痛めたり、指がつるような感じになる

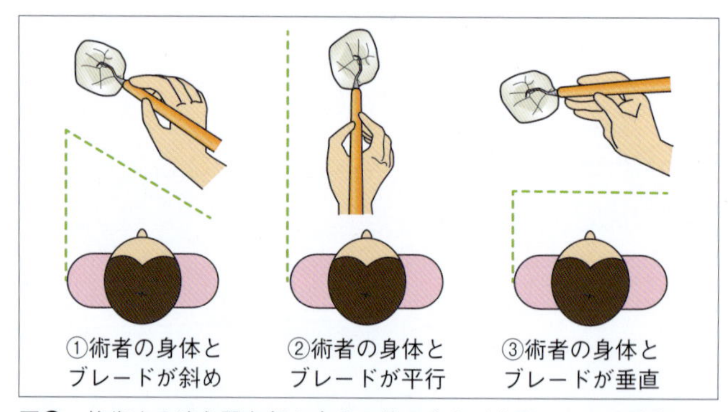

図❻　施術する遠心隅角部と自分の体の向きが水平、または垂直になるようにポジションを移動するとやりやすくなる

は、**自分の体のポジションを施術する遠心隅角部に対して平行、または垂直方向に移動**してみてください（**図6**）。そして、エッジの裏から歯の中心へストロークを意識すると同時に、側方圧も中心へ向くので楽に力をかけられ、ストロークも安定するようになります。

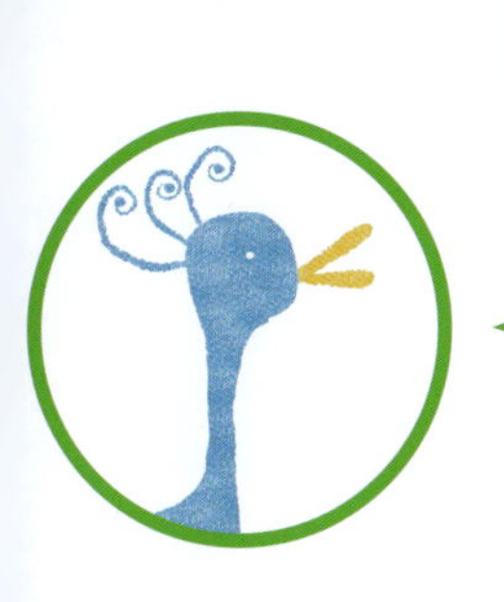

Q25 最後臼歯の遠心面が苦手です。何かコツはありますか？

A 最後臼歯の遠心は、最も奥であることはもちろん、隣在歯がないためにストッパーがなく、不安定なイメージがあります。また、他の遠心面に比べて最後臼歯の遠心は力がかかりにくく、歯石を残しやすい印象をもっている方も多いように思います。そして、最後臼歯遠心面は歯肉が咬合面まで立ち上がっている場合も多いので、歯冠面のストロークが滑りやすく、歯肉を傷つけやすく感じてしまうので、つい避けたくなります（**図１**）。

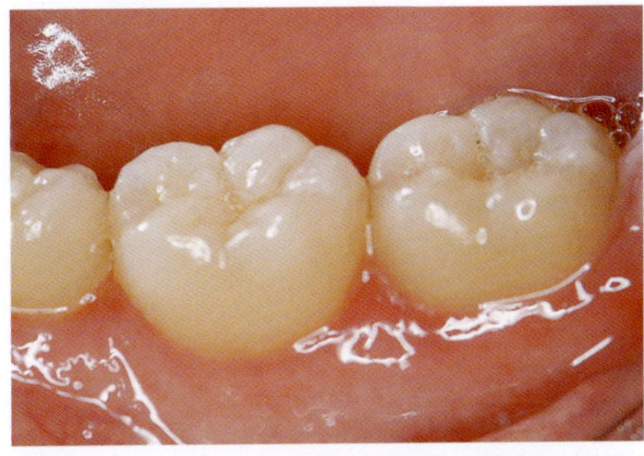

図❶ 最後臼歯の遠心面は、歯肉や粘膜が歯冠面を覆うように立ち上がっていることが多く、軟組織を傷つけやすいイメージがある

あきらかに歯石を感じる場合は、水平ストロークが無難です。刃先をポケット底に向け、ブレードをプロービングの要領で挿入します（**図２**）。カッティングエッジで歯面を縦に感じ、横から歯石と歯面の境界（ギャップ）をとらえ、歯軸に対して水平のストロークを行います（**図３**）。このとき、以下の３点に注意しましょう。

①刃先が歯面から離れないように、挿入角度を意識する

痛みを与えずにブレードを挿入するには、遠心面にプローブを入れるのと同様、**刃先を近心に向けて少し角度をつけます**。このとき、ハンドルは横から入るので、対合歯に当たりません（**図４**）。

②エッジの裏にしっかり指を置き、中心へ力をかける

刃先を感じるためには、エッジの裏側に指を置くことが基本となります。このときの指は、**親指先か、中指の爪の横**のどちらかです。水平ストロークは指の屈伸による引く動きですから、遠くから手前に、右利きの場合は左から右（利き手方向）に引くため、その逆は動かせません（**図５a、b**）。

そうすると、上顎の場合は利き手側に引く動作であれば中指を使ってバックポジションからにな

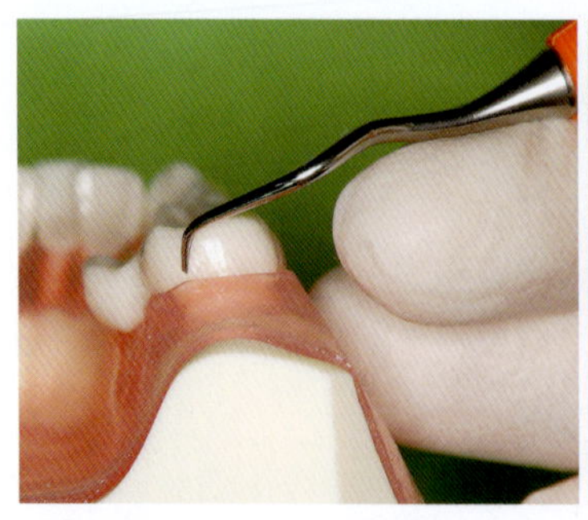
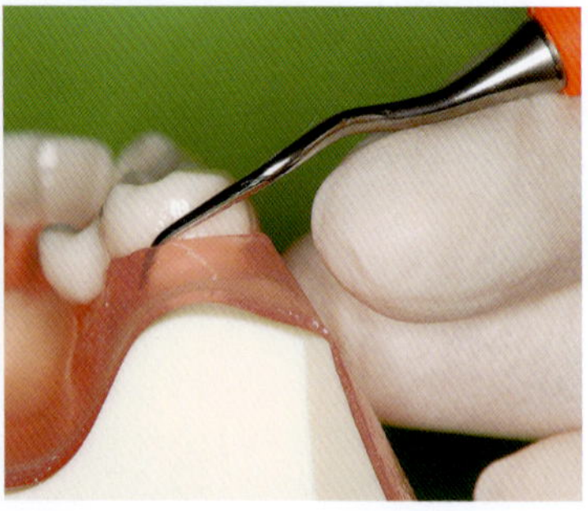

図❷　刃先をポケット底に向け、ブレードをプロービングの要領で挿入する

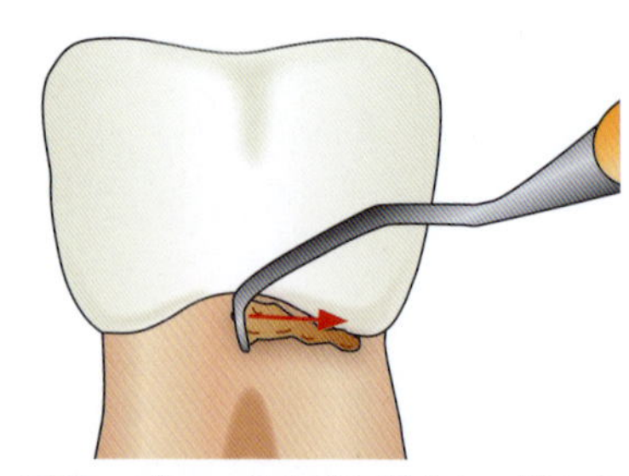

図❸　ブレードを縦に挿入し、横から歯石と歯面の境界（ギャップ）をとらえ、歯軸に対して水平のストロークを行う

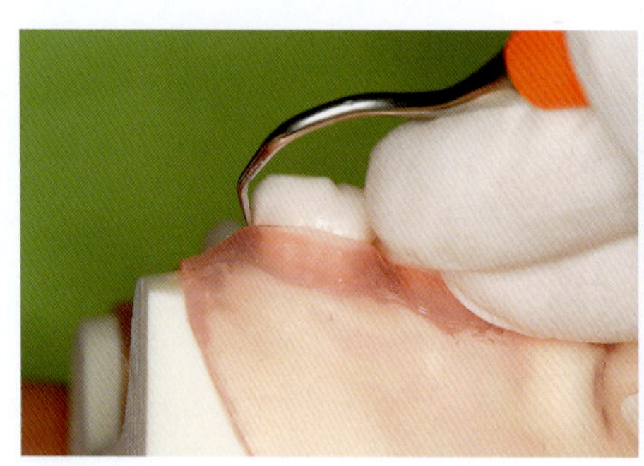
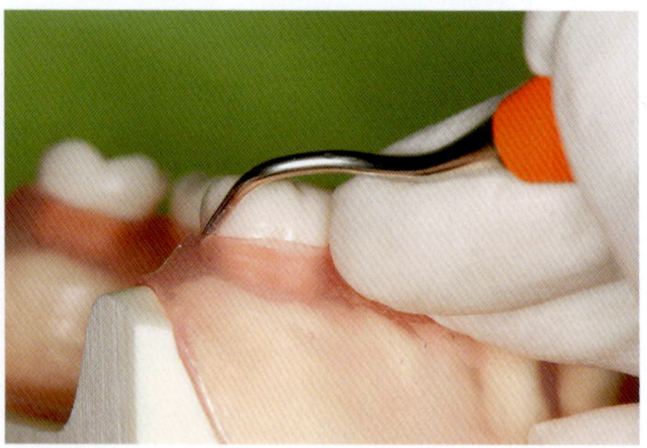

図❹　歯冠の豊隆を回避し、刃先が離れないように根尖方向に刃先を向けて挿入する

りますし、手前に引く動作であれば同じく中指を使ってサイドポジションになります（**図6a、b**）。下顎の場合は、利き手側に引く動作であれば中指を使ってバックポジションからになり、手前に引く動作であれば親指を使ってサイドポジションになります（図5a、b）。

そのまま水平ストロークで隅角部を行う場合は、術者が少し移動したほうが引きやすいです。Q24の図6でも解説したように、水平ストロークの方向も自分の体に対して平行か垂直方向に引くほうが、斜めに引くよりも安定するのです。そのため、隅角部の方向が自分の体に対して水平か垂直方向になるように移動するとコントロールしやすいです（**図7**）。

③歯面の丸みに沿った短い水平ストロークを行う

歯面に沿った水平ストロークは、カーブが小さくなるほど難しくなります。刃先が外れて歯肉を傷つける危険性が高いので、**できるだけストロー**

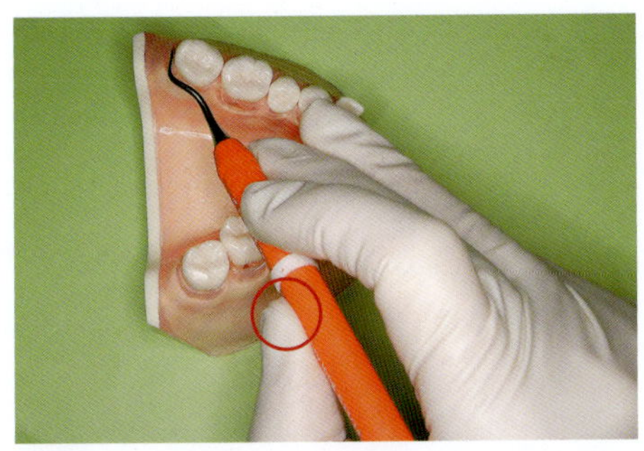

図❺a　エッジの裏に親指を置いてストローク。親指先でエッジを感じ、指の屈伸運動を使い、奥から手前へのストロークを行う（サイドポジション）

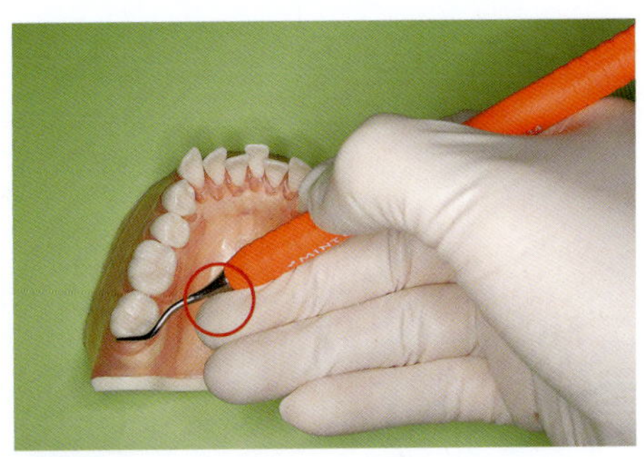

図❺b　エッジの裏に中指を置いてストローク。中指爪の横でエッジを感じ、指の屈伸運動を使い、左から右へのストロークを行う（バックポジション）

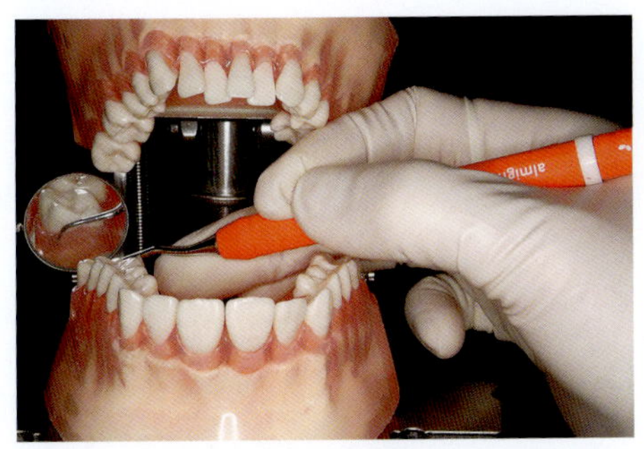

a：バックポジションから中指を使った屈伸運動

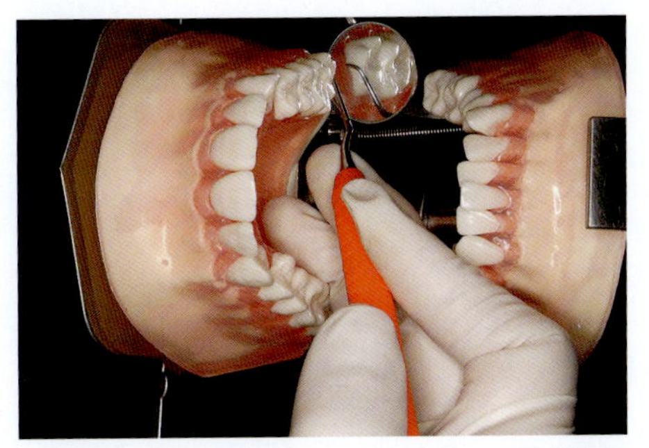

b：サイドポジションから中指を使った屈伸運動

図❻a、b　上顎最後臼歯の水平ストローク

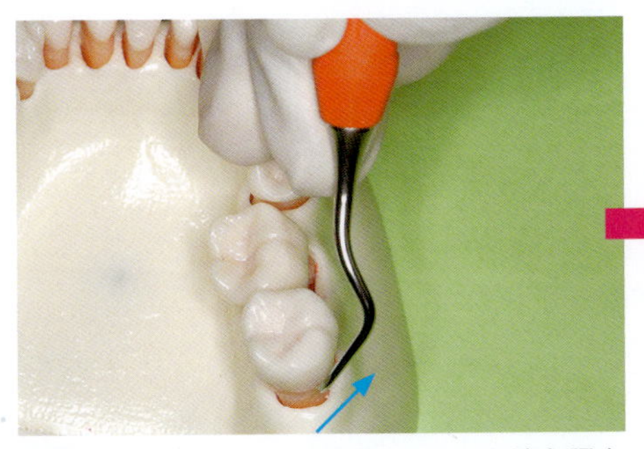

図❼a　12時のバックポジションから遠心隅角部を水平ストロークで行うと、自分の体に対して斜めにストロークすることになる

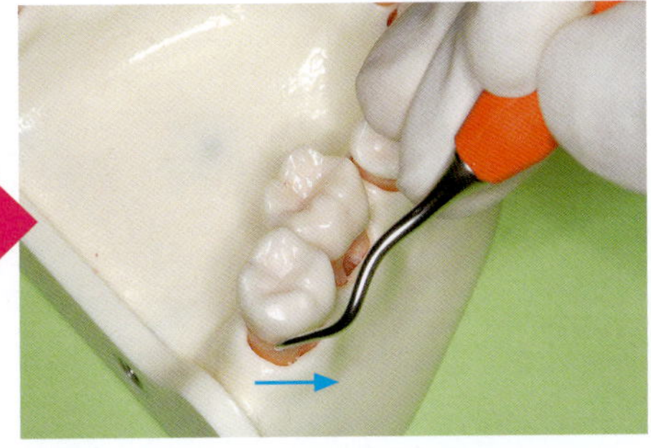

図❼b　11時から10時の位置に移動することで、自分の体に平行にストロークできるので、力と動きをコントロールしやすい

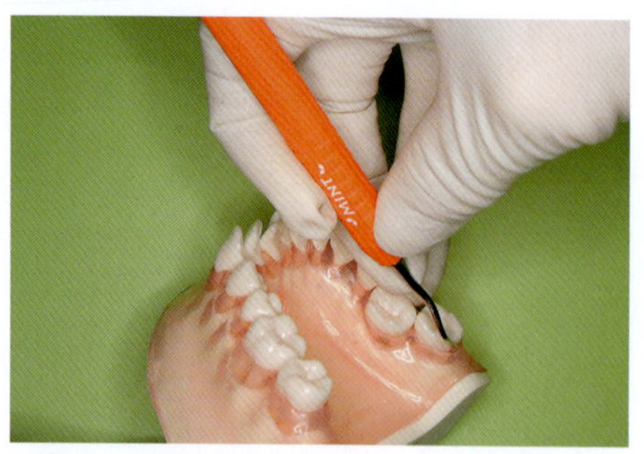

図❽a　右下舌側遠心隅角部の水平ストローク。頭は水平、顔は少し右に向いてもらい、1時のポジションから施術

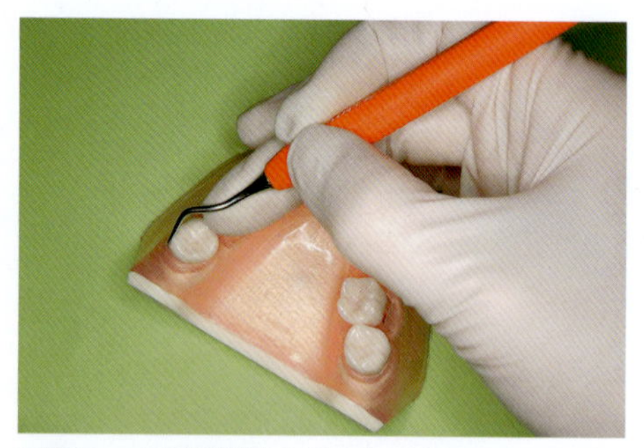

図❽b　左下頬側遠心隅角部の水平ストローク。頭は水平、顔は少し右に向いてもらい、10時のポジションから施術

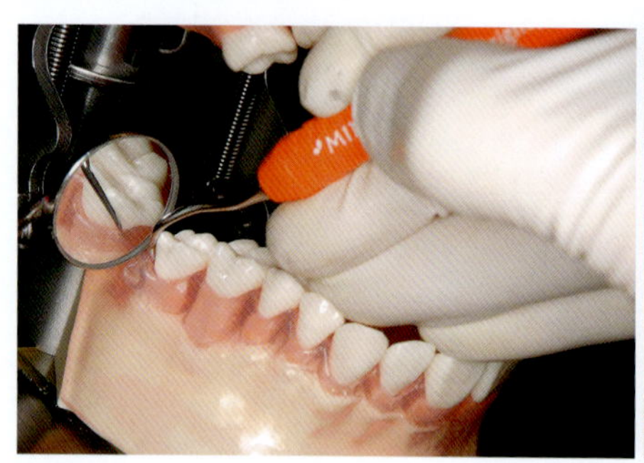

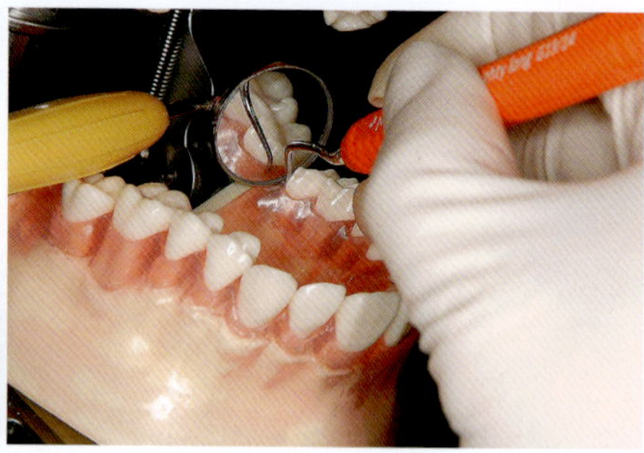

図❾　左上頬側遠心隅角部と右上口蓋側遠心隅角部の水平ストローク。頭は少し下げて、顔は少し右に向いてもらい、1時のポジションから施術

クは短くし、慎重に行います。とくに遠心隅角部は手首と指先を連動させ、手首を小さく回す必要があるため、難しいのです。

右利きの方にとって難しい**右下舌側遠心隅角部と左下頬側遠心隅角部の水平ストロークは、親指をエッジの裏に置き、手首を使って小さく回します。**患者さんに顔を少し右に向けてもらい、左下頬側遠心隅角部の水平ストロークは1時、もしくは10時のポジションで、右下舌側遠心隅角部の水平ストロークは1時のポジションで行います（図8）。

また、**左上頬側遠心隅角部と右上口蓋側遠心隅角部の水平ストロークは、人差し指をエッジの裏において手首を使って小さく回します。**いずれも患者さんの顔は少し右に向いてもらい、1時のポジションから鏡視でストロークの方向を確認しながら行います（**図9**）。水平ストロークで歯肉縁下歯石を除去できたら、エッジを歯面に対して水平に合わせて垂直方向のストローク（バーティカルストローク）でルートプレーニングを行います。

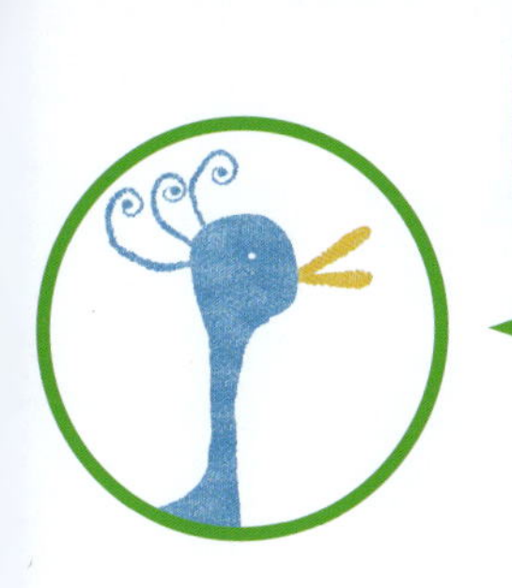

Q26 口蓋根の深い歯周ポケットにある歯石が、どうしても取れません

A 深い歯周ポケットでは、プローブで歯石を探知できるのに、キュレットスケーラーでは探知できないことがあります。学校では、大臼歯口蓋側のSRPはG9/10を使用し、ブレードを縦に挿入して水平ストローク、または斜めのストロークを行うと習いましたが、往々にしてシャンクが歯冠につかえてエッジが滑ります。また、口蓋根が口蓋側に張っている場合や、口蓋根の最大豊隆点を越えて深くなった場合、刃先が根面から離れ、歯石をとらえられなくなります。ブレードを歯頸部に沿わせて挿入しようとすると、物理的な大きさによって途中で止まってしまいます。

いずれにせよ、浅い範囲はともかく、深く入れようとすると歯肉を開いたり、エッジが滑ったり、刃先が離れてどうしても入らない、当たらないという状況に陥ります。これらを解決できる可能性が最も高いのは、**ミニブレードのキュレットスケーラーを使い、バーティカルストロークを行う**ことです。このとき、シャンクはうまく歯冠の豊隆を外さなければならず、右利きなら**右上口蓋側は**miniG13/14を、**左上口蓋側は**McCall-mini 13/14かminiG11/12を使います。本来は隣接面に使用する番号ですが、シャンクは隅角部に収め、刃先を口蓋根の中央へ向けて刃先が浮かないように、少し回しながら挿入すると、根尖近くまで根面に沿って挿入が可能です。

歯石の底をとらえたら、エッジを起こすとエッジが離れる可能性があるので、そのまま側方圧を加え、**真上ではなく、咬合面の中心へ向かって引き上げます。**そうすることで、エッジが離れずに適度に力がかかり、根面の付着物を剥がし取る動きとなります（**図1、2**）。

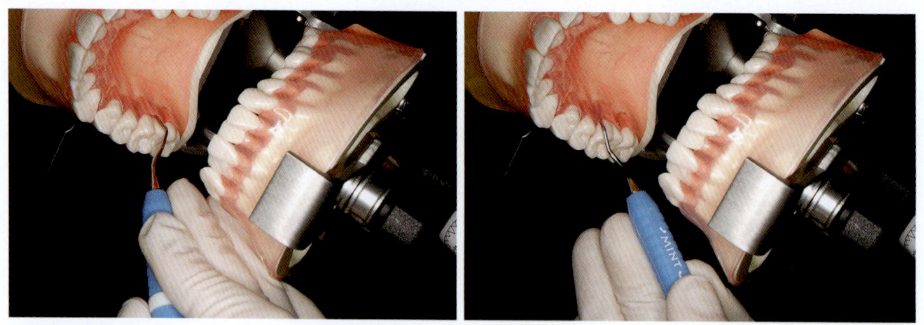

図❶　右利きの場合、右上口蓋側は miniG13/14を使用。フロントポジションからシャンクを隅角部に置き、刃先を口蓋側中央に向ける

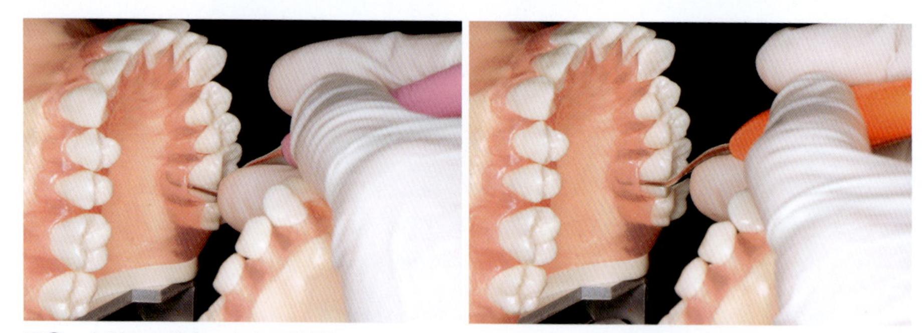

図❷　右利きの場合、左上口蓋側は McCall-mini13/14または miniG11/12を使用。フロントポジションから挿入方向を歯軸の延長線上に合わせる。中指の爪を当てるのがポイント

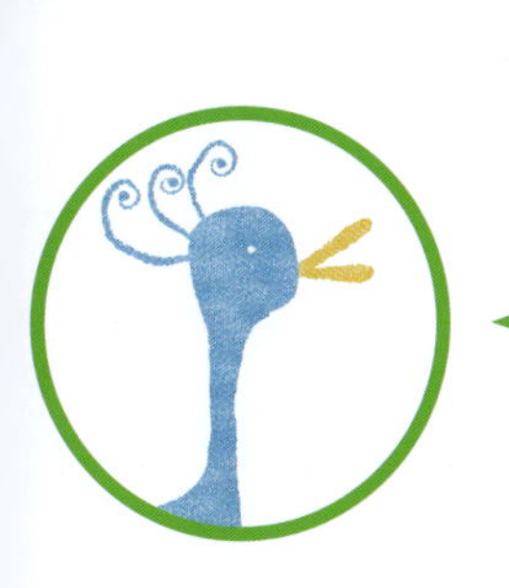

Q27 どうすれば根分岐部にアクセスできますか？

A 諸条件を満たしたうえで、選択するキュレットスケーラーはコレ！

X線写真で根分岐部病変を確認し、盲目下でのアクセスは無理だと決めつけてしまい、アクセスフラップか、ヘミセクションを検討する歯科医院も多いと思います。しかし、状況によってはキュレットスケーラーでのアクセスが可能で、現状維持で十分にコントロールできる場合もあります。

根分岐部病変の診断についてはX線写真だけではなく、**プロービングによる感染範囲や炎症状態の把握**が必要となります。

根分岐部の位置が歯肉辺縁よりどれくらいの深さにあるのか、また２根間の距離はどれくらいあるのかなど、歯周ポケットの深さと解剖学的な形態などによってキュレットスケーラーを挿入できるかどうか、挿入できても根分岐部内で動かすことができるかどうかを診査する必要があります。それは、根分岐部下の歯肉の緩み具合だけではなく、キュレットスケーラーを回し入れるだけの頬舌側の付着喪失幅も条件に入ります（**図１**）。

そのうえ、キュレットスケーラーのアクセスが可能と判断した場合、**使用するインスツルメントは McCall-mini13/14（サンデンタル）**になり

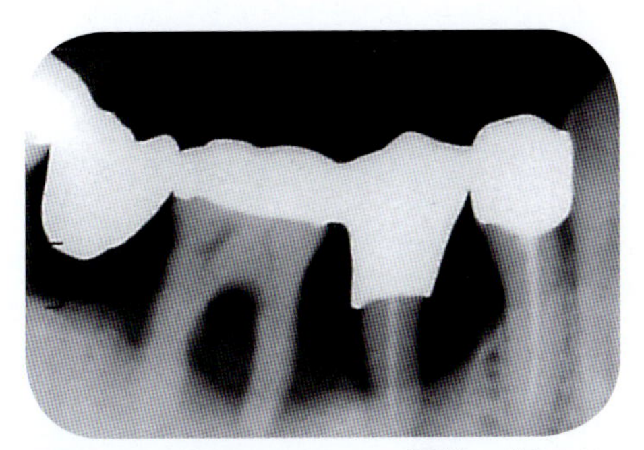

図❶　根分岐部へのアクセスが可能かどうかは、辺縁歯肉から根分岐部までの距離と、２根間の離開度で推測できる

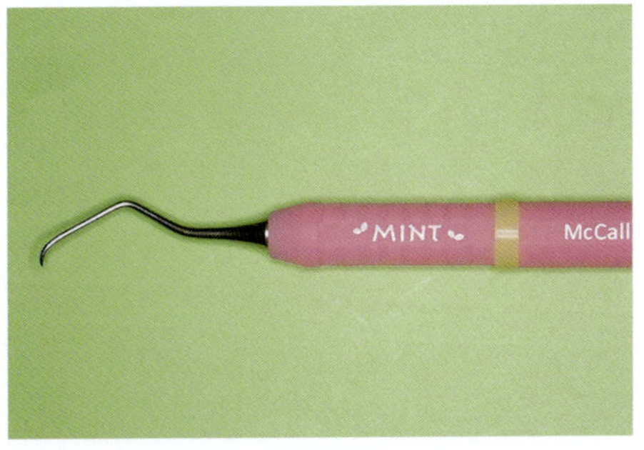

図❷　McCall-mini13/14（サンデンタル）

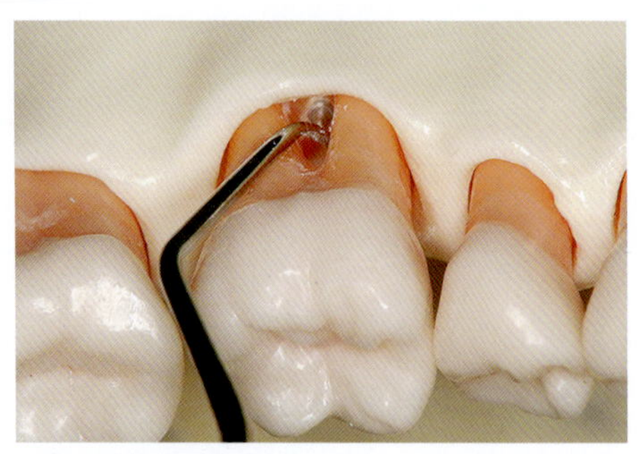

図❸　根分岐部などの細く狭いカーブには、McCall-mini13/14が適している

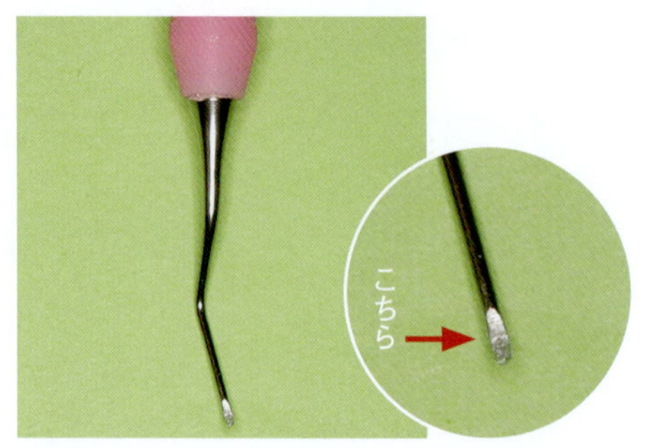

図❹　McCall-mini13/14は、ハンドルを立てて刃先を見たときに、下に傾いているほうのカッティングエッジを使う

ます（**図2**）。このスケーラーは小さなカーブへの適合に優れており、根分岐部のような狭い歯周ポケットで小さな根面に沿わせて回し入れるには最も適しています（**図3**）。

具体的にどう使う？

McCall-mini13/14はユニバーサルキュレットスケーラーですが、アウトサイドのエッジのみを使います。ハンドルを立てると、シャンクとフェイス面が傾きます。グレーシーキュレットと同様に下がっているほうのエッジ、つまりアウトサイドのカッティングエッジを使います（**図4**）。

シャンクを隅角部に置き、ブレード全面を頰側歯頸部に合わせます。主に、かかとのカーブを歯根の小さなカーブに適合させるため、かかとを浮かさないように刃先を歯根の丸みに沿って回していきます。かかとのエッジが歯根面のカーブをとらえるので、かかとを軸に刃先を回していきます。歯根に沿って回すため、根分岐部へは結果として入る感じでしょうか。

ここでのポイントは、**シャンクが根面から離れない**ということです。シャンクが離れてしまうと歯肉を開いてしまうので、歯肉の抵抗を受けて回らなくなります。キュレットスケーラーはシャンクの下にかかとのエッジがありますので、かかとのエッジを歯面に合わせることが同時にシャンクが歯面に接触していることになります。ですから、盲目下でのアクセスが可能となります（**図5**）。ただ、**小さな歯根のカーブに沿わせて挿入、ストロークするには、指先を小さく回すローテーションストロークのテクニックが必要**となります。

McCall-mini13/14は、主に頰舌側の根分岐部と上顎近心の根分岐部に最適です。上顎近心根分岐部へのアプローチも基本的には同じで、近心隅

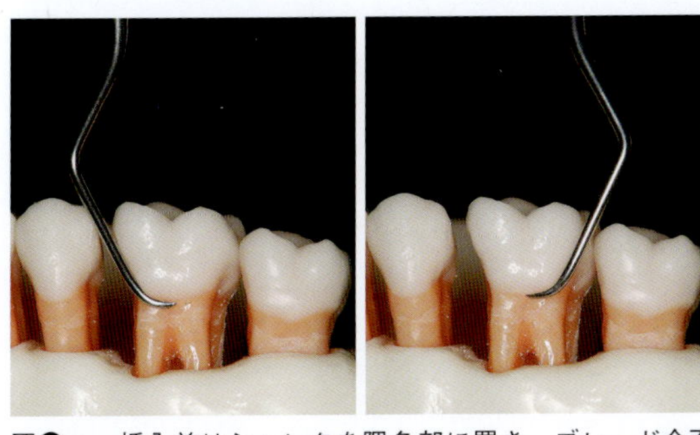

図❺a　挿入前はシャンクを隅角部に置き、ブレード全面を歯頸部に合わせる

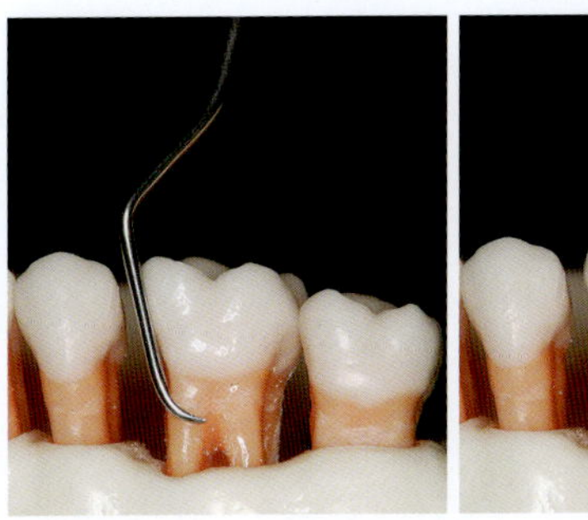

図❺b　シャンクが歯面から離れないように挿入していく

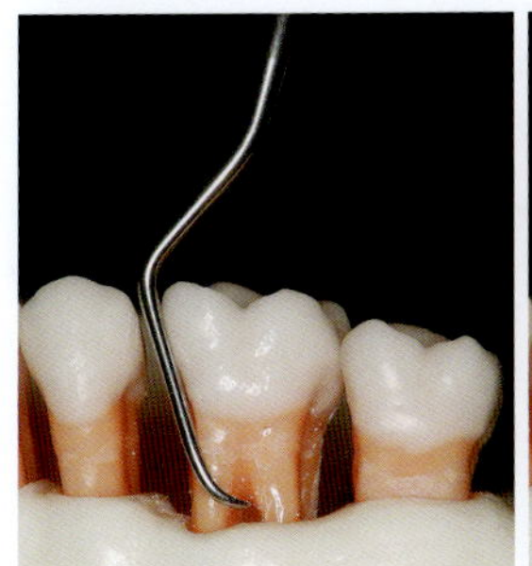
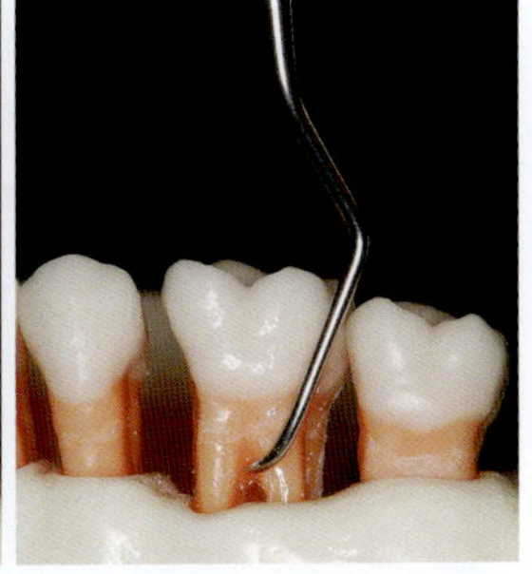

図❺c　かかとのエッジが浮かないように、シャンクの位置に気をつけて刃先を回し、歯根の凹窩を感じる

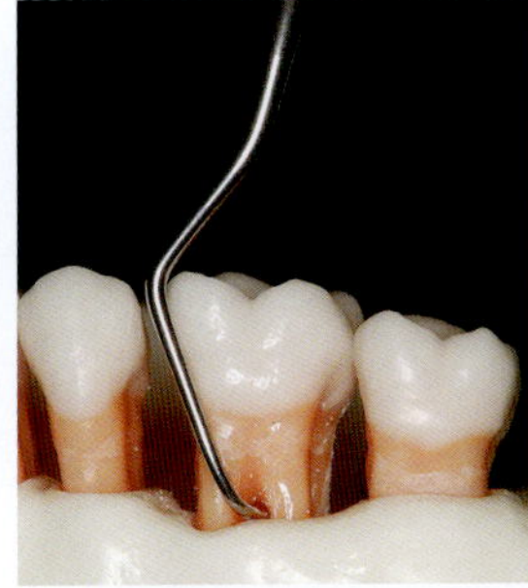
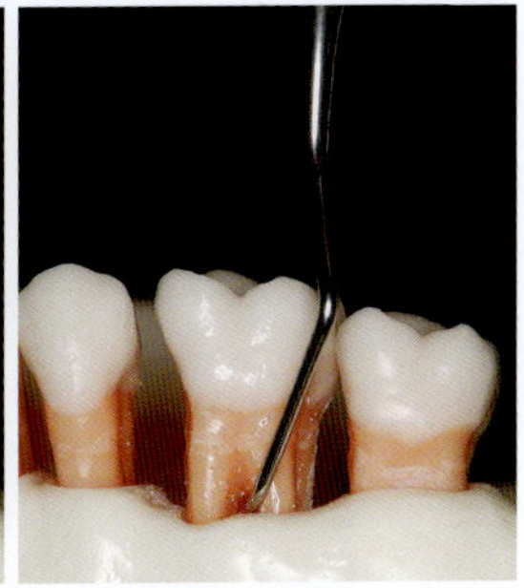

図❺d　歯根のカーブに沿って刃先を回しきると、根分岐部下まで自然に挿入できる

角部の歯頸部にブレード全面を合わせ、そのまま歯肉縁下へと挿入します。シャンクが歯冠の豊隆に乗り上げない位置がかかとのエッジを感じる状態ですので、かかとのエッジを軸に刃先を根面に沿って回していきます。付着の喪失があれば、結果的に根分岐部の下へと刃先が入り、口蓋根の頬側面を触ることができます（**図6**）。

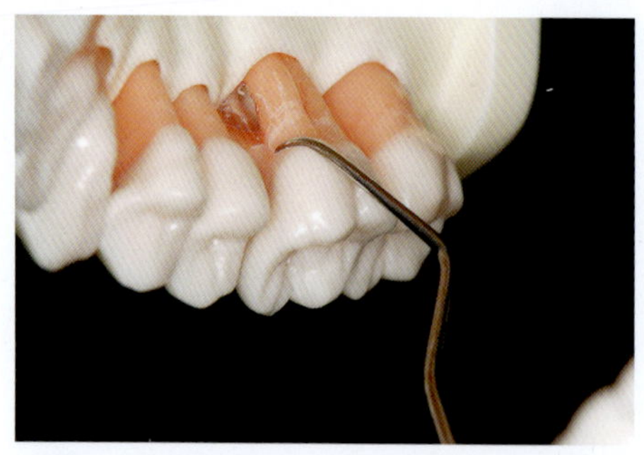

図❻a　挿入時はハンドルを歯軸の延長線に合わせ、ブレード全面を歯頸部に合わせる

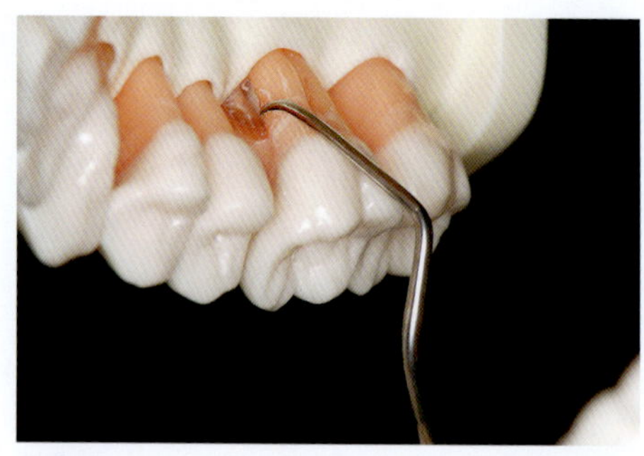

図❻b　シャンクが歯面から離れないように、すみやかに挿入

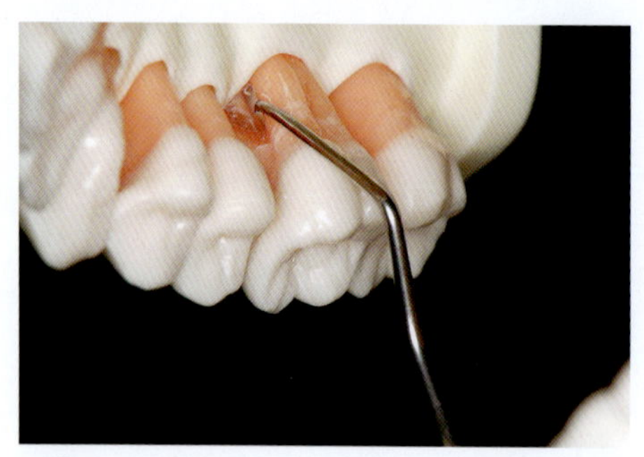

図❻c　かかとのエッジが浮かないように、シャンクの位置に気をつけて刃先を回し、溝の中を感じる

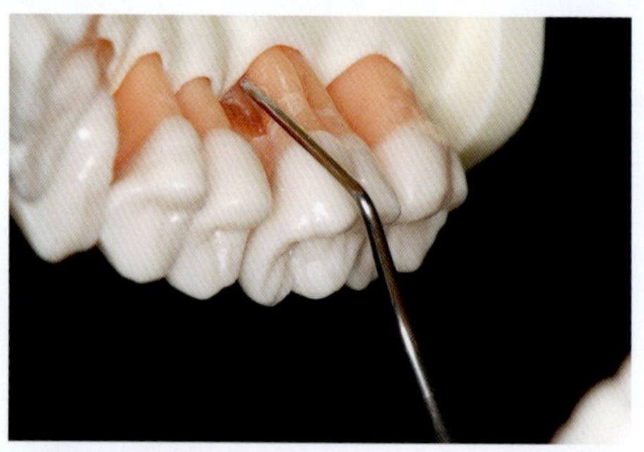

図❻d　歯根のカーブに沿って刃先を回しきると、根分岐部下まで自然に挿入できる。刃先で口蓋根の頬側面を触る

図❻a～d　近心根分岐部への挿入の動き

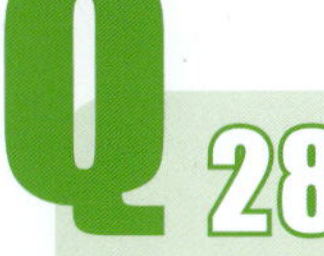

Q28 遠心根分岐部にアクセスできません

A 上顎遠心面は、近心面に比べて歯根の丸みが強く、根分岐部上には凹窩があり、刃先がうまく当たりにくい形態になっています（**図１**）。G13/14では、刃先を回すとシャンクが歯冠の豊隆に乗り上げてエッジが滑りやすくなるので、高度な技術を要します。

そこでご紹介したいのが、MN-6R/6L（サンデンタル）というキュレットスケーラーです（**図２**）。これはユニバーサルキュレットで、**遠心面のカーブに適合させ、なおかつシャンクが歯冠を回避するように設計**されています（**図３**）。ただ、独特なシャンクの形態を有しているので、一見どのように当てるのかを迷いやすいのが難点です。エッジの裏面に“MINT”というロゴを印字していますので、このロゴが遠心にくるように当てます。ロゴマークのゾーンがエッジを感じる範囲ですので、そこに指を置き、根面形態を把握しながらストロークを行います（図２、**図４**）。

ハンドルとシャンクは前方へ倒し、かかとのエッジを合わせて刃先を回すことで、容易に歯根のカーブに適合します。根分岐部へは、そのまま刃先を回すことで自然に入っていきます。とくに

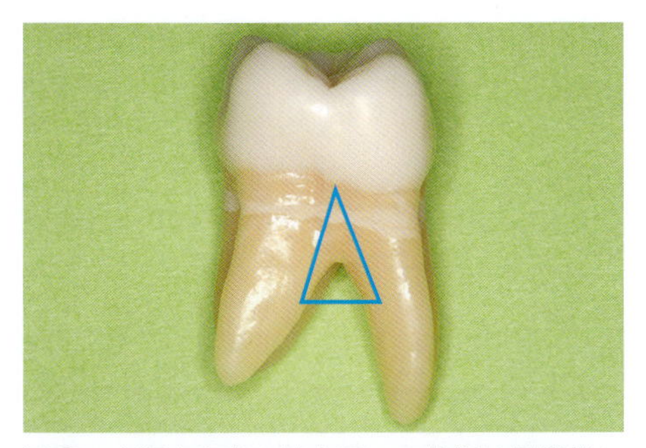

図❶　上顎大臼歯の遠心面。口蓋根は頬側根に比べて丸みが強い。頬側根は比較的幅があり、なだらかに湾曲している。△は刃先が浮きやすく、取り残しやすい箇所

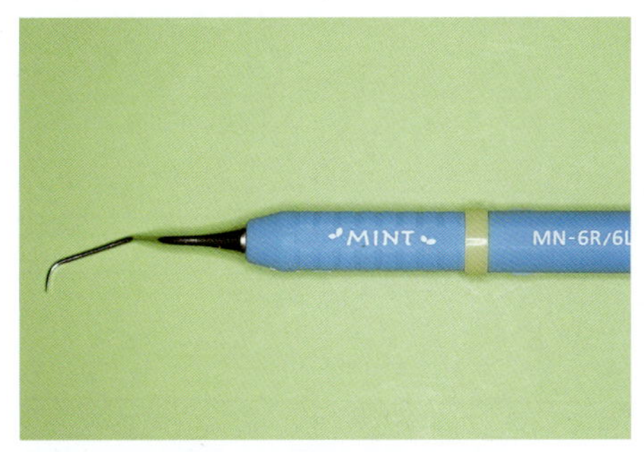

図❷　遠心根の丸み、根分岐部へのアクセスを考えて作ったMN-6R/6L（サンデンタル）

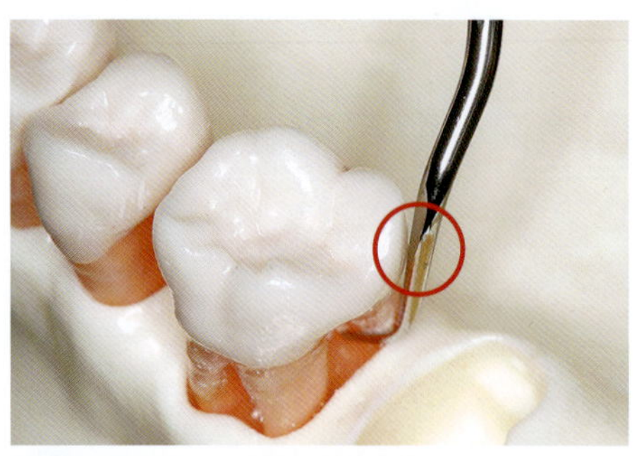

図❸a　G13/14では、刃先を回すとシャンクが歯冠に乗り上げて、かかとが浮いてしまう

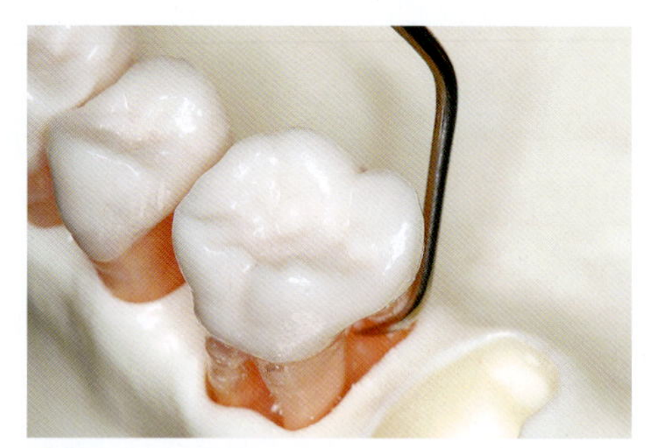

図❸b　MN-6R/6L ではシャンクの角度が強いため、歯冠の豊隆を回避し、刃先を根面の溝に回すことができる

図❸a、b　遠心根分岐部へ刃先を当てているところ

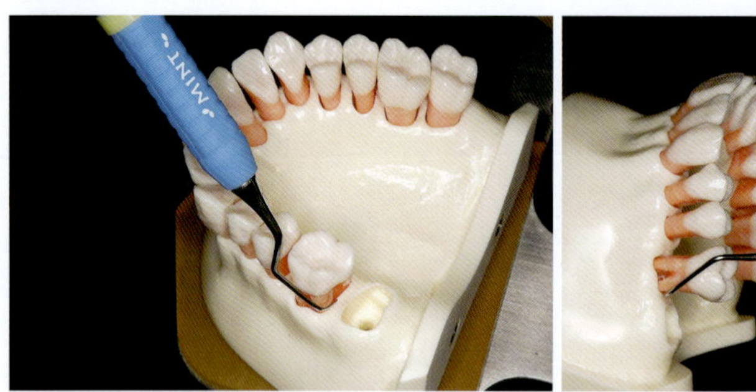

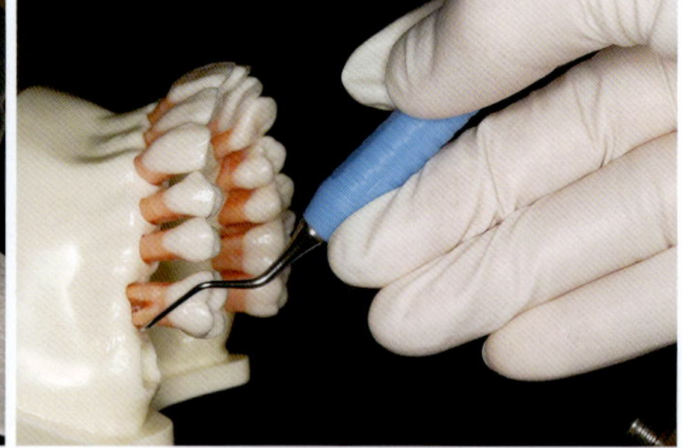

図❹　MN-6R/6L の当て方。エッジを感じる位置に“MINT”のロゴを入れているので、そこに指を当ててエッジを感じる。挿入と歯根のカーブに適合させるため、シャンクとハンドルを前方へ倒して使う

口蓋根は丸みが大きな豊隆根なので、根分岐部の中まで回せます。頬側根は幅広くなだらかな湾曲を呈していますので、シャンクが歯冠に乗り上げない位置で刃先を回して根面形態に合わせて挿入し、ストロークを行います。根分岐部の下へ刃先を回そうとすると、シャンクが歯冠の豊隆に乗り上げて歯肉を開いてしまうので、シャンクが離れない位置までのアクセスとなります（**図5**）。

頬側根分岐部の下へのアクセスや、根分岐部のみポケットがある場合は、刃先を根尖方向へ向け、プローブを入れるように根面に沿わせながら挿入し、指先を小さく回しながら手探りで根面のデブライドメントを図ります（**図6**）。

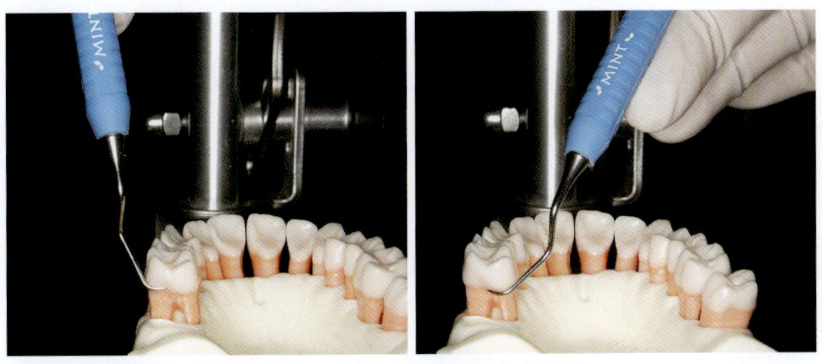

図❺a　歯頸部、または CEJ にブレード全面を合わせる

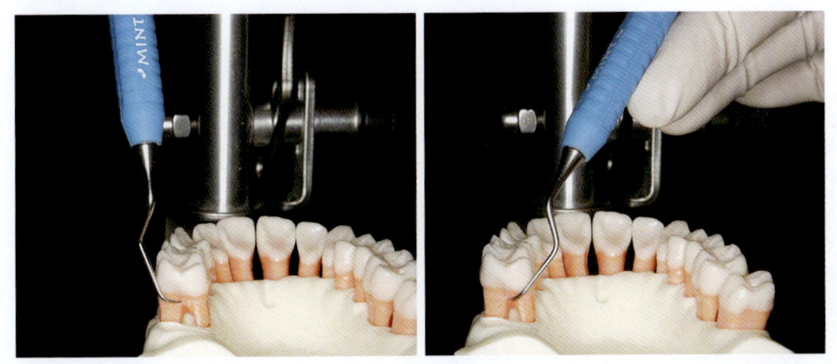

図❺b　かかとを軸に、刃先が歯根のカーブを感じるように回しながら挿入

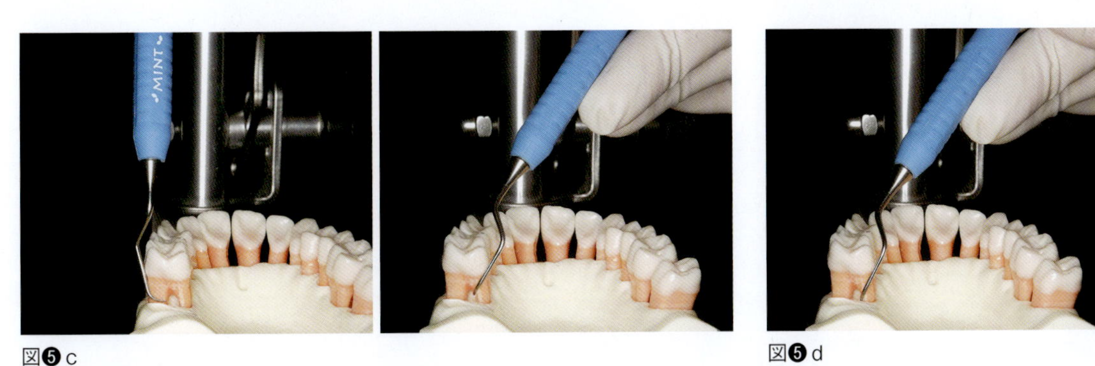

図❺c

図❺d

図❺c、d　口蓋根は、そのまま根分岐部の下へと刃先がすみやかに回るが、頬側根は根分岐部の下まで回すことができない

図❺a～d　上顎大臼歯遠心面および根分岐部への挿入の流れ

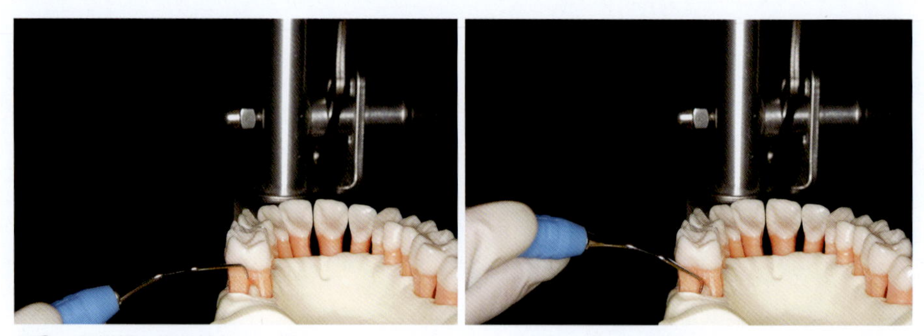

図❻　頬側根の根分岐部下へ挿入するには、刃先を根尖方向へ向け、頬側根に沿って根分岐部の中へと回していく

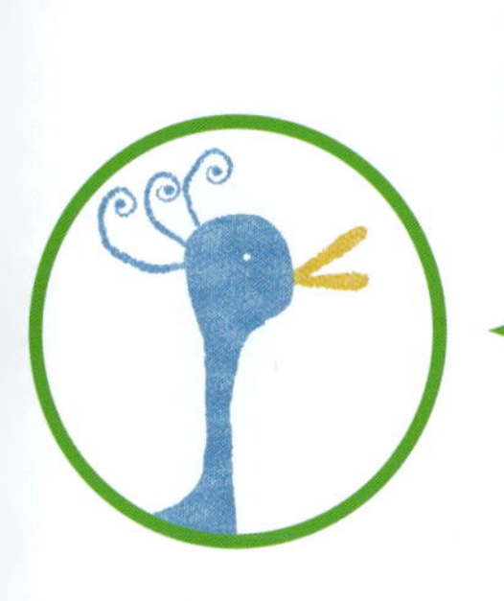

Q29 舌側傾斜の急な歯牙の舌側面にうまく挿入できません

A 歯牙が舌側傾斜していると、どうしても歯冠の豊隆や切縁が邪魔になり、エッジが根面に当たらないケースがあります。とくに臼歯部の舌側傾斜は、上顎よりも下顎に多く見られます。これは、萌出の方向と被蓋関係によるものと思われます。

ここでは舌側傾斜の舌側面のアプローチについて、前歯部と臼歯部に分けて考えてみましょう。

前歯部の舌側傾斜

まれに上顎前歯部が口蓋側に傾斜している、難しいケースに遭遇します。なぜ舌側や口蓋側傾斜歯の SRP は難しいのでしょうか。

舌側に傾斜していると、歯根が頬側に若干振られていることと、ハンドルが前歯切縁に当たってエッジが浮きやすいことの２つが考えられます。患者さんの開口量にもよりますが、舌側傾斜が急で、被蓋関係が深い方の口蓋側に深い歯周ポケットが存在する場合、SRP が非常に難しいのはこのためです。そして、隣接面よりも舌側中央や口蓋側中央が難しいのです（**図１**）。

限界を考えるなら、第１シャンクの位置を隣接面（コンタクト）部に沿わせて挿入します。シャンクが離れるとハンドルが対合歯に当たりやすいので、**できるだけ歯面に沿わせることを意識すると、エッジが根面を感じる位置で挿入できます**（**図２**）。

どうしてもハンドルが対合歯に当たってしまい、エッジが根面に当てられない場合は、ブレードを歯根に沿わせて挿入し、水平ストロークで対応します（**図３**）。

１．超音波スケーラーのチップを利用する

歯列不正や歯根の方向によってうまく水平にストロークできない場合は、超音波スケーラーのチップで対応します。具体的には、スプラソン P-MAX2の H3（キュレットタイプ：白水貿易）のチップを使って歯石の上から振動を加えると、容易に歯石を剥がすことができます（**図４ａ、ｂ**）。そのままポケット底まで挿入し、サイドのエッジを使って歯根の丸みに沿って水平ストロークを行います（**図５ａ**）。

深い歯周ポケットや歯列の関係でどうしてもうまく挿入できない場合は、HLM5を使います（**図５ｂ**）。このチップはシャンクの角度に特徴があるため、特殊なケースにうまく使えることがありますので、いろいろと試してみるとよいでしょう。

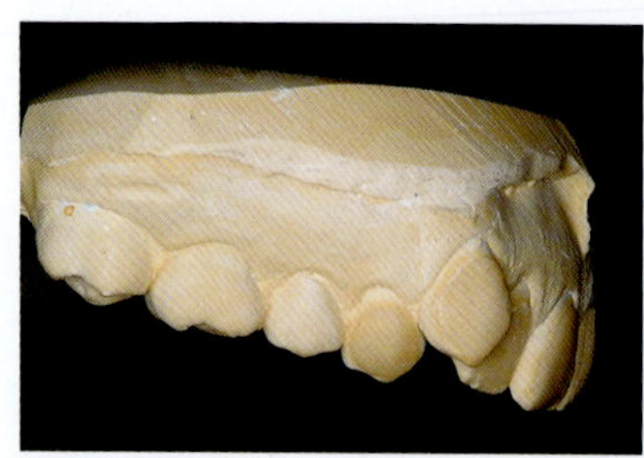
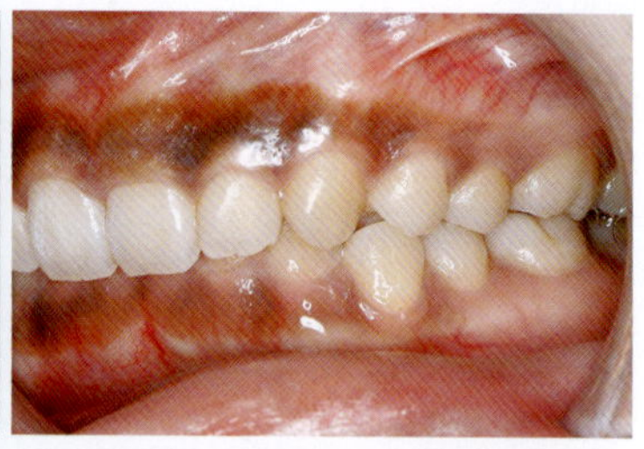

図❶　上顎前歯の舌側傾斜が急で、被蓋関係が深いと、口蓋側のSRPは難しい

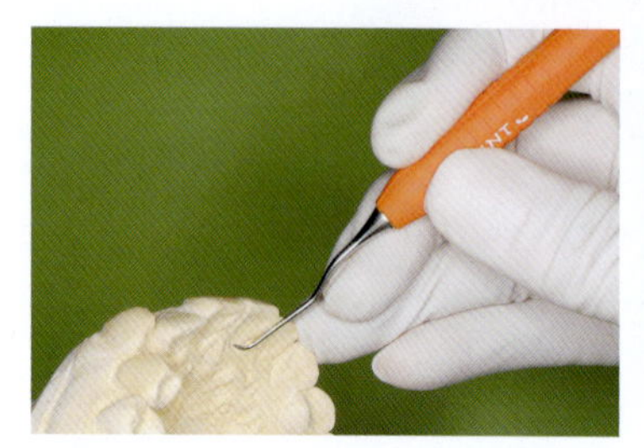

図❷a　キュレットスケーラーの第１シャンクを切縁の隣接面に合わせて挿入

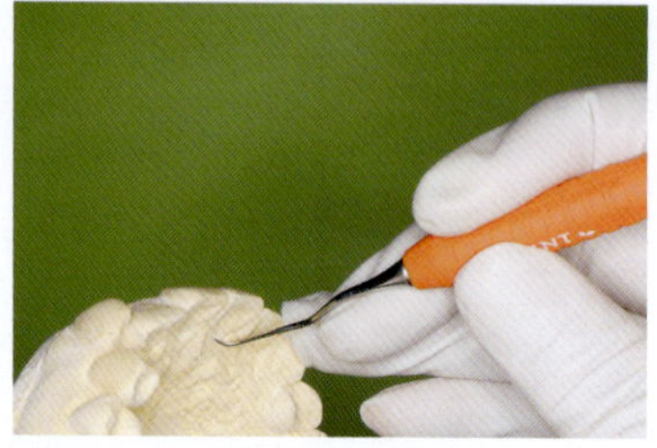

図❷b　第１シャンクが歯面から離れると対合歯に当たりやすい。できるだけシャンクを離さないように注意する

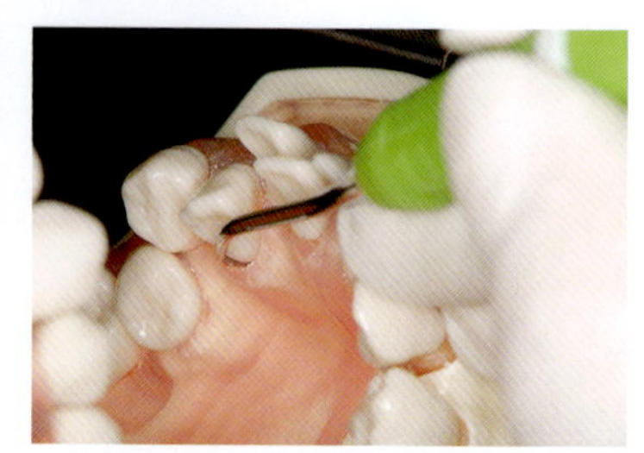

図❸　刃先をポケット底へ向けて水平ストロークで対応すると、ハンドルは横に倒れて対合歯の影響を受けない

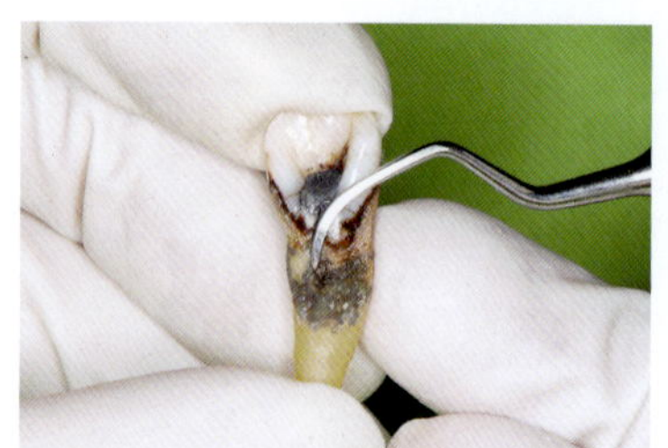

図❹a　H3のチップの先端を使い、歯石を上から剝がしていく

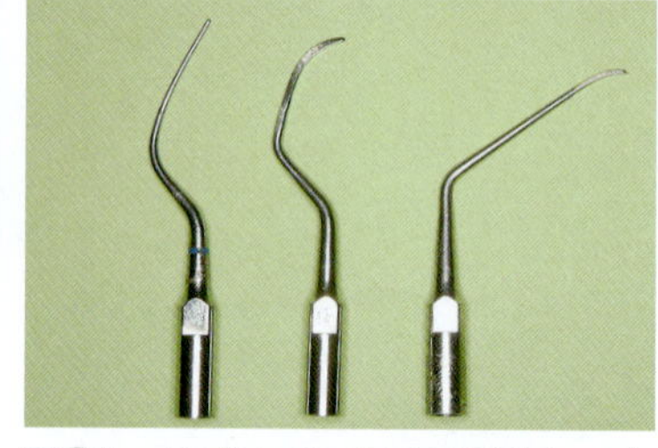

図❹b　スプラソンP-MAX2用チップ。左からHY1、H3、HLM5（白水貿易）

　また、オールマイティに使えるHY1のチップはエッジが施されていないので、チップのカーブを上手に歯根に沿わせて水平に動かすことで、隅角部や舌側のカーブの強い部位に対応できます（図５ｃ）。

　超音波スケーラーのチップにもさまざまな形態や工夫が施されているものがあります。難しいケースでは、**適材適所に選んで使う**とよいでしょう。

２．バナナキュレット？

　特殊なスケーラーとして、LMインスツルメン

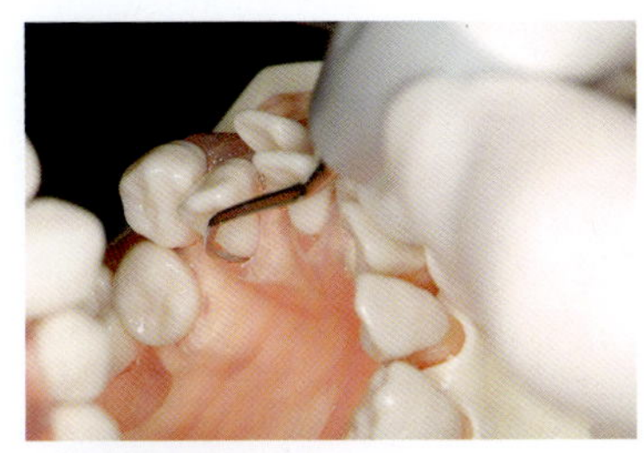

図❺a　H3のチップのサイドのエッジを使って水平ストロークを行う

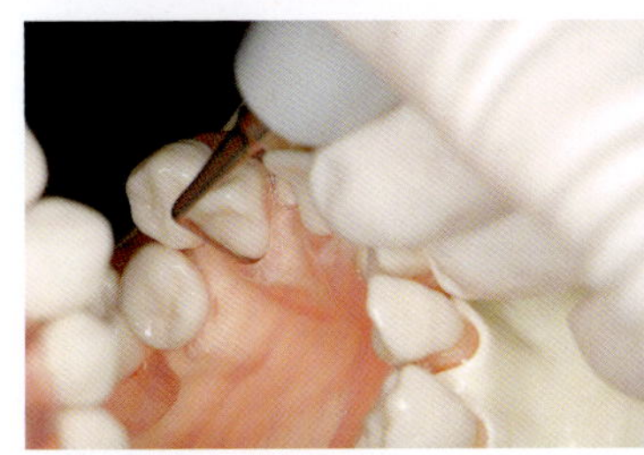
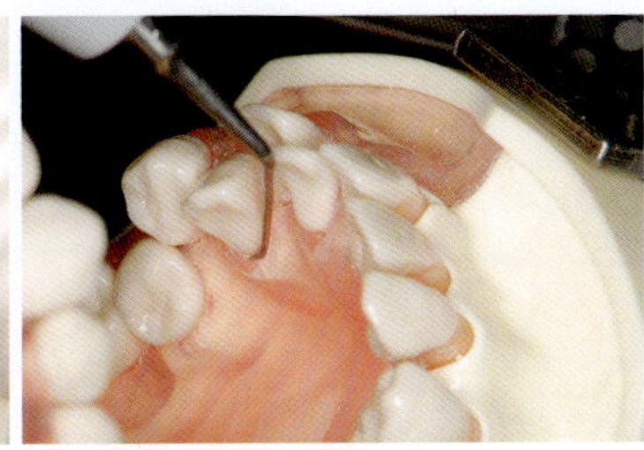

図❺b　HLM5チップのシャンクの角度を利用してエッジを歯根面に当てることができる。このままポケットが深くても挿入可能

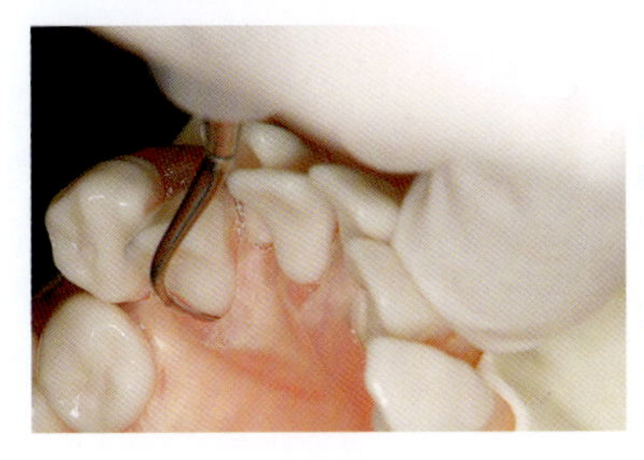

図❺c　HY1のチップは細く、長く、緩やかなカーブを呈しているので歯根のカーブに沿わせやすい。通常Pモードの非常に微振動でも感度がよく、歯石を崩す力を発揮する。フェザータッチで歯石をタッピングするように使うのがコツ

トから販売されているLM-ErgoAccess、通称バナナキュレットを紹介します（**図6**）。このキュレットスケーラーは、まさに**図7**のような**舌側傾斜の急な方の舌側面をスケーリングするためにデザインされた**ものです。ハンドルに湾曲を施し、対合歯につかえるのを回避できます。振り子の原理でストロークを行いますので、大きな歯石がある場合はしっかり歯石を掴み、力をかけやすいため、効果的です。このスケーラーにはホータイプとシックルタイプがあり、隣接面のスケーリングにはシックルタイプを、舌側面のスケーリングにはホータイプを使用します。

臼歯部の舌側傾斜

最近、若い方のＶ字歯列狭窄が増え、舌側のプラークコントロールが難しい症例が増加してい

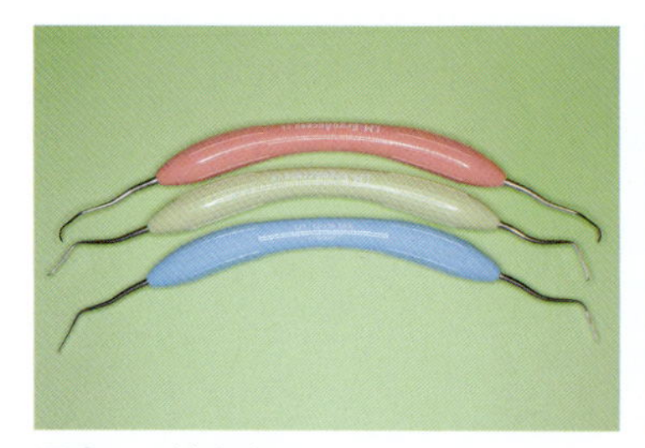

図❻a　対合歯にハンドルがつかえることを回避するためにデザインされたハンドルが特徴。上から LM 301-302 EASi、LM 156-157 EASi、LM 112-156 EASi（以上、白水貿易）

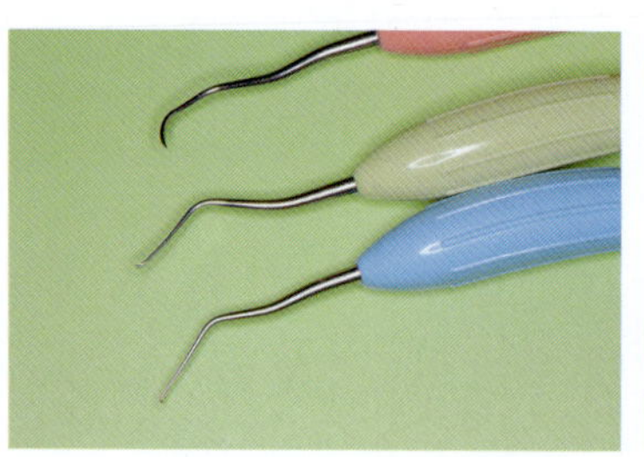

図❻b　先端の形態には３種類ある。上がシックルタイプ、中央と下がホータイプ。ホータイプにもインサイドとアウトサイドに刃がついているものもあり、シャンクの角度も２種類あるので、ケースによって使い分ける

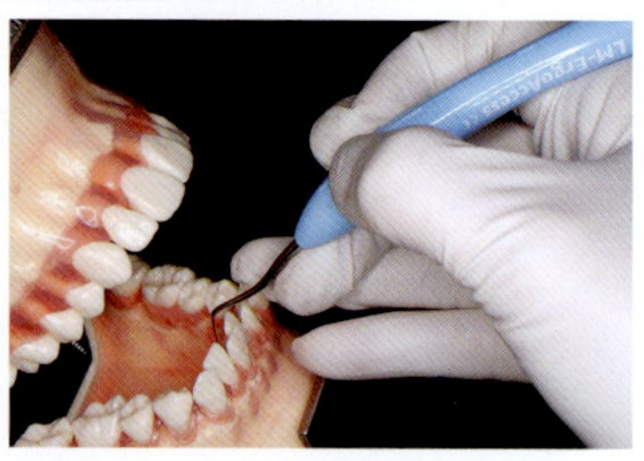

図❻c　インサイドのホータイプを使うと、前歯部舌側面のアクセスが容易。開口が小さくても深い歯周ポケットに十分アクセスできる。ハンドルの形状を利用し、振り子の原理でストロークを行うと、軽い力で歯石を除去できる

ます（図７）。舌側傾斜で口腔前庭が浅い方は、きちんとしたエッジの到達は困難です。最も困難なのは、歯周病によって支持骨を喪失し、舌側傾斜しているケースです。炎症が強いうえに、動揺などの不安定さも相俟って、挿入の困難さを加味し、hopeless となります。

ここでは、あまり歯周ポケットが深くない状況下でのアプローチを考えます。とくに利き手側の下顎舌側面の SRP が難しいといえます。隣接面の SRP は頬側からの挿入でブレードの長いキュレットを選び、できるかぎり舌側面に近い範囲までアプローチします。

術者が右利きで右下舌側中央を施術する場合は、G13/14を使うとシャンクの屈曲が歯冠の豊隆を回避できるため、ハンドルを舌側へ倒す角度が少なくてすみます（**図８a**）。

舌側傾斜がかなり急な場合には、よりシャンクの角度がついている G17/18(**図８b**)や McCall-mini ミニ(**図８c**)を使います。LM 156-157 EASi（**図８d**）もおすすめですが、**舌側傾斜がかなり急な場合は、McCall-mini でないと届かないケースもある**と思います。その場合はハンドルを舌側へかなり倒しますが、前方にも倒すため、３横指開口できる方であれば、対合歯に当たるぎりぎりのところでアクセスできる可能性があります。また、G17/18はシャンクの角度がついているぶん、難しい部位にアクセスできますが、逆にスト

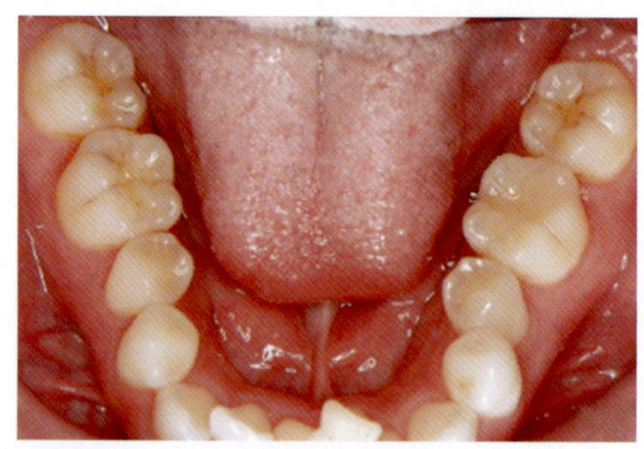

図❼　若い方に多く見られるＶ字歯列狭窄

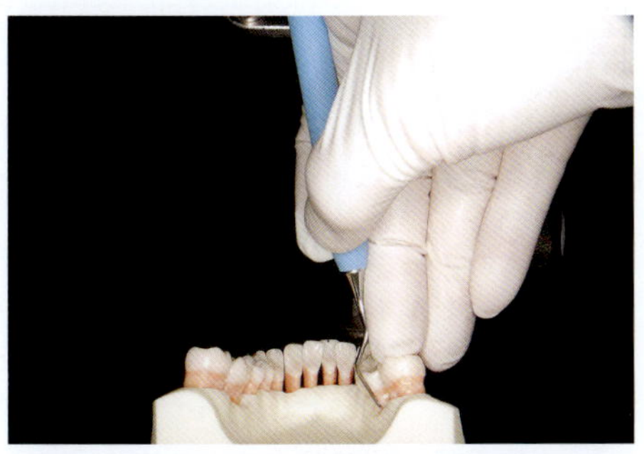

図❽a　miniG13/14。舌側傾斜が強いので、このハンドルの位置は対合歯につかえる

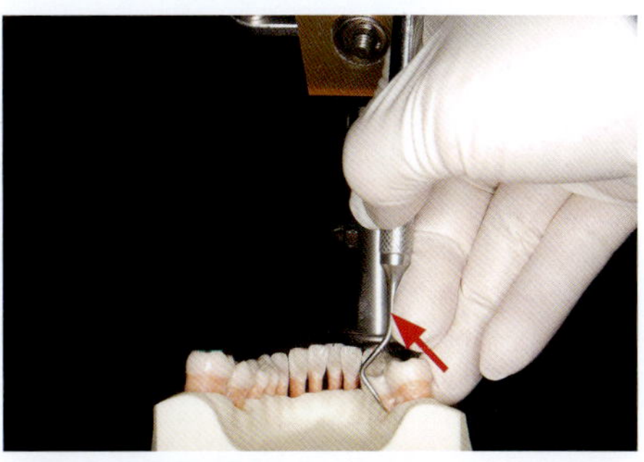

図❽b　G17/18。G13/14に比べてシャンクの角度が強いぶん、ハンドルの位置が頬側に振られるが、この位置でも対合歯に当たってしまう

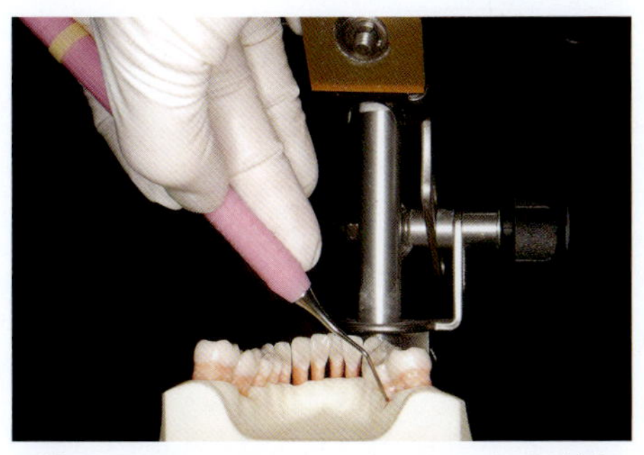

図❽c　McCall-mini。ハンドルはかなり舌側に倒れるが、対合歯を外せる可能性がある。操作は難しい

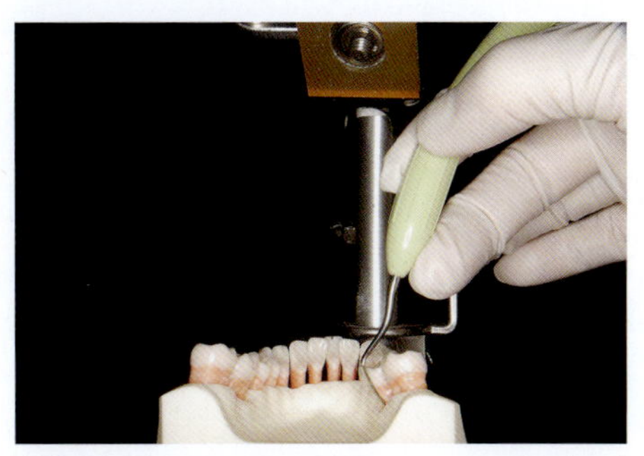

図❽d　LM 156-157 EASi。ハンドルはぎりぎり対合歯を外せる可能性がある

図❽a～d　舌側傾斜している歯根面に70°でエッジを当てているときのハンドルの位置の比較

ロークが非常に難しいです。角度がついている分、歯根に引っかかりやすいので、歯根の方向に沿って上手に動かし、中指と手首を使って親指を押すようにしましょう。

左下の舌側傾斜が強くて術者が右利きの場合は、G11/12またはMcCall-miniを使います（**図9**）。傾斜が強い分、ハンドルを舌側へ倒す角度を大きくして対応できます。

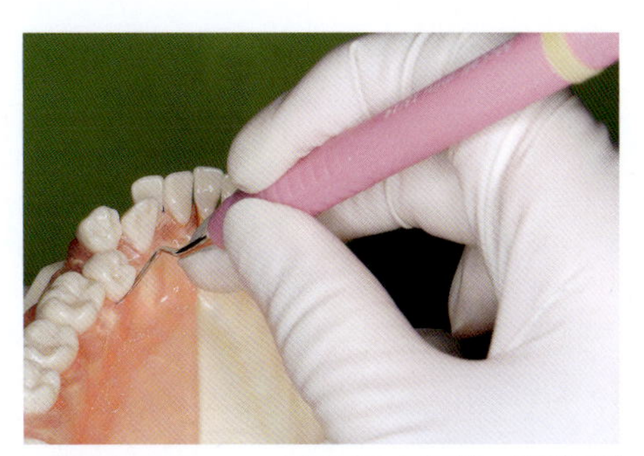

図❾　McCall-mini。利き手と反対側の舌側傾斜は利き手側にハンドルが倒れるので、挿入が容易

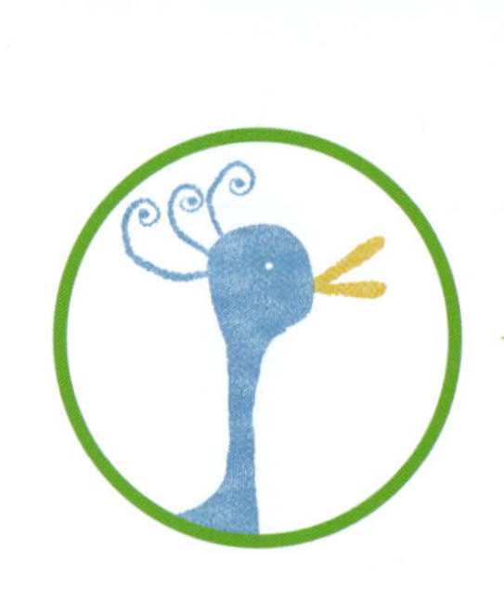

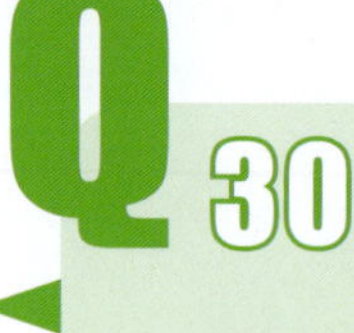

Q30 動揺歯への施術は、どのように行えばよいのですか？

A 動揺の程度にもよりますが、基本的に手用スケーラーよりも**超音波スケーラーを使います**。手用でスケーリングを行う場合、歯石と根面の間にエッジを食い込ませて歯石を剝がします。しかし、動揺歯の場合はエッジが食い込む前に歯が動いて力が逃げてしまい、歯石を剝がすのが困難になります。

そればかりか、動揺が強い歯牙に側方力をかけて、抜くような力を加えてしまいかねないので、**手用スケーラーは避けたほうがよい**でしょう。超音波スケーラーを用いて、いわゆるフェザータッチで歯面と歯石のギャップに微振動をかけ、歯石を剝がし取ります。

知覚過敏やペースメーカーなどが入っている患者さんで超音波スケーラーが使えないなど、**どうしても手用スケーラーでSRPを行わなければならない場合は、指で歯を支えながら施術**します。難しいテクニックですが、歯石を捉え、力をかけようと思ったときに、自分がかけようと思う力の方向（側方圧の方向とストロークの方向）とは逆方向へ支えている指で同時に力をかけ、バランスをとります（**図1**）。

動揺の強い歯牙には力をかけられません。手用スケーラーを使用するにしても、積極的にSRPをするというより、妥協的にプラークを掻き取り、経過をみることになります。私の経験上、かなり動揺している歯牙は歯周病も重度に進行している一方で、歯根のセメント質剝離や歯根破折を起こしていることがあります。すると、そこが感染源となって歯石沈着していることが多いので、治癒に及ばないケースのほうが圧倒的に多いです。超音波スケーラーやエッジを使ってできる範囲のプラーク除去によって状態が改善、安定することもあります。やはり、経過観察が大切です。

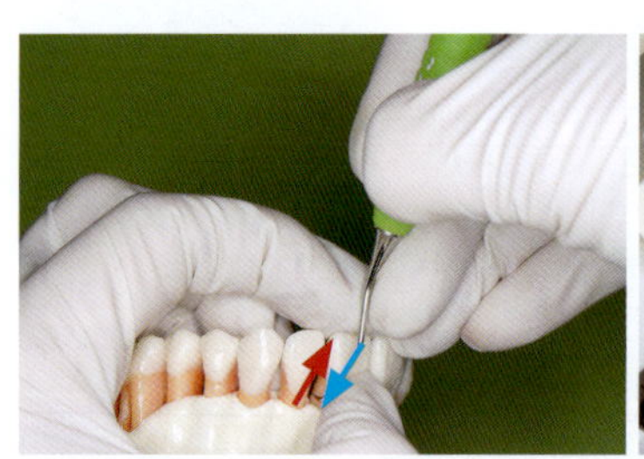

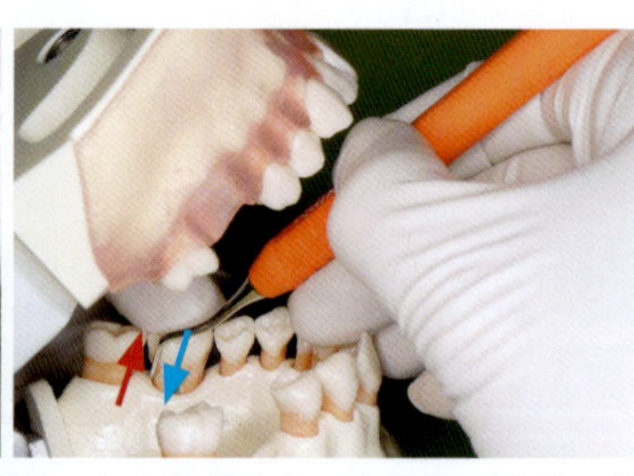

図❶　動揺が強い歯牙のSRPを行う場合、やむ得ず力をかける際は反対の指で支え、側方圧やストロークの方向とは反対の方向に力をかけてバランスとる

Q31 孤立歯の施術では、どこに固定をとればよいのですか？

A 残存歯が少なくなって、本来なら固定をとれるところに歯がない場合、歯があるところで固定をとろうとすると指が離れてしまい、バランスが崩れて操作がしにくくなります。顎堤で固定をとろうとしても、顎堤が薄かったり、唾液で滑りやすかったりで、固定の意味をなさない場合もあります。

そんなとき、私は乾燥ワッテ綿を使います。これを４つ折りにし、固定をとりたいところに置きます（**図１**）。乾燥ワッテ綿を挟むことで滑り止めにもなりますし、小さく折ることで高さも確保できます。自分の指の位置に合わせて、工夫してみましょう。

また、口腔外固定を行う場合は、できるだけ接触面積を広くとるようにすると安定します（Q17図２参照）。

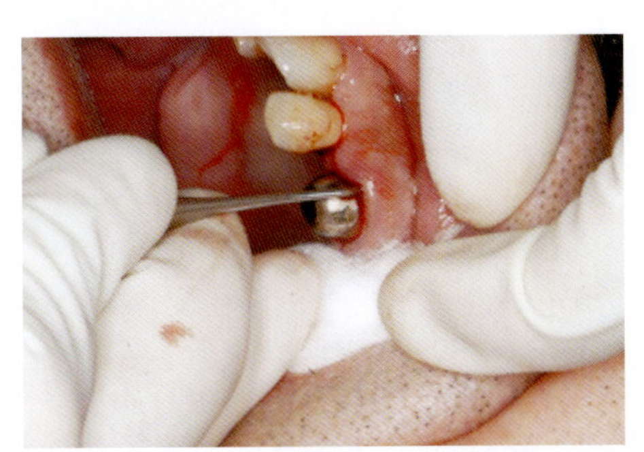

図❶　乾燥ワッテ綿を小さく４つ折りにし、固定をとりたいところに置くと、高さの確保と滑り止めになる

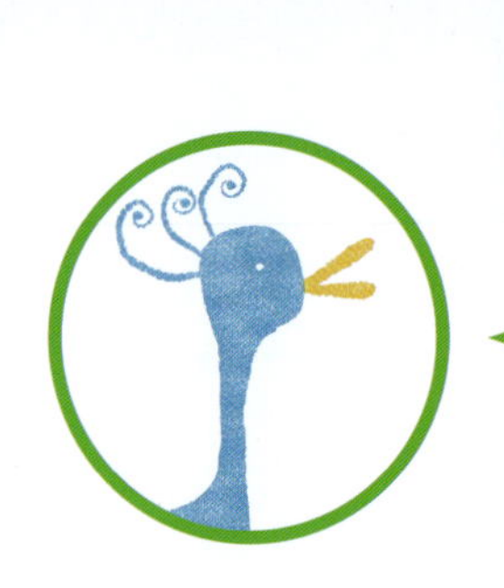

Q32 頬粘膜の緊張で、ミラーの排除やキュレットスケーラーの挿入もままならない場合、どうしたらよいですか？

A 筋緊張による影響

口腔周囲筋に不具合が生じると、顎関節症の発症や悪化の一因となり、長時間の開口は患者さんへの大きな負担となることから、思うように治療を進められない場合があります。また、ブラキシズムやTCH（Tooth Contacting Habit：上下歯列接触癖）、偏咀嚼などの習癖があると、口腔周囲筋の過度な緊張が長期間持続し、口腔機能の低下に繋がります。

たとえば、左側に咬合痛を伴う重度の歯周炎を認める場合、咀嚼は自然と右側中心で行われます。極端な偏咀嚼を続けると、顎関節症の発症に関与したり、咬筋が張り出し、とくに上顎頬側部へのキュレットスケーラーの挿入が難しくなることがあります。そして、頬の動きが悪くなると、自浄作用が低下してプラークが停滞し、SRP後の治癒に悪影響を及ぼすことも考えられます。

また、力のバランスが変わると、SRPで保存できた歯が破折したり、噛めるようになったことで顎周囲の疼痛が起こったりなど、機能の回復が新たな問題を惹起するケースもあります（**図1**）。

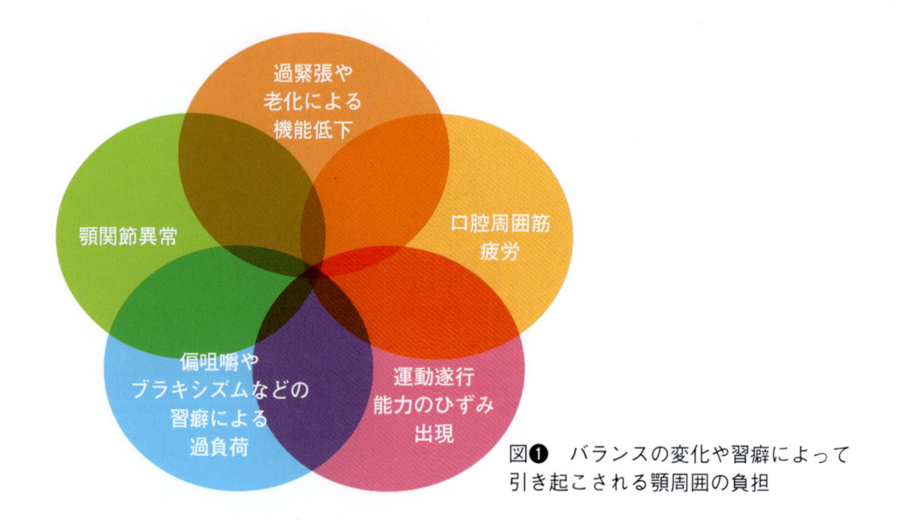

図❶　バランスの変化や習癖によって引き起こされる顎周囲の負担

歯科医師または歯科衛生士が、口腔内外から咀嚼筋・表情筋のストレッチングを行うことにより、顎関節を含む口腔周囲筋の柔軟性を維持し、「咀嚼」「嚥下」「発音」などの口腔機能を促進させ、低下した機能の回復を目指す手技

図❷ オーラルストレッチの定義

ですから、**予測できることはその後の対応を含めて患者さんと共有しておく**ことが、信頼関係を築くうえでも不可欠です。

また、SRPを行う際、患者さんは少なからず緊張しています。その緊張をやわらげ、術者側も極力視野や固定を楽に確保する方法としてお勧めなのが、**口腔周囲筋のストレッチ**です。

オーラルストレッチ

口腔周囲に張りめぐらされている表情筋を、口腔内から頰を広げるように引き伸ばしていくことで、短時間で筋緊張を緩和できます。私は、この一連の流れをオーラルストレッチと名づけ、施術を行っています（**図2**）。

初めは、「触り方がわからない」と不安に思われるかもしれません。ポイントは**患者さんの呼吸に合わせる**ことと、**痛みを与えない**ことです。

1．頰筋からストレッチ

まずは、患者さんがゆったりと深い呼吸を行えるように誘導します。口腔内に人差し指を入れ、頰の内側から添わせた指腹を使い、奥から手前へと頰筋のストレッチングを行います（**図３ａ**）。

過緊張状態が続いている患者さんは、触れると本人も意図せず頰筋が収縮することがあります。また、硬くこわばった頰に左右差を感じるでしょう。そのようなとき、痛みを与えないように注意しながら、徐々にストレッチングを行います。

2．歯肉頰移行部へと広げていく

頰筋の緊張に緩みが出たことを触知したら、今度は上下に頰の内側を広げていきます。下顎の歯肉頰移行部にそっと指を滑り込ませ、上顎の同部へ向かって滑らかに指を動かします。その際も、必要以上に引っ張らないように気をつけ、ゆっくりと徐々に可動域を広げていきます（**図３ｂ**）。

過緊張タイプと機能低下タイプ

頰の弾性は、人によって違います。頰の排除を行う際、ミラーやバキュームなどで思いきり押し広げなければ術野の確保が難しい場合は**過緊張タイプ**、排除しても弾力がなく外れてしまう場合は**機能低下タイプ**と考えると、理解しやすいでしょう。

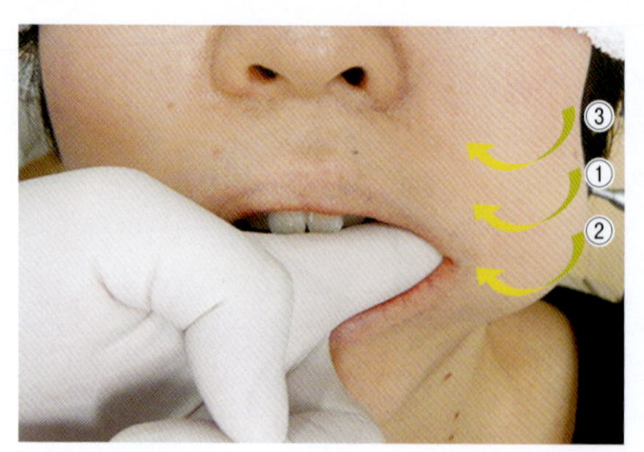

図❸a　奥から手前に指を滑らせ、頬筋のストレッチを行う

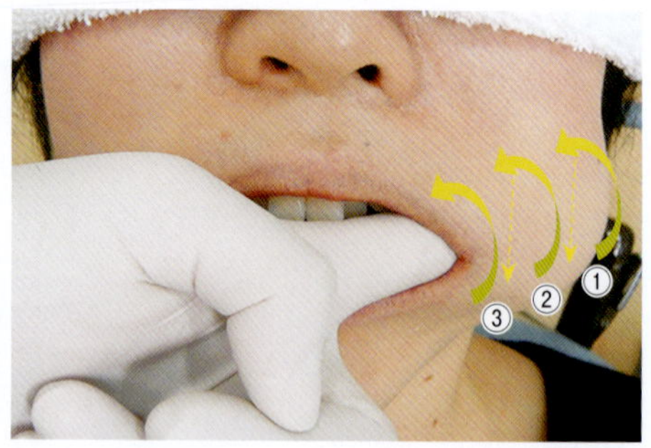

図❸b　頬に緩みが出たら、頬と歯列の間に空間をつくるイメージで、下顎の歯肉頬移行部から上顎の同部に向かってストレッチを行う

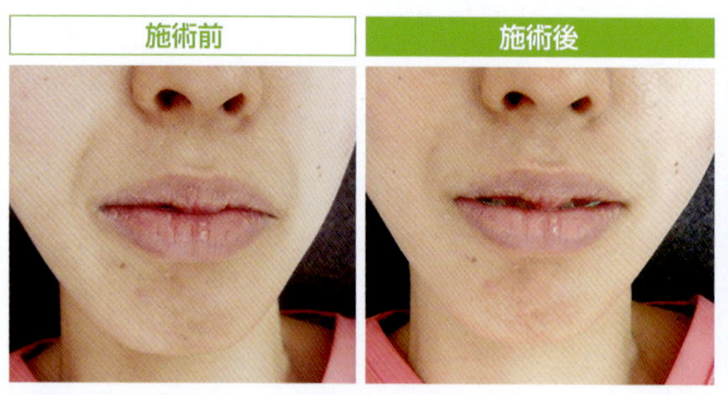

図❹　緊張が緩んだために口角の位置が揃い、ほうれい線の深さが変化した

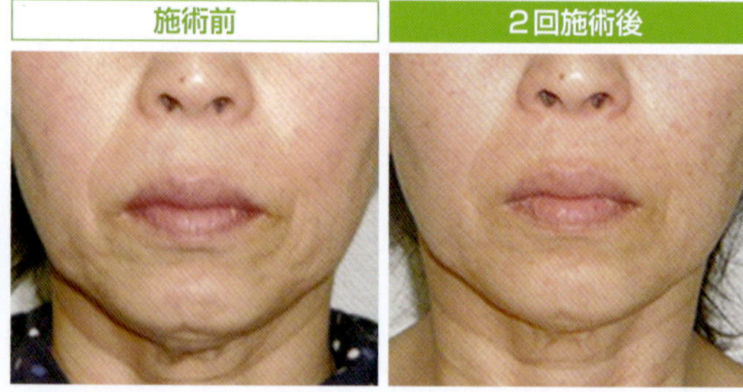

図❺　下顎のたるみとほうれい線の深さが改善し、美容効果が得られた

過緊張タイプは、ゆっくりと呼吸を合わせてストレッチを行うことで緊張が緩み、リラックスした状態にもっていけます。いきなり強い力をかけず、ゴムを少しずつ引き伸ばすように圧をかけていきます。一度のオーラルストレッチでも患者さんはリラックスした状態を味わえ、TCHやクレンチングなどの習癖のコントロールにも役立つでしょう（図4）。

一方、機能低下タイプの患者さんに施術する際は、過緊張タイプよりもストレッチングに圧をかけると、効果が高まるケースが多いです。

来院時に**繰り返し行うことで頬の弾力が増し、若々しい表情になる**方も多くいます（図5）。

私自身の経験から感じていることが、もう一点あります。それは、**極端な偏咀嚼では非機能側の**

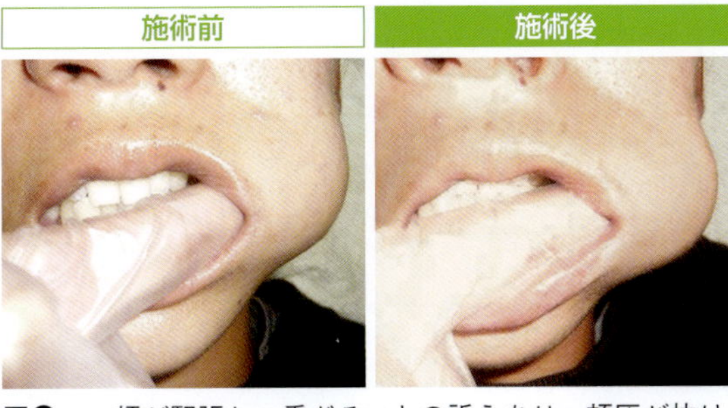

図❻a　頬が緊張し、重だるいとの訴えあり。頬圧が抜け、重だるさは改善した

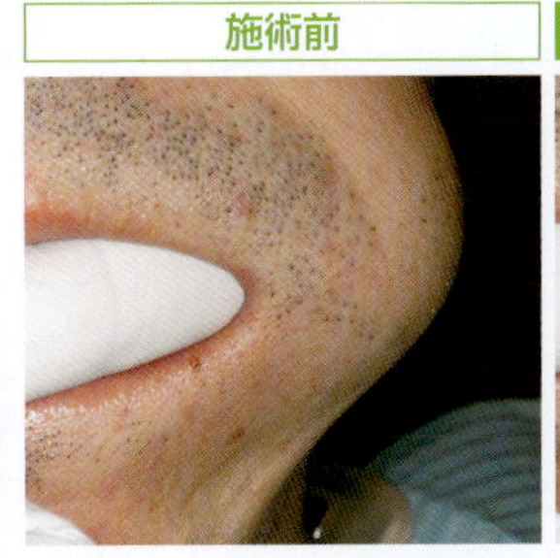

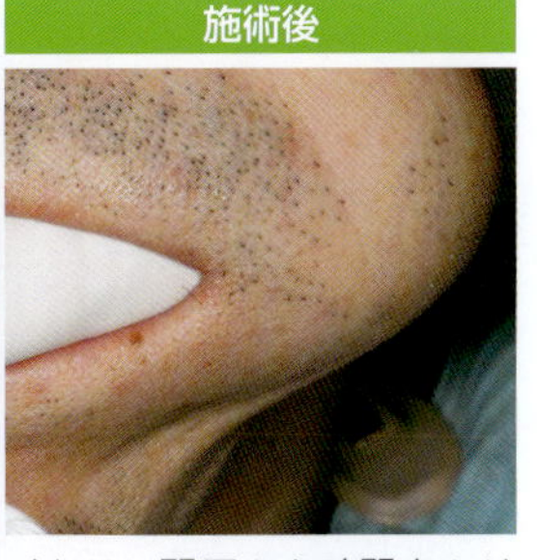

図❻b　左頬にかなりの張りがあり、弱圧から時間をかけて引き伸ばしていく。過緊張により、不随意に痙攣する。呼息時に引き伸ばすと、ストレッチ効果を得やすい

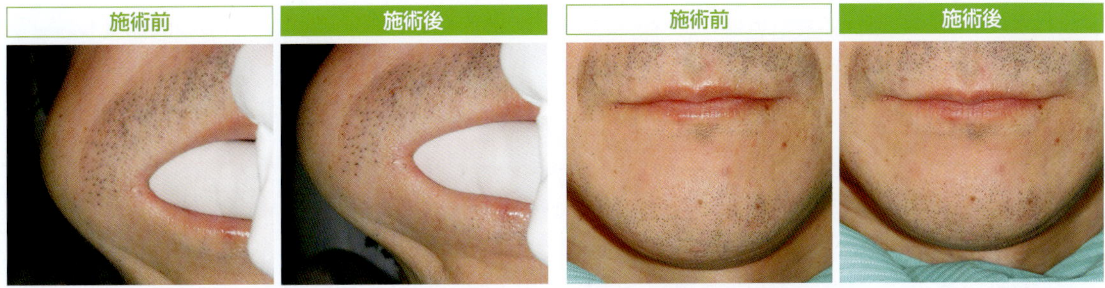

図❻c　右頬は左頬と比べて緊張を解きやすく、左右差を自覚できる。左頬と同じく、呼息時にストレッチを繰り返す

図❻d　施術前は尖らせるように力んでいた口唇が緩んだ。含嗽時、患者は頬が動きやすくなったことを自覚した

図❻a～d　偏咀嚼による強圧の患者に対し、オーラルストレッチの実施によって改善した例

頬のほうが固い場合が多いことです。おそらく、咀嚼で使われる頬筋などがうまく機能していないことに起因していると考えられます。

そのようなケースでは、強い頬圧で固定指の維持が困難となるため、オーラルストレッチがとても効果的です（**図6**）。短時間の施術でも、頬圧が弱まり、上顎臼歯部頬側に歯ブラシを当てやすくなったり、含嗽時に頬の動きが増したりと、患者さん自身が実感できる例も多くみられます。

それぞれの状況に合わせてオーラルストレッチを取り入れることで、効果はもちろん、一味違ったアプローチ法としても患者さんに喜ばれます。SRP時だけではなく、さまざまなケースでお試しください。

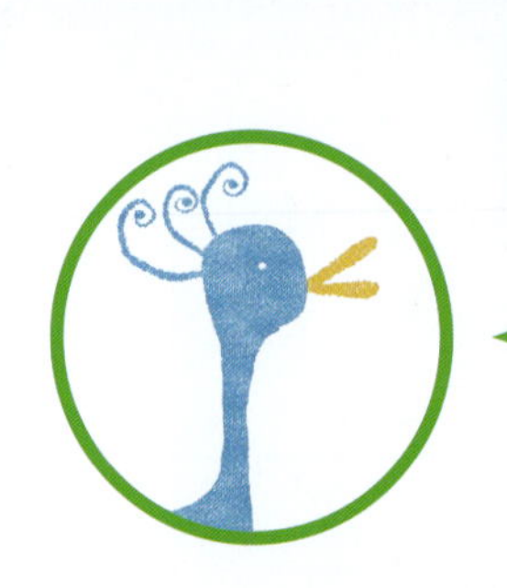

Q33 長く口を開けられず、SRPを集中してできない患者さんに、何かしてあげられませんか？

A 凝り固まった口腔周囲筋

う蝕による歯冠崩壊、欠損歯や疼痛による偏咀嚼、ブラキシズムによる咀嚼筋疲労など、過度な負担を強いられたまま咀嚼せざるを得ない状態が続くと、咬筋をはじめとする口腔周囲筋は緊張し、柔軟性を失っていきます。緊張状態が続いた筋肉は、筋内の血液循環不全を引き起こし、代謝が低下して、やがて肩凝りのように凝り固まって、もとの状態のように弛緩できなくなってしまいます（**図1**）。そのような患者さんにも、私たちはさまざまな処置を施さなければなりません。

少しでも患者さんの負担を軽減し、なおかつ治療を円滑に進めていくために有効な方法として、たった数分で効果を実感できる**咀嚼筋ストレッチ法**があります。

咀嚼筋ストレッチ法

咀嚼筋のなかで主導権を握っているのは、頬骨弓から下顎骨に付着している咬筋で、下顎を挙上する骨格筋です。

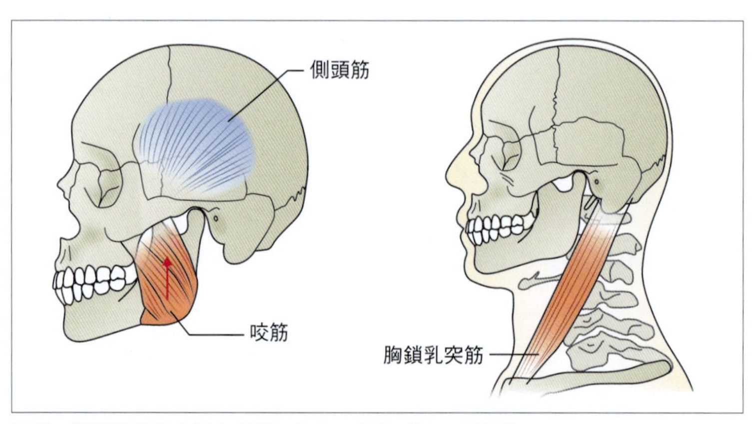

図❶　顎機能障害や筋肉疲労により、疼痛が起こる場所

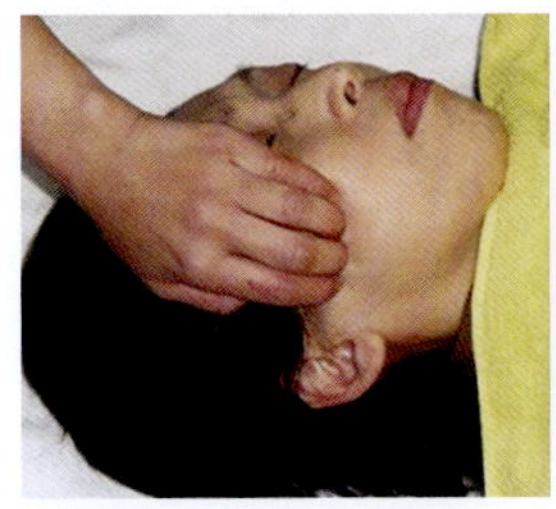
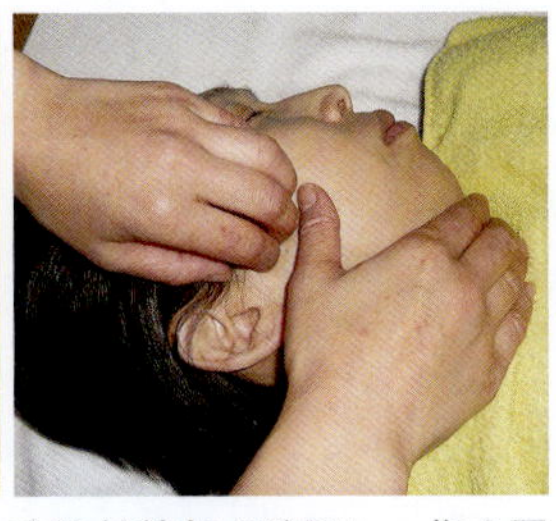
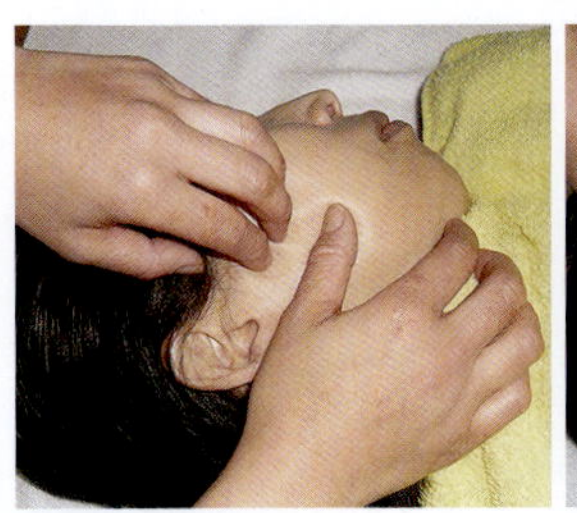
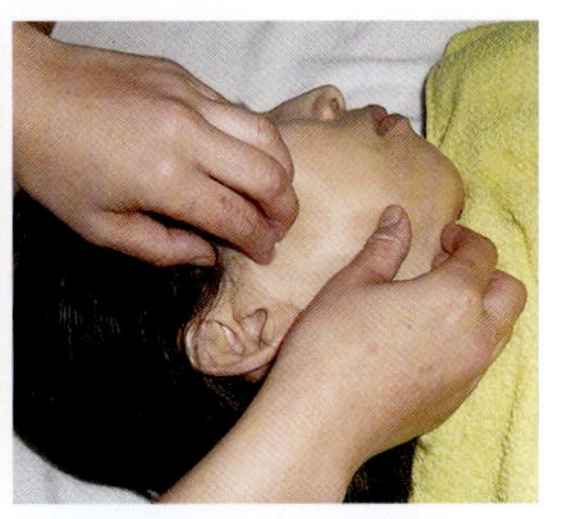

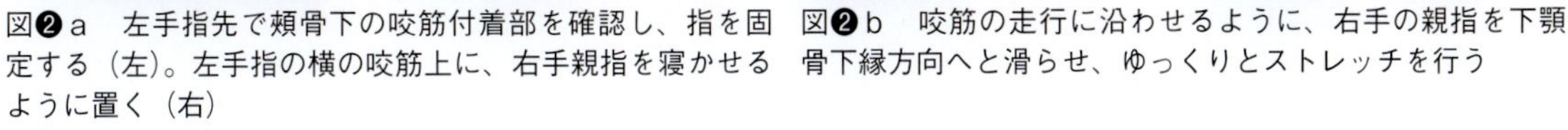

図❷a　左手指先で頬骨下の咬筋付着部を確認し、指を固定する（左）。左手指の横の咬筋上に、右手親指を寝かせるように置く（右）

図❷b　咬筋の走行に沿わせるように、右手の親指を下顎骨下縁方向へと滑らせ、ゆっくりとストレッチを行う

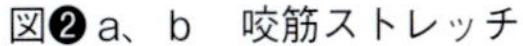

図❷a、b　咬筋ストレッチ

まず、頬骨の真下に左手の指先を置いて咬筋の付着部を確認し、右手の親指を左手指の横の咬筋上に添えたら、下顎骨下縁へと向かって右手の親指を滑らせていきます。筋肉に対して垂直的な圧力はかけず、ゆっくりと筋繊維をなぞるように触れてください。

下顎下縁に到達したら、再び頬骨下に右手の親指を戻し、同じように数回繰り返します（**図2**）。その際、できるだけ**患者さんがリラックスした状態である**ことが重要です。普段と同じように賑やかに会話をしたり、息が上がっているような興奮状態であると効果は得にくく、筋肉は弛緩しにくくなります。

リラックス状態へと導くポイントは、**呼吸とリズム**です。呼吸が乱れている場合は深呼吸を促し、呼息時に指を滑らせてストレッチングしていきます。無理に吐ききるのではなく、ゆったりとした呼吸を続けてもらい、そのリズムに合わせて指を動かすとよいでしょう。

また、薄手のフェイスタオルを顔の上にかけて視界を閉ざすと、よりリラックス効果を期待できます（**図3**）。また、フェイスタオルの上からですと、指を滑らかに動かせます。

「習癖に遭遇」は気づきのチャンス

ストレッチを続けていくと、筋肉の弾性や左右差、粒状に固まった筋硬結などを触知できます。筋硬結とは、過度な筋収縮で血行不良に陥り、弛緩できなくなった場合に現れる筋内の腫瘤で、圧痛を感じます。筋硬結部や硬く凝り固まった筋肉のストレッチングを行う際は、滑らせていた親指をその場所でいったん止め、数回ゆったりとした呼吸を誘導します。そうすると、さらにリラックス効果が高まり、緊張が解けやすくなります。早いと2、3分間ストレッチを行うだけで、患者さん自らが楽に開口できるようになります。

しかし、リラックス状態へと誘導しているにもかかわらず、施術中にくいしばる方や、上下歯列

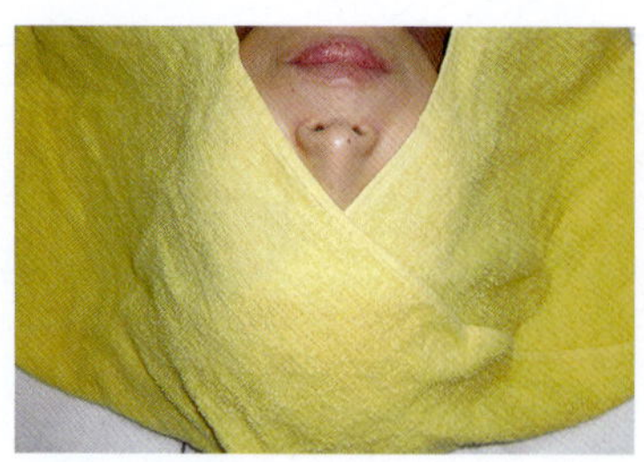

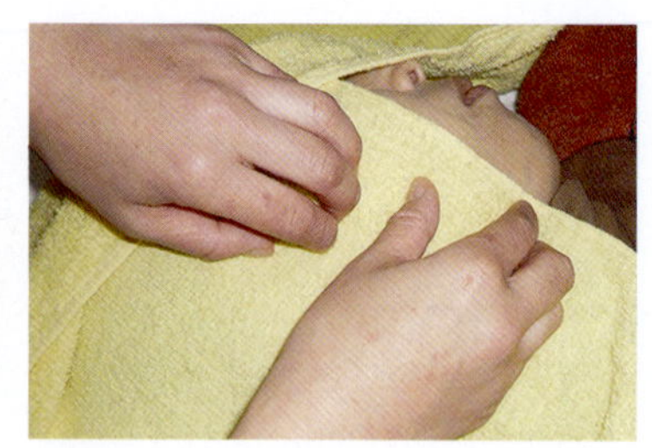

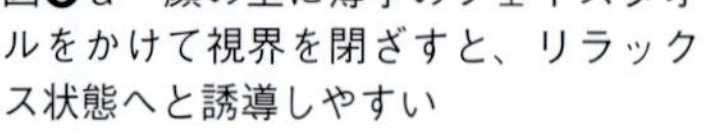

図❸a　顔の上に薄手のフェイスタオルをかけて視界を閉ざすと、リラックス状態へと誘導しやすい

図❸b　タオル上でストレッチを行うと指を滑らかに動かしやすく、爪で傷つけることもなく、安全に施術できる

図❸a、b　フェイスタオルを用いて、リラックスを促す

を接触させていないのに無意識で咬筋を収縮させてしまうなど、本人が自覚していない習癖に遭遇すると、ストレッチが妨げられることもあります。

口腔内にさまざまな習癖の所見があったとしても、**患者さん本人に習癖の自覚がなければ改善は困難**です。ストレッチを行っている際にそのような習癖を感じたら、まさにそのときが患者さん自身の“気づき”のチャンスであり、私たちが情報提供を行うよいタイミングでもあります。ですから、その機会を見逃さず、日常の聞き取りや改善のための指導を行うようにしましょう。

咀嚼筋の疲労が蓄積されると、不随意に痙攣を起こしたり、意図せず閉口してしまうなどの障害が起こり得ます。開口度が小さく咬筋がパンッと張った方、頬が硬く冷たい方、にっこりと笑っているのに表情が豊かでない方、左右の表情が不均等な方など、きっとみなさんの周りにも、すぐ頭に思い浮かぶ方がいるでしょう。そのような方は、少なからず咀嚼筋や表情筋の過緊張や機能低下が起こっていると考えられます。**過緊張と機能低下は紙一重**です。酷使しすぎることで運動遂行能力が低下することもあれば、うまく機能せずに凝り固まり、筋疲労や血行不良に陥ることもあります。

◉

昨今、歯科衛生士の立場からも、力のコントロールへのアプローチが求められる場面がますます増えているように感じています。歯科衛生士が適切なSRPを施すことで歯の保存が可能となり、咀嚼機能が高まっていることが、力のコントロールをも求められる一因であると感じています。SRPを円滑に行うため、またSRPによって救われた歯が機能した際、患者さん自身が力のコントロールに目を向けるきっかけとしても、オーラルストレッチは有効なテクニックです。ぜひ、臨床に取り入れてみてください。

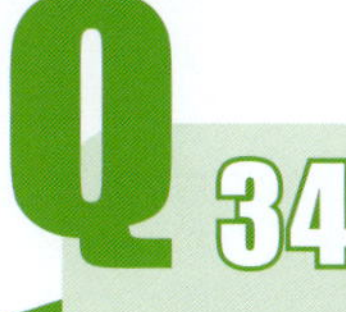

Q34 後輩歯科衛生士にSRPを教える際のポイントはありますか？

A 後輩といっても、新卒の方もいれば、臨床経験10年目の方もいるでしょう。本項では、SRP経験がない歯科衛生士への指導について、お答えします。

無理なく、手際よく、安全な手本を見せる

まずは手本となる先輩のSRPにアシスタントとしてつき、見学してもらいます。キュレットスケーラーの挿入、ポジション、力のかけ方、動かし方、歯周ポケット内から掻き出される歯石やプラークの様子など、手本となる手技をしっかり見せることで、SRPを施術するイメージを作ってもらいます。術者にも患者にも無理なく、手際よく安全に歯周ポケット内を施術している様子を見せることで、「自分もこんなSRPができるようになりたい」と思ってもらいましょう。

反対に、キュレットスケーラーを無理やり挿入して歯肉を開いてしまい、力任せに乱暴なストロークをして、歯周ポケット内から多量に出血させてしまうようなSRPを見せてしまうと、後輩は自分が施術することに恐怖感や嫌悪感を覚えてしまいます。

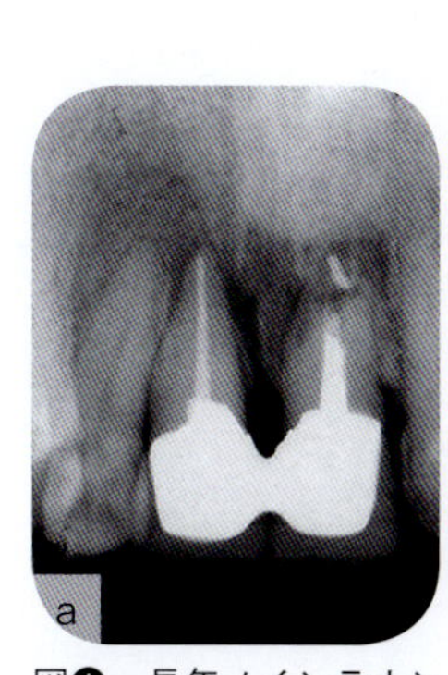

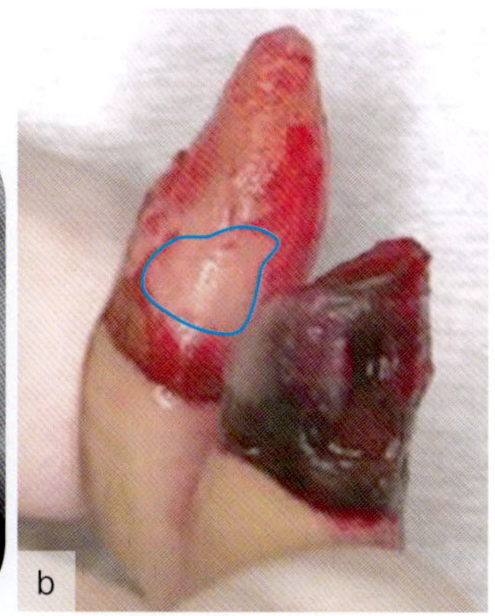

図❶ 長年メインテナンスに通院されていた患者さんが、突然1|が腫れたと訴えて来院（a：そのとき撮影したX線写真）。急に歯周ポケットが深くなり、動揺が著明になった。投薬をしても治まる様子がなかったため、抜歯に至った。抜去歯牙には歯石の沈着や不良肉芽はなく、染色して観察したところ、広範囲な根面剝離が認められた（b）

抜去歯牙の観察

歯周病が原因と思われる抜去歯牙をよく観察すると、もちろん歯石の沈着もあるでしょうが、歯石があまり沈着していない感染根面もあります。不良肉芽がどのように付着しているのか、上皮や結合組織がどこまで残っているのかを**染色して観察すると、プラークや上皮など、普段はわかりにくいものがよくわかり（図1）、どのように感染**

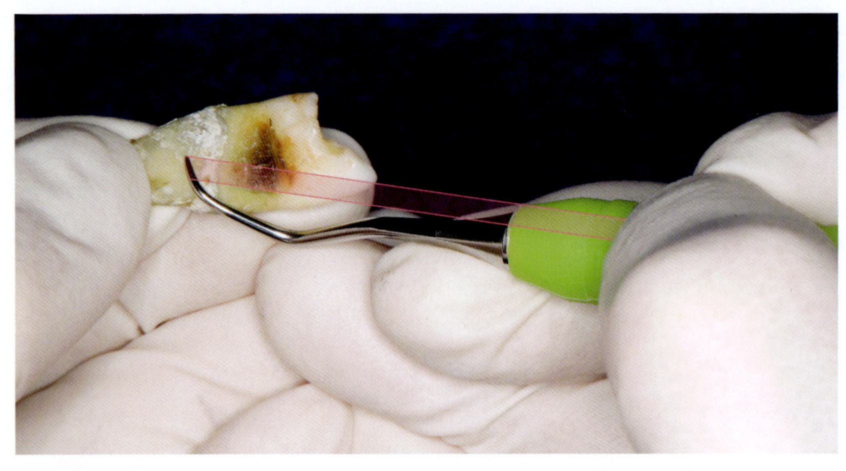

図❷a　歯石を取るには、歯根面と歯石とのギャップにエッジを食い込ませて、歯石をはじくように剝がす。そのためには、ブレードの延長線上（ピンクのゾーン）に指先を置き、エッジと爪を連動させ、爪で剝がすようにエッジを使うと、一瞬で取れる

が広がっているのかを見てとれます。また、歯周基本治療やメインテナンス下にありながら、炎症が改善せずに抜歯に至ったケースであれば、どのようなところに歯石が残っていたのか、なぜその歯石を認知できなかったのかを考察することにより、探針でのエラーやキュレットスケーラーの挿入での課題、さらには解剖学的に挿入が可能であるのかどうかの状況を判断できます。

抜歯に至った原因を探索するのは、アドバンス的なトレーニングです。しかし、感染がどのように広がるのかを考察することは、歯周治療を行っていくうえで非常に勉強になります。そして、新人や経験の浅い歯科衛生士には、歯石の取り方を練習するのに抜去歯牙実習はよいと思います。ただし、見える歯石をただガリガリと力任せに取るだけの実習はお勧めできず、**エッジをどのように使うのかが重要**です。

歯石は剝がして取るものであり、削って取るものではありません。そのため、「エッジを効果的にかける」という練習をします。つまり、“歯石の底”＝“根面と歯石のギャップ”にエッジを楔として入れ込み、沈着物を剝がして取るのです。このとき、エッジにかける力の方向がとても大切です。ブレードの延長線上に指先を置き、エッジと爪を連動させ、爪で剝がすようにエッジを食い込ませる感覚で側方圧をかけます（**図２ａ、ｂ**）。

抜去歯牙を用いて沈着物を剝がす実習では、**練習に適した歯石を選ぶ**とよいでしょう。あきらかに突起状に付着している、出っ張った歯石の底にエッジをかけるというのはどういうことかを説明し、一瞬にして剝がすという感覚を身につけてもらうのです。もし練習に適した歯石が付いている抜去歯牙が見つからなければ、人工歯石を塗布して練習してもよいと思います（**図２ｃ、ｄ**）。

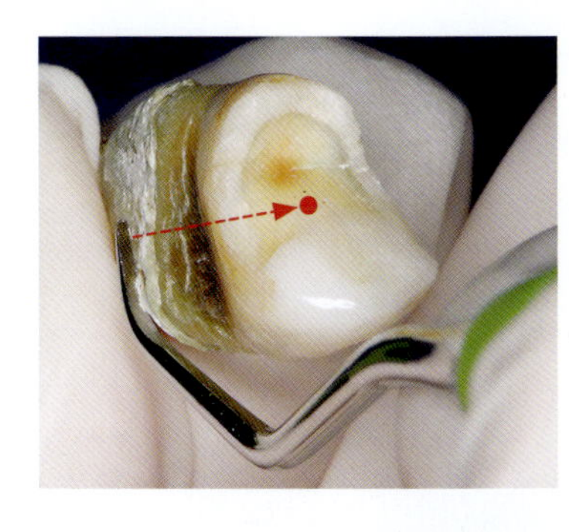

図❷b　エッジを歯根面と歯石の間に楔として食い込ませるためにエッジの裏から歯の中心へ力をかける

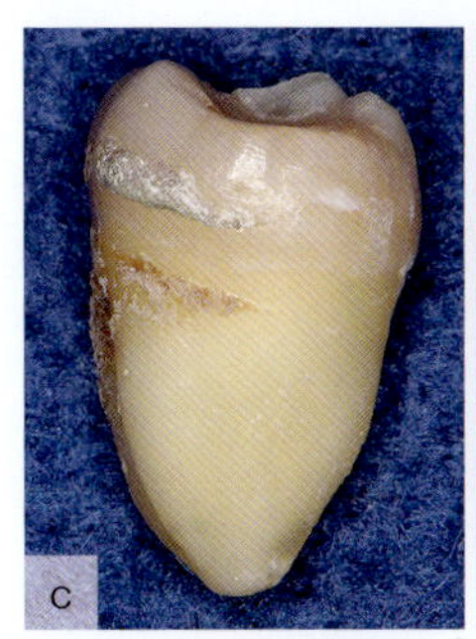

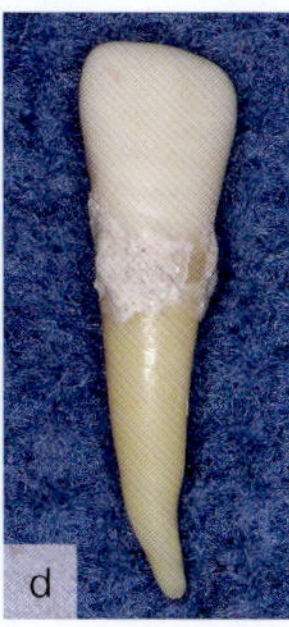

図❷c、d　初心者のスケーリングの実習に適した抜去歯牙を選択する。具体的には、歯肉縁上に付いた突起状の歯石がよい。適した歯石がなければ、人工歯石を付けて実習を行うのもよい。c：天然歯石、d：人工歯石

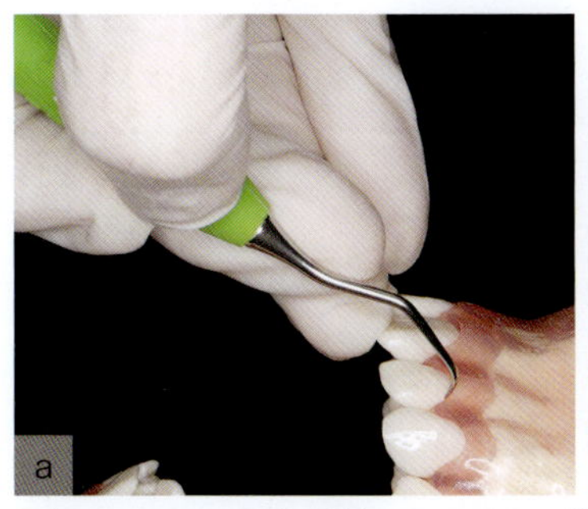

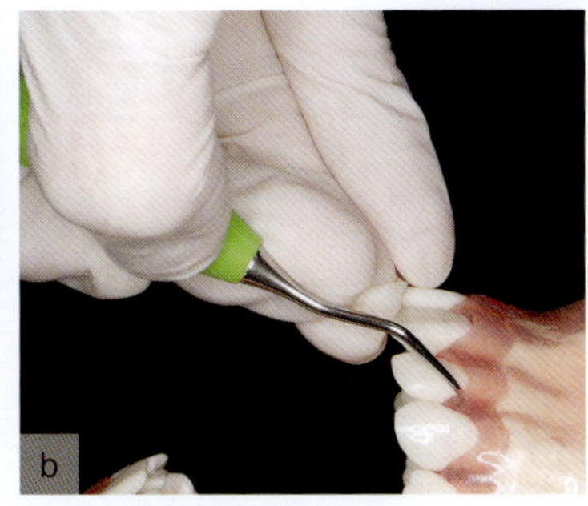

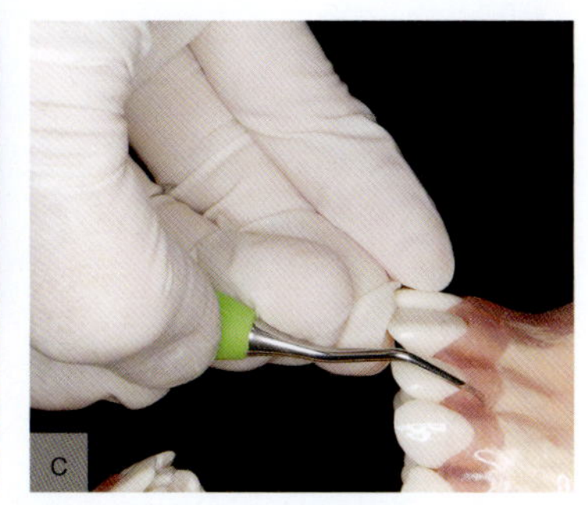

図❸　a～b：刃先が離れないように隣接面の歯間乳頭へ挿入するには、刃先を隣接面へ向け、ハンドルを倒して指先で刃先を感じながら、歯面のわずかなカーブに沿って挿入する
b～c：シャンクが歯面に近づき、かかとのエッジまで歯面に接触していることを確認してから、刃先が離れないように少し回しながら、刃先から歯周ポケット底へと挿入する

模型実習

目に見えるところの歯石の取り方を練習してもらい、うまくエッジワークができるようになったら、歯肉縁下へのアプローチの練習に進みます。具体的には、模型を使い、刃先から挿入すると侵襲が少なく、痛みを与えにくいことを理解したうえで、刃先の感覚をしっかりと身につけてもらいます。

刃先を感じてもらうには、刃先の延長線上に指先を置き、力を抜いて指先（爪）と刃先を連動させることが重要です。指先を使って少し回すと、刃先がどこにあるのかを確認できます。

実際は、歯肉縁下では刃先だけを使うのではなく、ブレード全面を効率よく使いますが、最初はしっかりと刃先を感じ取り、刃先を使えるようになることを練習します。そうすれば、臨床で行うときも、歯間乳頭への挿入が怖くなくなると思います（図3）。

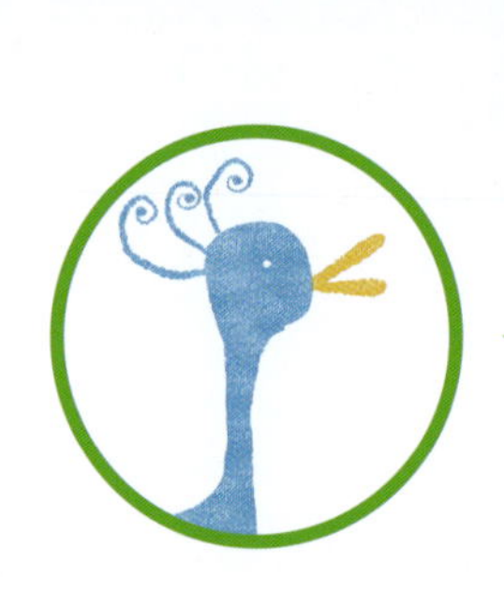

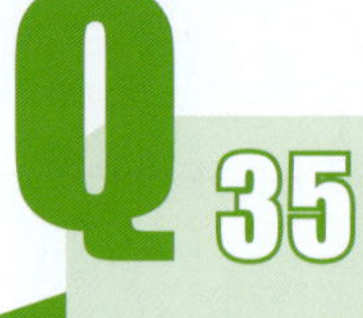

Q35 SRPをやりすぎないためのポイントを教えてください

A オーバートリートメントの原因

歯根面を過剰に削ってしまう“オーバートリートメント”の原因は、歯根面の状況が把握できていないことにあると思います。本項では、私の経験から、結果的にオーバートリートメントになってしまいやすいケースの原因を大きく3つに分けて解説します。

◉

◉原因1：歯周ポケット底までの挿入が十分にできておらず、肝心の為害性の高いプラークや歯石を取り残してしまい、結果として歯周ポケットの改善が図れず、再評価のたびに同じ場所を何度も擦過してしまう

とくに長く大きなキュレットスケーラーを使用すると、狭い歯周ポケット底までは入らないので、当たる範囲が限定されます。プロービング検査では歯周ポケット底に出血や炎症があるので、再SRPが必要と思われても、肝心の歯周ポケット底付近まで到達できなければ問題解決には至りません。

- ➡ 歯周ポケットの改善が得られないので、また再SRPを行う
- ➡ 大きなキュレットスケーラーでは、エッジが十分に当たる範囲が限局されるので、同じ場所を擦過してしまう
- ➡ 局所に力がかかるため、削れてしまう

上記を繰り返すと、最悪の場合、根面カリエスを誘発するおそれがあります（**図1**）。SRPを行う際は、事前のプロービングや探針チェックで、「どこに炎症があるのか」、「どこに取り残しがあるのか」を確認し、「キュレットスケーラーのエッジがそこに届いているのか」、「プローブや探針で感じたものをエッジで感じ取っているのか」を判断することが大切です。

どうも歯石に届いていない、感じていないと思う場合は、到達性を重視し、ブレードが短いミニキュレットスケーラーに変えるか、超音波スケーラーの歯周ポケット用の細いチップを用います（**図2a〜e**）。同じ場所を何度も過剰にエッジをかけるのは無意味であり、オーバートリートメントを誘発します。オーバートリートメントは術後の知覚過敏の原因や、逆にプラーク停滞環境を作り、根面カリエスを誘発することもあるので、気をつけましょう。

◉原因2：歯石なのか、根面の形態なのかの判断

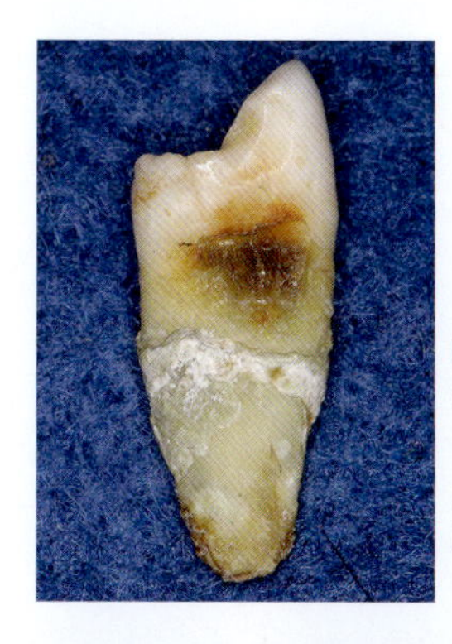

図❶　本来カリエスリスクの低い患者が歯周基本治療を受けることによって根面カリエスができやすくなる原因のひとつに、オーバートリートメントが疑われる

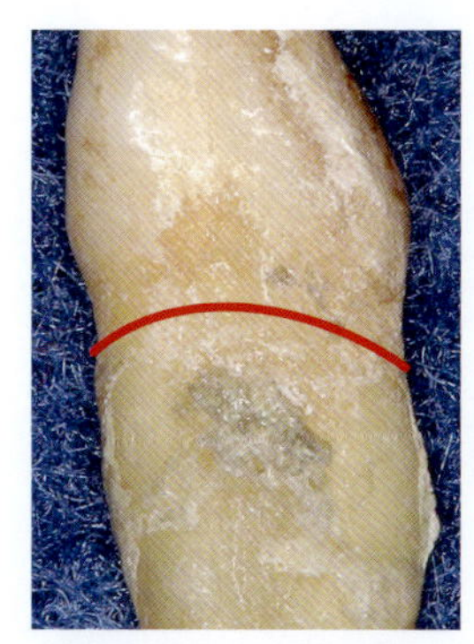

図❷a　浅いところだけスケーラーが当たり、その下は取り残していると思われる抜去歯牙。線より上は、少し削れている跡が……

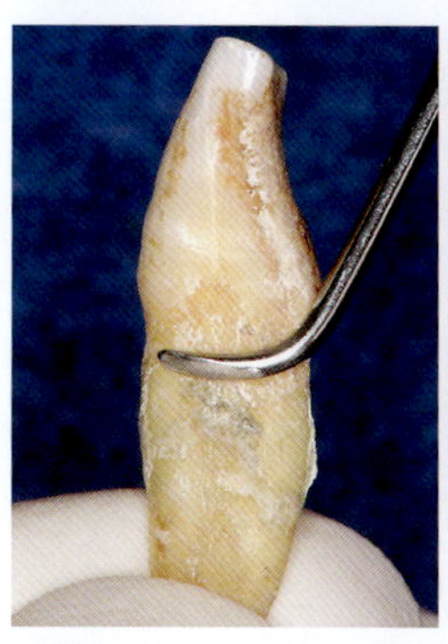

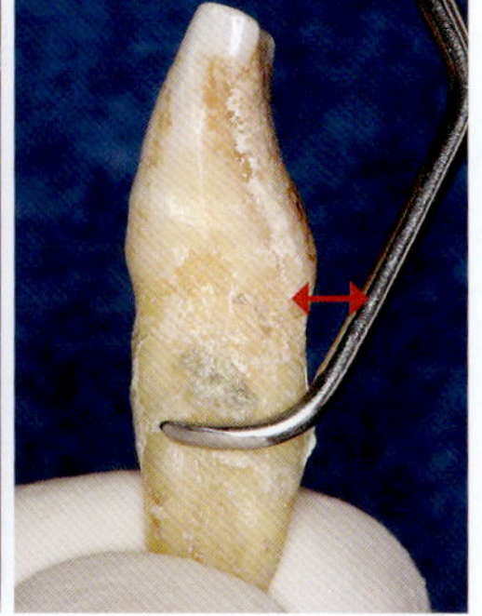

図❷b、c　おそらく長いブレードのスケーラーではそれ以上入れようとするとシャンクが歯肉の抵抗を受け、歯石の下まで挿入ができなかったと思われる

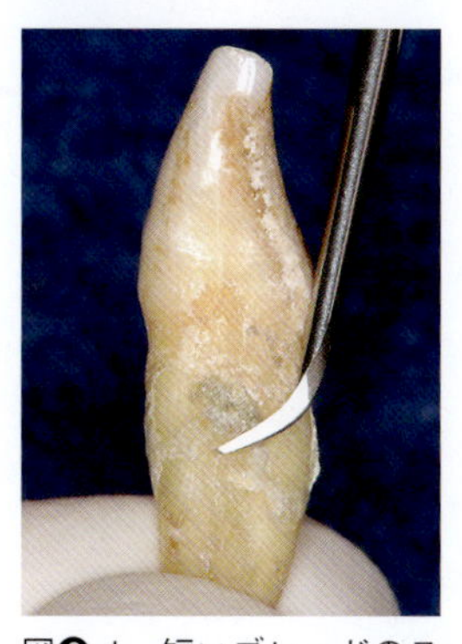

図❷d　短いブレードのスケーラーだと、シャンクが歯肉を開くことなく深くまで挿入しやすい

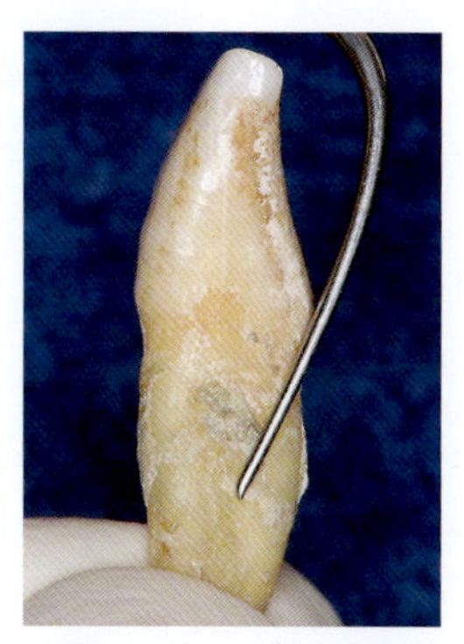

図❷e　細い超音波のチップであればプロービングの感覚でポケット底までの挿入が可能。ポケット内の根面を感じ、振動を与えることができる

がつかず、すべて残石があると疑い、力任せにストロークをかけてしまう

初回のSRP時でも、再評価時にしても、そこに**歯周ポケットがあり、出血などの炎症症状があるという事実から、歯根面が感染していることは明白でも、そこに歯石の沈着があるかどうかは別問題**です。炎症があるのでバイオフィルムをしっかりと除去しなければならないという使命感から、とにかくエッジに力をかけてガリガリと掻き取る行為が誘発されがちです。**事前のプロービングや探針でチェックした歯石をキュレットスケーラーのカッティングエッジで感じなければ、力をかける必要はなく、エッジで根表面を掻き撫でるようにして付着物を除去します。**

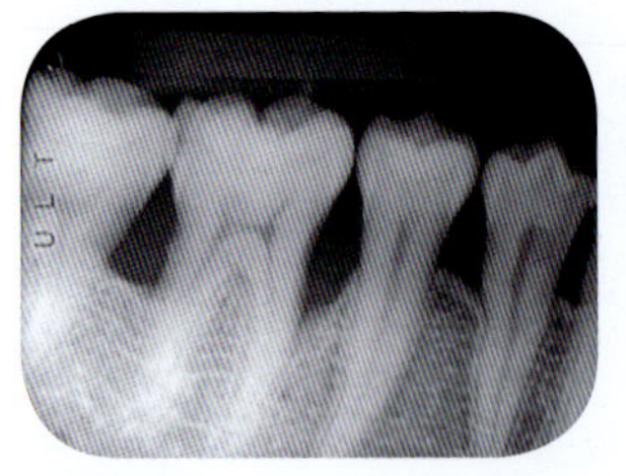

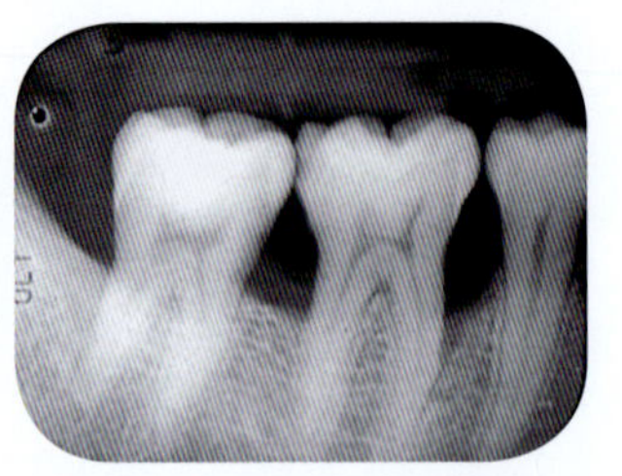

▪初診時　　▪全顎 SRP 終了後の再評価時

図❸　初診時と全顎 SRP 終了後の再評価時のデンタル X 線写真の比較。感染除去という目的は果たされていると思われるが、6|の歯根面が SRP 前と比べて細くなっていることが認められる

歯石やざらつきといった付着物をきちんと感じ取れず、とにかくむやみやたらに幾度となくストロークをしてしまうと、オーバートリートメントを惹起します。このとき、シャープニングが甘いとエッジを感じにくいため、状況判断が鈍くなるなど、悪影響を及ぼすこともあるでしょう。エッジを感じるためについ力をかけてしまうのも、オーバートリートメントの原因となります（図３）。

歯石のない感染根面の場合、ターゲットは“プラーク”＝“バイオフォルム”＝“バクテリア”です。バイオフィルムは、ざらつきで感じ取れます。また、歯根面自体はもともと滑沢ではないので、結果的にはルートプレーニング（RP）を行うことになります。**RP を行う際は、できるだけ長くエッジを適合させ、局所的な力をかけずまんべんなく擦過し、ざらつきを除去して滑沢化を図ると、オーバートリートメントを避けられる**でしょう。

また、根面は非常にきれいで、形態上においても問題がないと思われるのに、歯周ポケットの炎症があまり改善しないことがあります。その場合は、内縁上皮の感染が強く、生体の治癒応答が良好ではないことが疑われるので、機械的なデブライドメントだけではなく、抗菌療法も検討します。

●原因３：プラークや歯石が原因で起こっている歯周ポケットなのか、それとも剝離、破折などの局所因子がプラーク停滞因子となり、感染しやすいために歯周ポケットとなっているのかを判断できない

高齢者で残存歯数が多いと、こまかなクラックや根面剝離は大なり小なり起こっています（図４）。原因は咬合力による外傷といわれていますが、歯牙は日々咀嚼や嚥下、歯ぎしり、食いしばりによって機能的、非機能的に力が加わっています。ですから、硬組織とはいえ、経年的に力がかかる状況でそのようなことが起こるのは自然であり、ある意味、エイジング的な要因ともいえます。

歯頸部の楔状欠損として見られるアブフラク

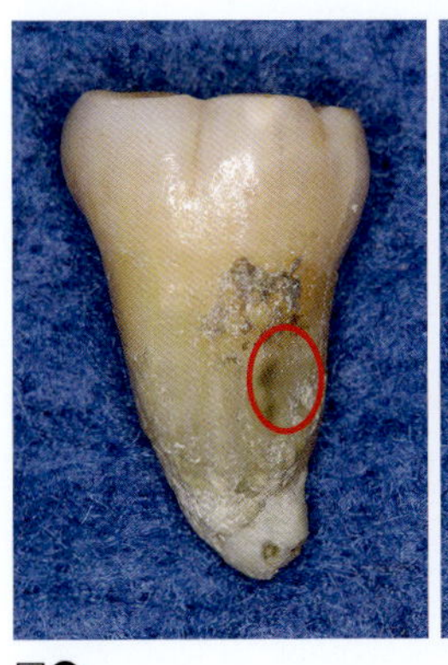

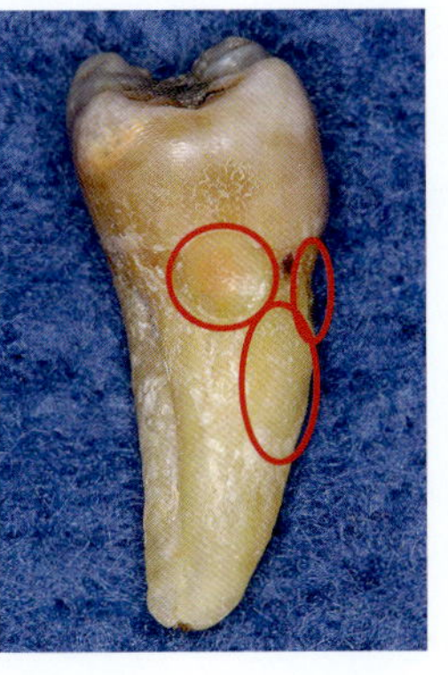

図❹

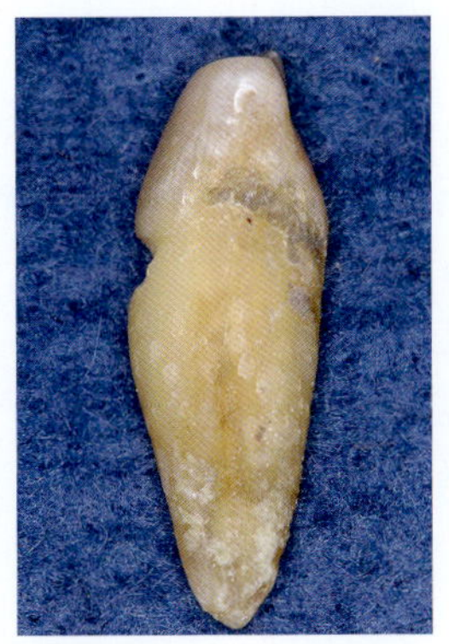

図❺

図❹　赤丸で囲っているところが根面剥離しているところ。外傷が原因と思われる

図❺　歯根面に見える白い斑点状のものはセメント質の添加されたものと思われる。探針でさわるとガタつきやざらつきを感じ、歯石との見分けがつかない

ションは、咬合の応力が歯頸部にかかる歯面剥離といわれています。同様の理由で、歯肉縁下において根面剥離が起こるのは当然のことでしょう。**このように、歯根破折や根面剥離によって付着が破壊され、プラークの停滞因子となり、炎症が起こっている状況もある**のです。

歯周ポケットの原因がすべて歯石やバイオフィルムだと思っていると、剥離のステップを歯石と間違えたり、麻酔下で無理に歯肉を開いて乱暴にSRPをしたりという事態を招くおそれがあります。また、セメント質が添加して、それを歯石と間違えることはよくあります（**図5**）。

見えない根面の状況をプロービングで判断できるようになるには、ある程度の経験が必要ですが、**キュレットスケーラーのエッジをかけたときの感覚で、付着物なのか、それとも形態であるのかを、ある程度判断できます。**このような判断ができるようになるためには、歯石を除去する感覚を何度も経験することが必要です。**確実に歯石の底にエッジをかけているにもかかわらず、思うように歯石が取れないときは、根面の形態であることも想定して経過を見ます。**必要に応じてフラップを開く場合は、明視下でしっかりと確認し、経験値を増やしましょう。

オーバートリートメントを避けるためのポイントを、下記にまとめます。

①ミニブレードのキュレットスケーラーや超音波スケーラーの細いチップを用い、歯周ポケット底までの挿入を図る

②根面のざらつきを取るようにできるだけエッジを長く接触させて、局所に圧がかかることを避ける

③事前のプロービングや探針で根面の形態を入念に探り、窪み、溝、ステップ、段差などを感じ取り、根面の形態に沿ったストロークを行う

Q36 SRPだけで、どこまで歯を保存できますか？

歯周治療における私たち歯科衛生士の役割は、できるかぎりSRPのみで歯周ポケットを改善することだと考えています。しかし、重度の歯周病においては、SRPだけで期待どおりの結果が得られないこともあり、そのような症例では選択的に歯周外科治療や歯周再生治療が行われます。

患者さんの全身疾患やリスクファクター、あるいは感染への抵抗力によっても違いがあると思いますが、私は歯を保存するためには、何よりも術者側である私たちの**ルートプレーニングの技術や、SRPのみで歯を残したいという思いの強さにも、大きな違いがある**のではないかと感じています。

そして、歯科衛生士の力で歯を保存することができれば、患者さんはもちろん、担当する歯科衛生士にとっても幸せなことだと思います。

SRPでの重要なポイント

SRPの技術として求められるものは、以下の3つに大別されると考えています。

①シャープニング
②根面の探知力
③インスツルメントの選択

①は、シャープなエッジを獲得することです。きちんとシャープニングができていないキュレットでは、歯石はもちろん取れませんし、細かい細菌叢への対応もできません。

②の探知力は非常に重要です。SRPは暗視下での作業になるので、根面の状態を常に意識しながらストロークをしていきます。**根面に歯石がどのように沈着しているのか、どのような形態をしているのか、手指の力を抜いて意識を集中させ、探索する**ことが成功の秘訣です。

③は、歯肉や根面の形態に合ったインスツルメントの選択を行うことで、患者さんの負担を軽減し、痛みを与えずに施術することが可能となります。そして、歯肉を傷つけない細やかなキュレット挿入、操作が求められます。

以上を踏まえて、重度の歯周病の患者さんに対し、SRPのみで保存できた症例を紹介します。

症例

- **患者**：初診時56歳(2006年10月)、男性、自営業
- **主訴**：歯が動く、噛めない、歯茎から出血がある
- **全身疾患**：高血圧、4年前に禁煙

初診時の状態を**図1、2**に示します。歯が動く、

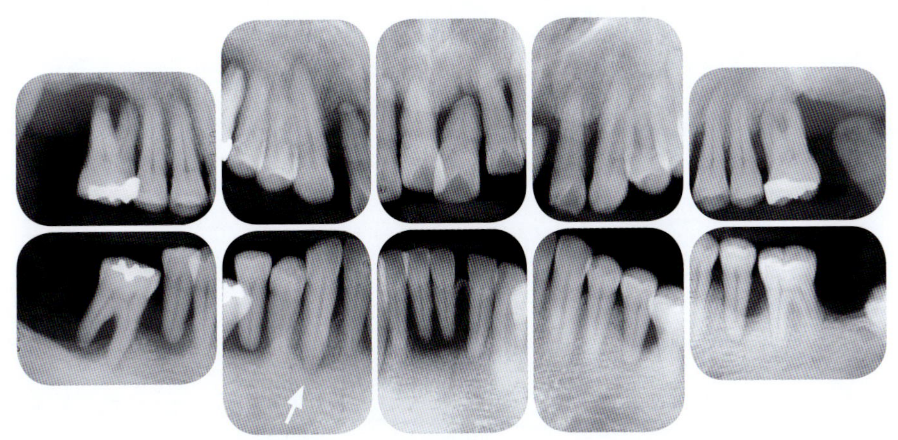

図❶　初診時のデンタルX線写真。全顎的に骨吸収が著しく、根尖に及ぶ骨吸収が多数みられる

		7	6	5	4	3	2	1	1	2	3	4	5	6	7		
動揺度			Ⅲ				Ⅲ		Ⅲ	Ⅰ	Ⅰ	Ⅰ	Ⅰ	Ⅰ			動揺度
根分岐部病変			Ⅰ														根分岐部病変
プロービングデプス	B		2 8 3	2 2 2	2 2 3	3 3 4	6 6 6	3 3 3	3 3 6	5 3 5	9 9 8	9 3 5	3 3 5	5 4 6		B	プロービングデプス
	L		3 3 5	3 3 4	5 3 4	4 3 3	8 8 8	6 3 4	6 6 8	6 4 3	11 9 8	9 3 3	3 3 6	6 3 5		L	
根分岐部病変																	根分岐部病変
		7	6	5	4	3	2	1	1	2	3	4	5	6	7		
根分岐部病変																	根分岐部病変
プロービングデプス	L		6 3 8	8 6 8	3 3 3	3 2 3	3 3 3	8 8 8	8 8 9	8 2 2	3 2 3	3 2 3	3 8 9	3 3 3		L	プロービングデプス
	B		5 3 3	8 8 8	3 3 5	10 9 13	4 3 5	5 6 8	6 8 9	8 2 2	3 2 2	3 2 3	6 3 9	3 3 3		B	
根分岐部病変			Ⅱ														根分岐部病変
動揺度			Ⅲ	Ⅲ		Ⅱ		Ⅲ	Ⅲ				Ⅲ				動揺度

図❷　同、プロービングチャート。赤字は出血、青字は排膿を示す

噛めないという主訴からもわかるように、デンタルX線写真では根尖まで骨吸収が及んでいる歯が多数見られました。全顎的に6～8㎜の歯周ポケットを有し、深い部位では13㎜あり、出血や排膿、動揺度もⅠ～Ⅲ度を認めました。

1．治療計画

資料をもとに治療計画を立て、保存不可能な歯である62|1と6(D)51|1は抜歯と診断されました。患者さんは、義歯もインプラント治療も避けたいと希望したため、3|（図1→）が保存できれば、義歯ではなくブリッジで補綴が可能であるという歯科医師の診断のもと、3|をKey teethとし、歯周基本治療を開始しました。

3|は唇側で根尖に及ぶ骨吸収を認めましたが、プロービングでも確認できるように、舌側には骨がありました。私はこの歯をできるだけSRPの

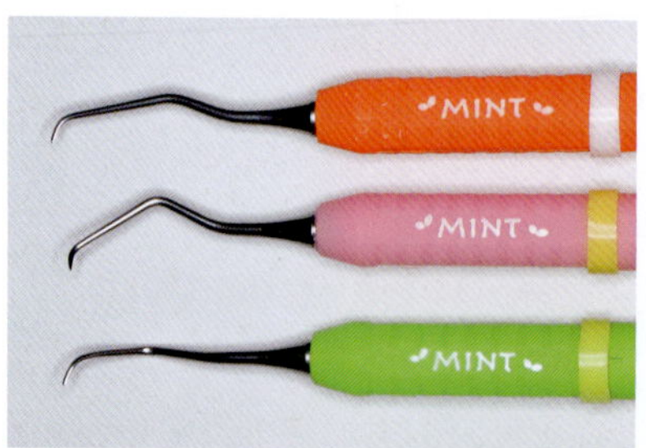

図❸ 唇側中央の深い部分は歯肉縁下にいくにつれて根の形態が細くなるため、miniG 1/2（上）が適合する。McCall-mini13/14（中央）で近心、遠心隅角を当て、Columbia 13/14（下）で唇側面全体を広い範囲でとらえる（以上、サンデンタル）

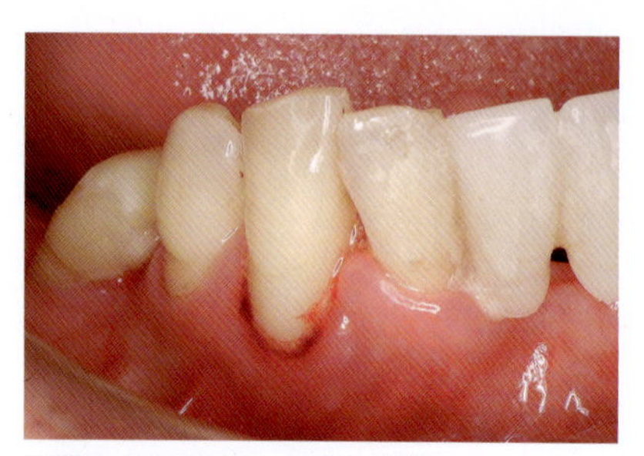

図❹a SRP 後の歯肉の状態

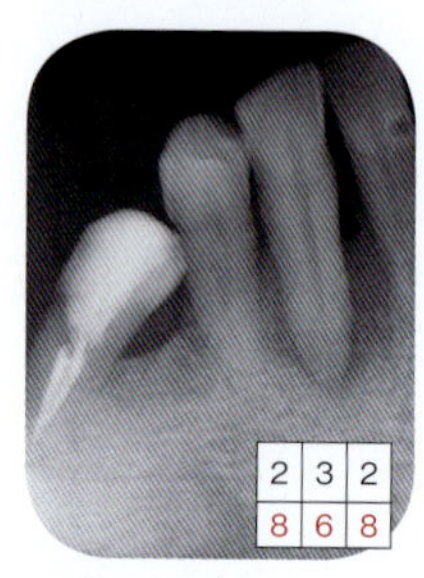

図❹b 同、デンタルX線写真

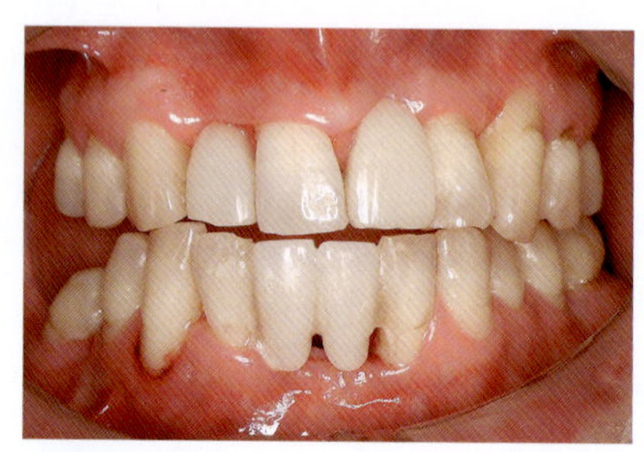

図❹c 噛み合わせに負担があるため、咬合調整を行った

みで保存したいと考えました。

2．SRP 時のポイント

ここからは、3|にフォーカスを当てて解説します。根尖まで骨吸収が認められる歯の場合には、注意深く施術を行います。歯周ポケットの深さを確認し、根尖ギリギリまでキュレット（**図3**）を挿入します。**プロービング時に根尖付近で少し抵抗を感じたら、保存できるのではないかと考えます。**歯根膜を傷つけないように、根尖部ギリギリのラインから根面の状態を把握し、慎重にストロークを行います。施術中は動揺していますので、歯の切端を押さえ、動かないように固定します。

3．再評価

SRP 後の状態を**図4**に示します。依然として歯肉の腫脹は認められ、デンタルX線写真においても、骨の改善は確認できません。唇側に6～8㎜の歯周ポケットが残存し、出血も見られました。ここから1ヵ月おきに来院していただき、咬合調整とデブライドメントを継続しました。

4．メインテナンス時のデブライドメント

SRP 時に歯石は除去していますので、エッジを通して根面を感じ、根面に付着している細菌を掻き出します。粗造感があれば少し力を加え、根面の状態に合わせて力のコントロールを行います。

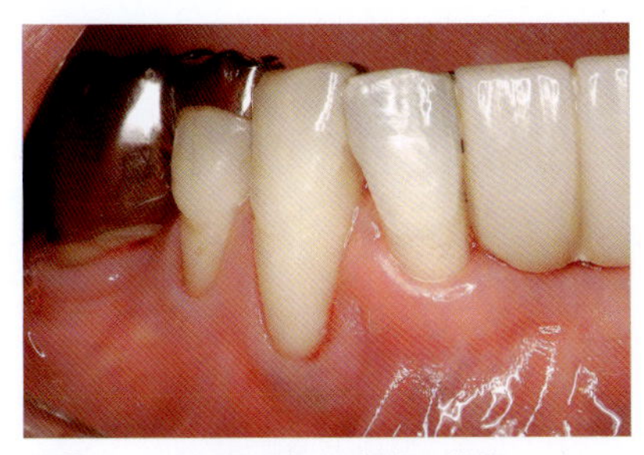

図❺a　SRP 後１年の歯肉の状態

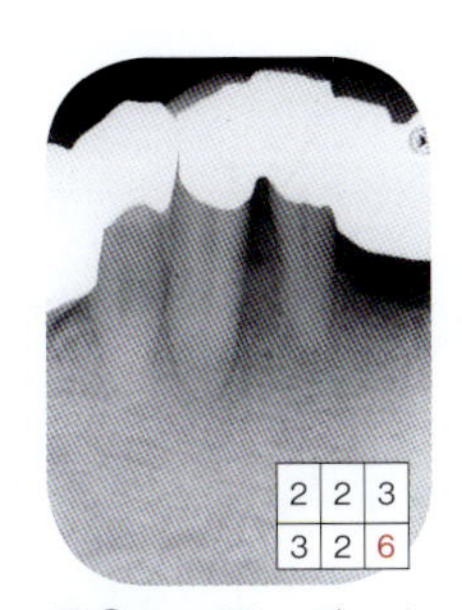

図❺b　同、デンタルＸ線写真

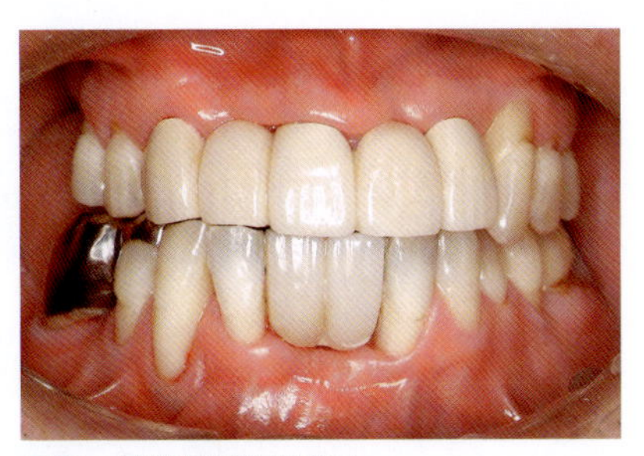

図❻　最終補綴物装着時

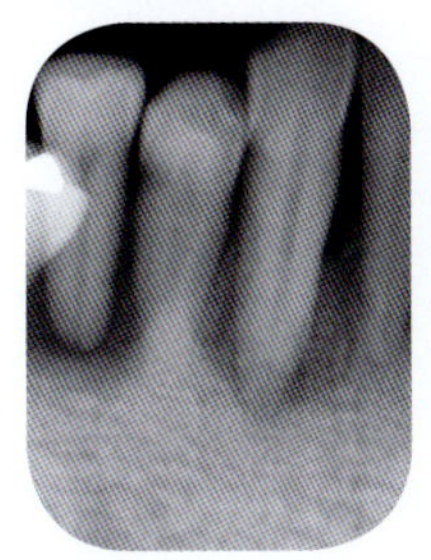

a：初診時

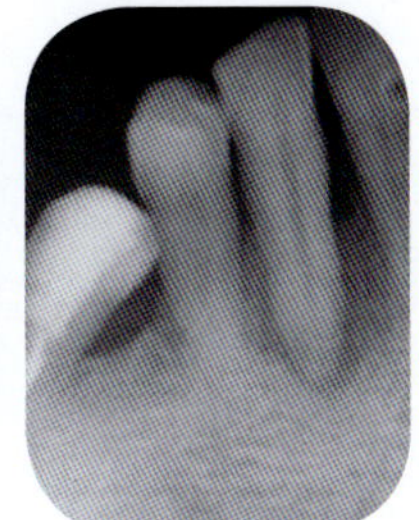

b：SRP 後

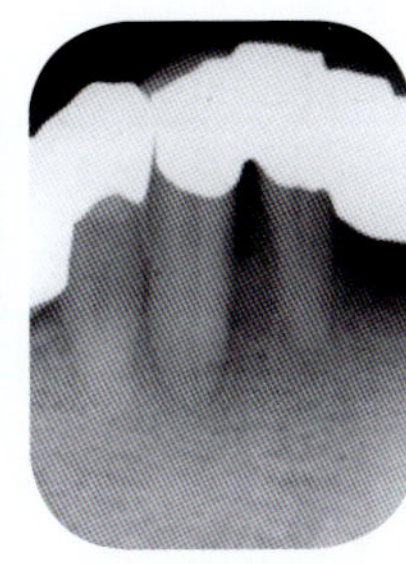

c：SRP 後１年

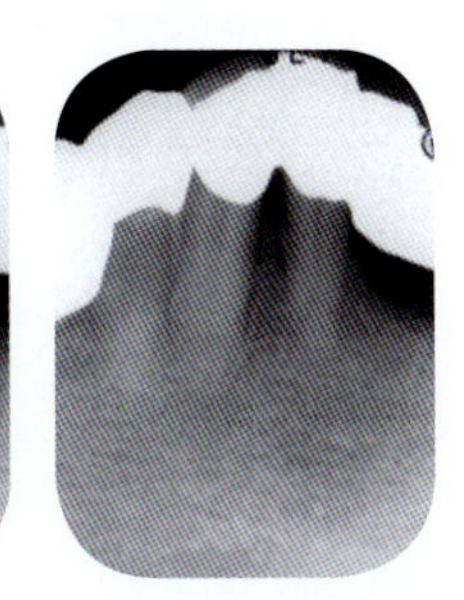

d：メインテナンス移行後７年

図❼a～d　メインテナンス移行後７年までの経過

この作業を毎回繰り返し継続しました。

5．SRP 後１年

SRP 後１年経過時の状態を**図５**に示します。歯肉は引き締まり、デンタルＸ線写真においても歯槽骨の改善が認められます。歯周ポケットも近心に一部６㎜と深い部位が残存していますが、メインテナンスでコントロールを試みました。

6．治療終了時

歯が保存できたことで最終補綴をブリッジで行えたため、患者さんもたいへん満足されました（**図６**）。しかし、3|はボーンハウジングの関係もあり、歯肉がかなり退縮しています。隣在歯と歯頸ラインが異なるため、ブラッシング時の注意が必要です。ここまでの経過を**図７**に示します。

7．メインテナンス移行後７年（図８）

メインテナンスへ移行し、現在７年が経過しています。デンタルＸ線写真においても、歯槽骨は安定しています。全顎的に深い歯周ポケットがなく、ほぼ３㎜以下で、動揺も認められません。歯肉の状態は良好とはいえませんが、３ヵ月の間隔で必ず来院されています。

歯周治療後の患者さんとのお付き合いは、長期

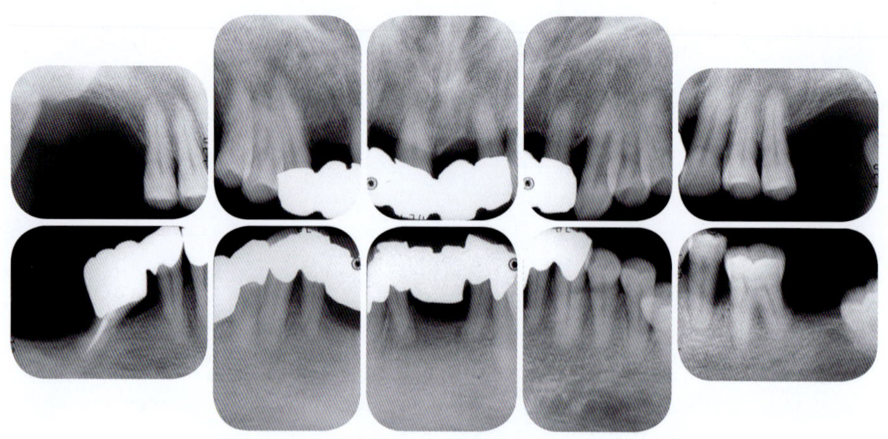

図❽a　メインテナンス移行後7年のデンタルX線写真

プロービング	B				3	2	2	2	2	2	2	2	2				2	2	2				2	2	2	3	2	2	2	2	2	2	2	3			
デプス	L				2	2	3	3	2	2	2	2	4				3	2	3				4	2	3	3	2	3	3	2	2	2	2	2			
根分岐部病変																																					
		6			5			4			3			2			1			1			2			3			4			5			6		
根分岐部病変																																					
プロービング	L	3	2	3				2	2	2	3	2	2	2	2	3							2	2	2	3	2	2	2	2	3	2	2	3	2	2	3
デプス	B	3	2	3				3	2	3	3	2	3	3	2	2							3	2	2	2	2	2	3	2	3	3	2	4	2	2	3

図❽b　同、プロービングチャート。赤字は出血を示す

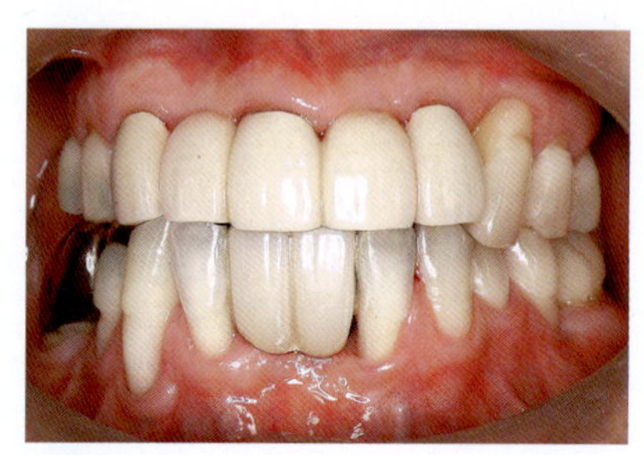

図❽c　同、正面観

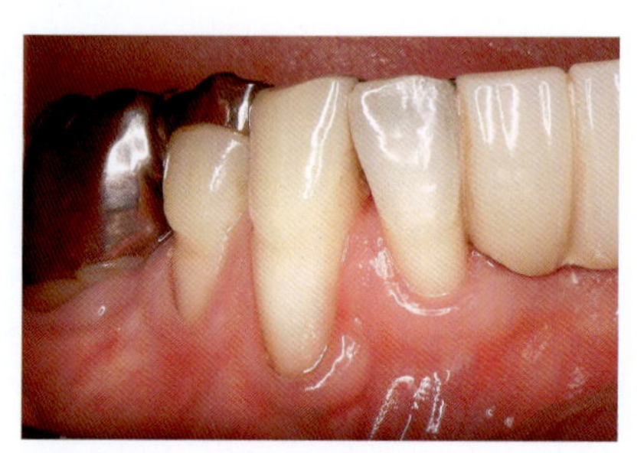

図❽d　同、3|歯肉の状態

にわたります。本症例のように、困難な歯を保存できたとしても、その後の管理や、患者さんのモチベーションの低下、プラークコントロールの悪化も防がなければなりません。**患者さんの過去を振り返り、現在を把握し、未来を予測しながら診ることが重要**ではないでしょうか。

8．考察

SRP 時の施術も非常に重要ですが、結果を焦るのではなく、**SRP 後もデブライドメントを継続し、負担があれば咬合調整で繰り返し対応する**ことで歯槽骨の改善が見られ、さらにスプリンティングすることで歯周組織の安定が得られたのではないかと思います。そして、非外科で対応したこと、義歯やインプラントではなくブリッジで対応できたことで、患者さんとの信頼関係も構築できました。メインテナンスへ移行後７年経過時まで、プラークコントロールの一時的な低下も見られましたが、再度重要性を説明して理解していただいたことで、モチベーションの維持にも繋がっているのではないかと感じています。

この患者さんを通して、私は多くのことを学びました。**どのようなケースで歯を保存できるのかは、臨床を積み重ねて少しずつわかる**ものだと考えています。読者の皆様にも、症例一つ一つに全力投球し、患者さんの歯を１本でも多く保存できるよう、基本に忠実に、日々の診療に臨んでいただきたいと思います。

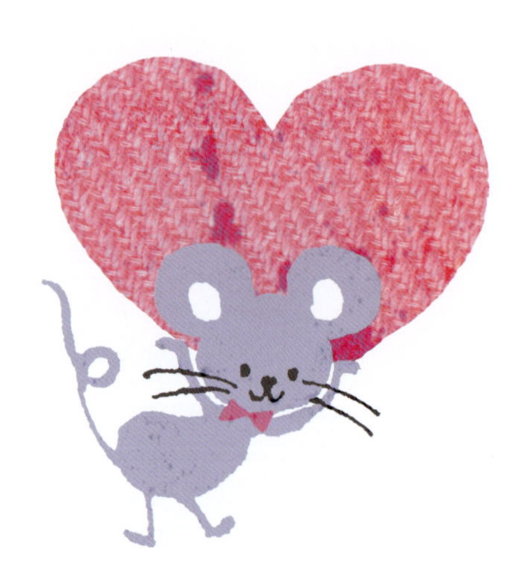
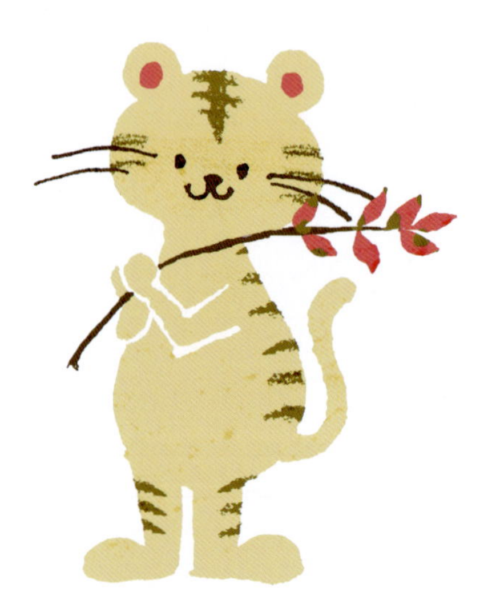

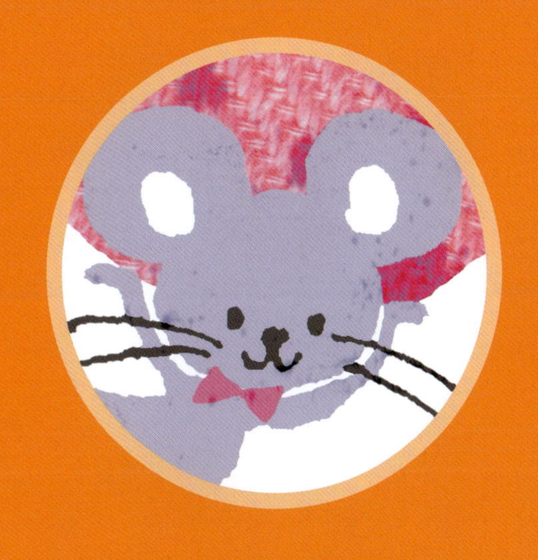

4章

メインテナンス

maintenance

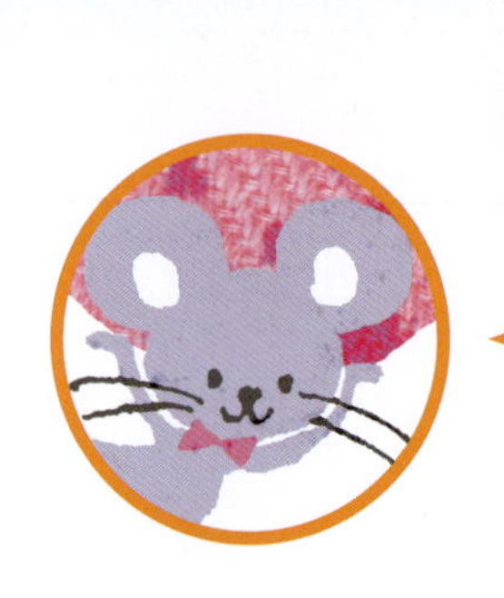

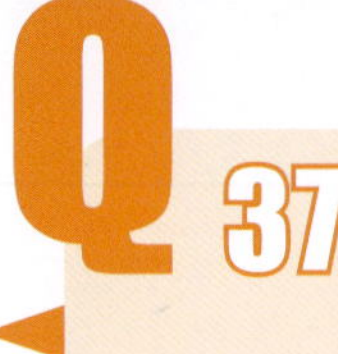

Q37 なぜストレスが歯周病の間接的なリスクといわれているのですか？

A 人は日々生活を営むなかで、いろいろなストレスにさらされています。仕事や人間関係、育児、介護、病気など、人それぞれにストレスを感じ、それらに対応しながら生きています。

「ストレスが原因で胃潰瘍になった」

「極度の緊張で、胸がドキドキして口が渇いた」

このように、**強いストレスを感じると、生体に変化がみられます。**これは、ストレスがどのように影響しているからなのでしょうか？

ストレスの実態

ストレスとは、「外部刺激によって生体に起こるひずみ」を意味し、その原因となる外部の刺激をストレッサーといいます。生理学者のセリエは、生体がストレッサーに出合ったときに、ストレッサーの種類に関係なく、自分を守り、適応するために、生体が一定の生理的反応を起こす「汎適応症候群」を発見しました。汎適応症候群は、ストレスホルモンと自律神経が連動して引き起こされ

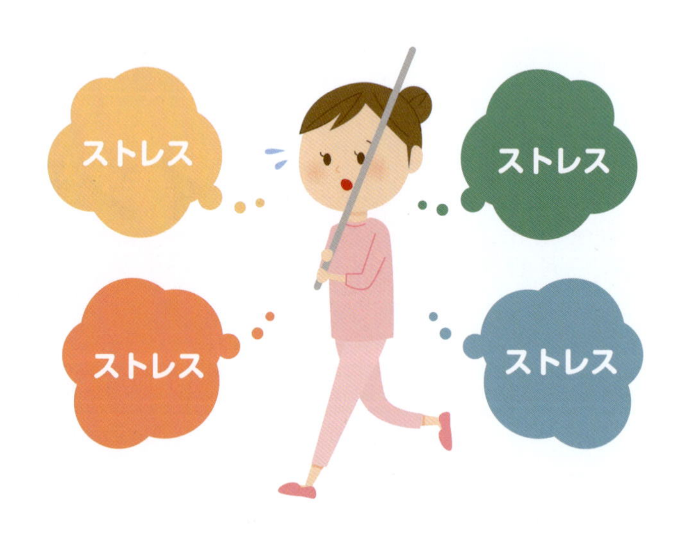

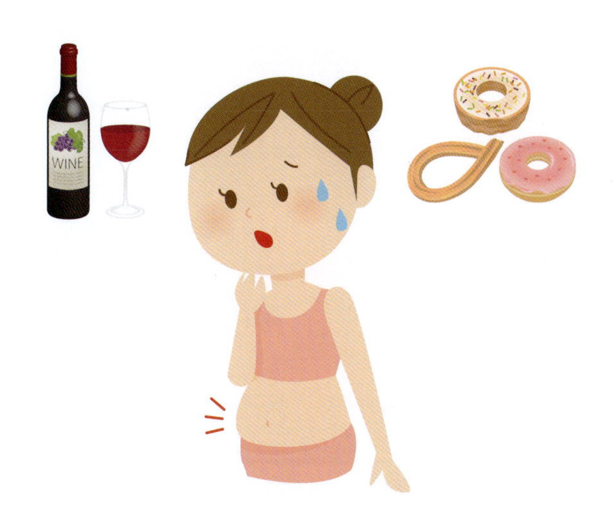

ます。

脳がストレスを感知すると、アドレナリン、コルチゾールなどのストレスホルモンの分泌を指示し、自律神経の交感神経を優位にします。ストレスホルモンの分泌や交感神経が優位になると、血圧の上昇や心拍数の増加、血糖値の上昇が起こり、全身にエネルギーとなるブドウ糖を供給します。また、呼吸数の増加、消化機能を低下させるなどの緊急反応を起こし、全身をストレスと戦うための状態にします。

これらは、生体がストレスに抵抗するために起こる反応です。しかし、ストレス状態が長引くと、ストレスホルモンが過剰に働き、自律神経のバランスが崩れてしまうことで、身体にさまざまな不調を引き起こします。

また、ストレスホルモンのコルチゾールは、免疫の細胞を育てる胸腺を萎縮させるため、**血液中からリンパ球が減少して、全身の免疫力が低下**します。

ストレスが原因で引き起こされる代表的な疾患として、うつ病、心身症、神経症（不安障害）が挙げられます。心身症は、心のストレスに対する過剰反応が、体の病気を引き起こしたものです。代表的な疾患としては、本態性高血圧や糖尿病などがあり、仕事のストレスで胃潰瘍になるのも、心身症に当てはまります。口腔心身症として、顎関節症、舌痛症、慢性反復性口内炎、口臭症、ドライマウスなどがあります。

不定愁訴で不調を訴える方には、ストレスも視野に入れて、慎重に診断する必要があります。神経症（不安障害）とは、ストレスに対する反応が心に現れ、その影響で心身にさまざまな症状を引き起こす疾患です。代表的なものとして、パニック障害、閉所恐怖症、強迫神経症、心気症などがあります。ストレスによって引き起こされた疾患を治す診療科は、心療内科もしくは精神科です。

歯周病とストレスの関係性

ストレスで交感神経が優位になると、血流障害が起き、歯周組織の免疫力が下がります。その影響で顆粒球が増え、化膿性の炎症を起こしやすくなります。顆粒球は酵素と活性酸素を利用して細菌を殺しますが、この**活性酸素が正常な細胞までも破壊してしまい、結果として歯周病が発症し、進行してしまいます。**

唾液腺は交感神経と副交感神経の二重支配を受けていますが、**ストレスで交感神経に傾いている時間が多いと、ネバネバと水分量の少ない唾液が分泌されます。**その結果、唾液分泌が減り、ドライマウスを引き起こします。ドライマウスが引き起こされると、自浄作用が低下してプラークコントロールが不良となり、歯周病のリスクを高めてしまいます。

ストレスが強い生活を送っていると、不眠が続いたり、甘い物や間食が増えたり、飲酒回数や飲酒量が増えたりすることで、糖分摂取が多くなります。そして、**二次的に免疫力が落ち、歯周病のリスクが高まる**と考えられます。

歯周ポケットは大して深くないのに、歯肉が赤々と腫れていたり、SRP を行っても歯肉応答が悪く、炎症改善があまり得られない場合は、免疫力の低下が影響している可能性があります。このような場合は急いで再 SRP を行うのではなく、ストレス状態を確認し、ストレスマネジメントのアドバイスをしましょう。

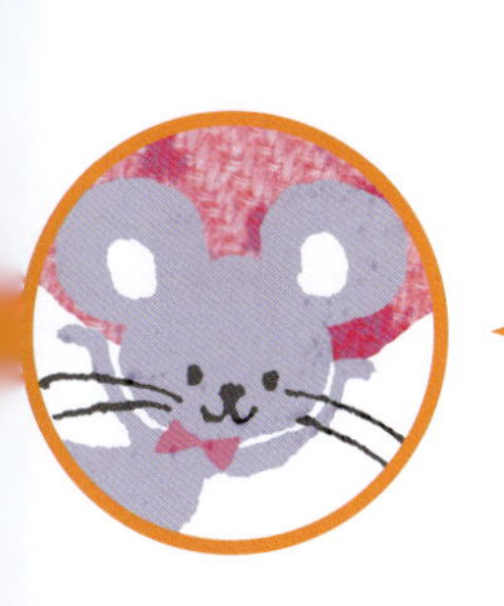

Q38 ストレスが口腔内に悪影響を及ぼしていると思われる場合、歯科衛生士として何ができますか？

A 患者さんの抱えるストレスが、免疫抵抗力を低下させていると思われるケースにおいて、まずはどのようなストレスを抱えているのか、じっくりとヒアリングを行います。親身になって話を聴いてあげるだけでも、患者さんにとっては**自分が抱えている負の感情を吐き出すことになり、ストレスの軽減に繋がります。**

患者さんが抱えるストレスのなかで、チェアーサイドで解決、解消できるものは少ないですが、**対症療法について、いくつか提案をする**ことはできます。また、生活は毎日変化しますので、時間の経過とともに状況は必ず変化し、通りすぎるものです。私たちはそれまでの間、なんとか口腔内に悪影響が出ないように、SPT の間隔を短くしたり、場合によっては薬の力も借りつつ、プロケアでプラークコントロールを強化しながら、見守ります。

ストレスマネジメントはセルフケアが重要

ストレスの反応を抑えたり、反応の程度を軽減したりするための行動を「コーピング」といいます。コーピングには、「思考に対するコーピング」と、「感情に対するコーピング」、「身体に対するコーピング」があります。

「思考に対するコーピング」とは、問題解決のために積極的に行動するなど、ストレッサーを取り除くことを目的とします。たとえば、受け止め方をプラスに考えるとか、その問題について誰かに相談する、あるいは当事者と話し合いをする、などです。

次に、**「感情に対するコーピング」**とは、「思いっきり泣いてスッキリする」、「カラオケで大きな声で歌う」、「声を出して笑う」、「気分転換にドライブする」など、ストレッサーによって引き起こされた怒りや不安など、情緒の不安定さを低減させることを目的とします。つまり、**疲労感や緊張感の緩和やリラックスを狙ったもの**です。

そして、**「身体に対するコーピング」**では、リラクセーションを行います。

1．リラクセーション

リラクセーションとは、自らの体や精神を使って身体の状態を整える方法です。リラクセーションの効果は、副交感神経を優位にすることで、ストレスで交感神経に傾いた自律神経のバランスをとります。代表的なものとして、腹式呼吸法とストレッチがあります。

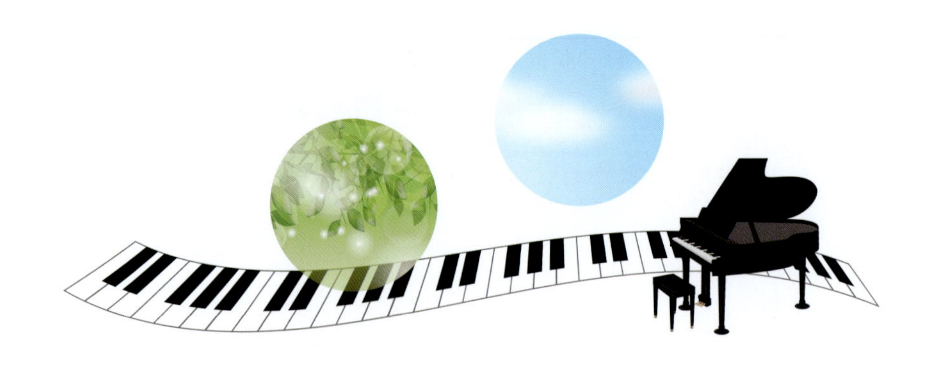

２．アロマセラピー

香りにはストレスを軽減し、気分を落ち着ける効果があります。とくにリラックス効果がある香りは、ラベンダー、カモミール、ネロリ、ゼラニウム、オレンジなどです。そのときの体調や好みに合わせて、精油を選択します。

３．ミュージックセラピー

一般に、ヒーリングミュージックと呼ばれる楽曲には"1/f のゆらぎリズム"が使用されています。1/f のゆらぎのリズムには、脳波をα波にしてストレスを緩和させる効果があり、リラックスするとα波が発生し、副交感神経が優位になります。音楽でα波を発生させると、自然とリラックス状態になります。自然界における1/f のゆらぎのリズムとして、小川のせせらぎや潮騒、虫の鳴き声、鳥の声などがあります。ですから、診療室での音楽は、テンポのよい曲より、1/f のゆらぎのリズムのものをお勧めします。

コーピングは、**自分のストレス反応に合ったものをチョイスする**必要があります。ただ、どのストレスでも、**最初に身体に対するコーピングを行うと、自然に思考や感情のストレスも軽減する**といわれています。

セロトニントレーニング

人間の心は、脳の中にあるといわれています。脳の中には、ストレス情報を伝えるノルアドレナリンと、ドーパミンなどの神経伝達物質があります。ノルアドレナリンやドーパミンは、適度な分泌であれば、意欲や快楽をもたらし、身体を危険から守ってくれます。しかし、過剰分泌すると、うつ病やパニック障害などの精神疾患や、アルコール依存症などを引き起こします。

セロトニンは、ノルアドレナリンとドーパミンの過剰分泌を抑える働きがあります。セロトニンはストレスと密接に関係しており、ストレスが増えればセロトニンが減る、セロトニンが増えればストレスが減るのです。つまり、**精神的ストレスを軽減させるには、セロトニン神経を活発にするとよい**のです。

セロトニンを増やすポイント

1．太陽光を浴びる

セロトニン神経は、日中だけセロトニンを出すという特性があります。ですから、毎朝、日を浴びてセロトニン神経のスイッチをオンにしましょう。

2．リズム運動（ウォーキング・ラジオ体操・スクワット・ヨガ・座禅など）をする

メジャーリーガーがガムを噛んでプレーしている姿をテレビで観たことはありませんか？　これは、ガムを噛むことでセロトニン神経を活発にして、心を落ち着かせているのです。

3．グルーミングをする

セロトニン神経は、人と人との触れ合いで最も活性化するといわれています。また、誰かと一緒にカラオケに行ったり、ランチに行ったりすることでも活性化するようです。

ストレスとうまく付き合うことができれば、心身ともに健康になり、人生を楽しむことができます。**ストレスマネジメントは、自分のストレスに気づき、自分に合ったコーピングを選択することが重要です。**

歯科衛生士は精神医療の専門家ではありません。ですが、歯科衛生士がチェアーサイドで行うアドバイスがきっかけとなり、患者さんが自分のストレスを知ることは大切なのではないでしょうか。それはまた、健康行動、ひいては心身の健康に繋がります。そして、**心身が健康になると、口腔の健康にも繋がる**のです。「木も見て森も見る」。そんな歯科衛生士でいたいものですね。

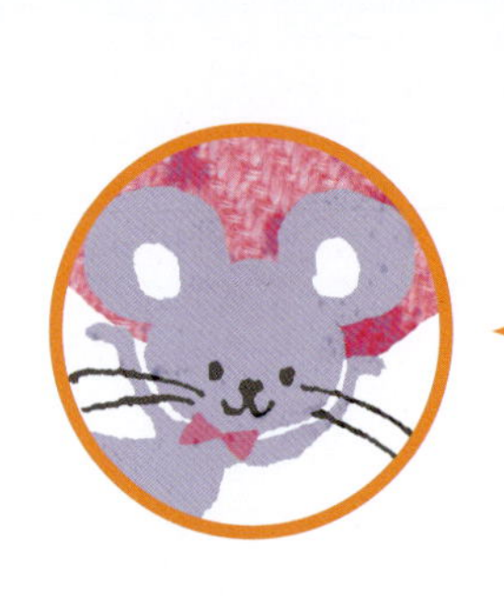

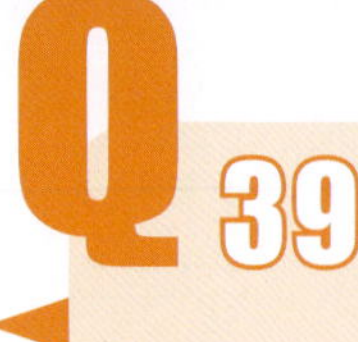

Q39 ドライマウス起因の症状に悩んでいる患者さんに、どんなアドバイスができますか？

A 口腔内の不快症状を訴える患者さんのなかには、その原因としてドライマウスが疑われる場合があります。そして、そのような患者さんには、ドライマウスの自覚がない方も多くいます。

ドライマウスの原因や口腔内への影響を知っておくことで、不快症状の原因を特定し、それを解消するお手伝いができるのではないでしょうか。そのために私たち歯科衛生士は、日ごろから患者さんとどのようにかかわり、どこを診るとよいのかを考えてみます。

ドライマウスの現状

ドライマウスに罹患している患者さんは現在、推定800万～1,000万人と考えられています。そのなかには、唾液量の減少を認める方もいれば、唾液量の減少を伴わずに口腔乾燥を訴える方もいます。そして、そこからさらに、いくつかの原因に分類されます（**表1**）。

ドライマウスの原因

ドライマウスの原因としては、唾液腺そのもの

表❶　ドライマウス（口腔乾燥症）の分類

唾液分泌量	
低下を認める者	低下を認めない者
●生活習慣に起因する口腔乾燥症 ●全身的要因に起因する口腔乾燥症 ●唾液腺障害（唾液腺自体の異常）に起因する口腔乾燥症 ●神経性要因に起因する口腔乾燥症 ●加齢（生理的要因）：唾液腺の萎縮 ●その他：原因があきらかでないもの	●局所的（口腔内）要因に起因する口腔乾燥症（蒸発性口腔乾燥症） ●心因性口腔乾燥症

の損傷、萎縮があります。具体的には、シェーグレン症候群、顔面の腫瘍などに対する放射線治療、外傷などが挙げられます。唾液の分泌は自律神経の働きに支配されているため、ストレスによる神経性要因がドライマウスを生じさせます。さらに、薬物の副作用(600種類はあるといわれています)でも、ドライマウスに罹患します。その他にも、糖尿病や腎臓病の合併症として利尿が進むと、体内が水分不足となり、ドライマウスを生じる場合があります。

このように、患者さんを診ていくうえで、私たち歯科衛生士も患者さんの全身疾患と服薬状況をチェックすることは必須といえるのです。

口腔内への影響

ドライマウスに罹患すると、歯周病やう蝕が進行しやすくなり、それが原因で歯を失うこともあります。また、味がしない、わからなくなるといった味覚障害や、よく噛めない、噛みにくい、飲み込みにくいといった咀嚼・摂食嚥下障害、口の不快感や粘膜の外傷など、生命維持に必要な口腔機能の障害、言語障害、口臭なども挙げられます。このように、**ドライマウスは社会生活に必要な口腔機能の障害を引き起こす**のです。

ケース１：味覚障害の原因は薬剤？口腔乾燥？（図１）

Ａさんは84歳の女性、上下無歯顎で義歯を装着することで咀嚼機能回復を図っていました。初診時、「味がわからない」と訴え、口腔内に乾燥を認めました。本人に自覚はないものの、口腔乾燥による味覚障害の可能性を考え、術者による唾液腺マッサージを行いました。ホームケアでは、保湿ジェルの使用を勧め、経過観察することにしました。このとき、服薬状況をうかがい、**薬剤の副作用による味覚障害の可能性がないかも確認**しました。

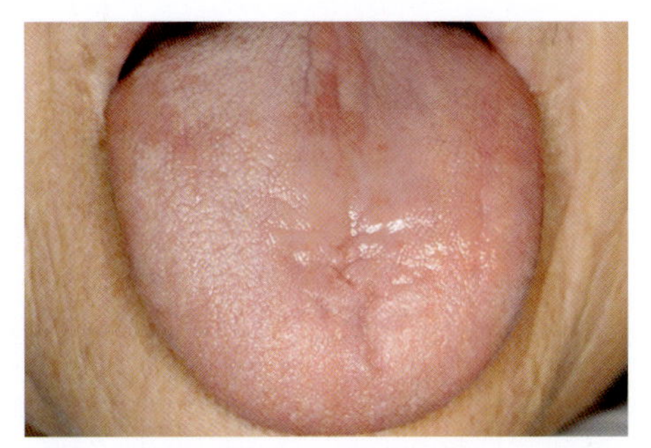

図❶　舌乳頭が萎縮し、粘膜の平滑化が認められる

２度目の来院時、症状は変わらず、味がわからないため、毎日の食事作りにも支障が出ており、とてもお困りで、お疲れの様子でした。口腔内と口腔外からの唾液腺マッサージを施して、唾液の分泌と緊張がほぐれたことを確認できたところでお話をうかがうと、数ヵ月前に遠方で暮らす長男の嫁が亡くなってつらい思いをしたこと、葬儀のために遠方に出かけて非常に疲れたこと、いまも残された長男や孫娘のことが心配でたまらないなど、堰を切ったように話し始めました。患者さん

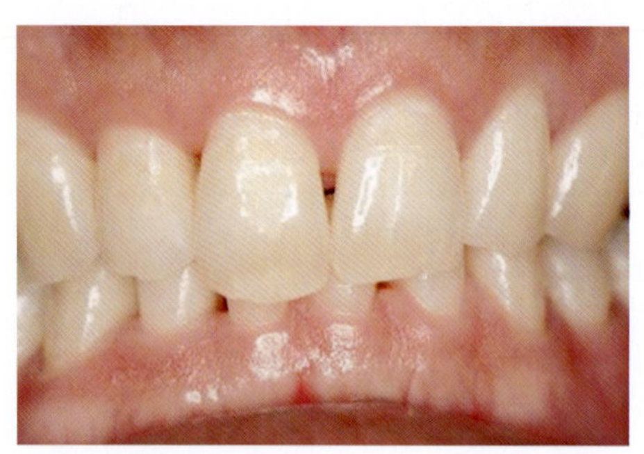

図❷　歯頸部の粘着性のプラークと歯面の白濁

のお話に耳を傾け、労りの言葉をかけてこの日の診療は終了しました。このとき、**ストレスによる口腔乾燥に起因する味覚障害の可能性をお伝えしました。**

３度目の来院時、「症状が改善した。以前よりも味がわかるようになった」とのことで、料理の味つけもできるようになり、表情からも症状がとてもよくなっていることが見てとれました。それでも口腔内の乾燥感は残っていたため、唾液腺マッサージの方法を再度お伝えしました。

Aさんの場合、味覚障害の原因は口腔乾燥でしたが、初診時には口腔乾燥の原因への対処ができていなかったため、改善が認められなかったと考えられます。２度目の来院時、ただひたすら患者さんの思いを傾聴することに徹したことで、口腔乾燥の原因となるストレスの存在に気づき、患者さんにその説明をしたことで患者さんのストレスを軽減でき、ひいてはドライマウスの症状を和らげることに繋がったものと考えられます。

ケース２：歯面の白濁の原因は口腔乾燥？（図２、３）

Sさんは34歳の男性で、歯周基本治療とう蝕処置が終了し、数年前からメインテナンスで来院されていました。３ヵ月ごとのメインテナンスも欠かさずお越しになり、ブラッシングへの関心も高く、禁煙も成功しました。ただ、歯頸部に白濁がみられること、丁寧なブラッシングで付着部位は少ないものの、粘着性のプラークが残っていることから、カリエスのリスクが高いと考え、メインテナンスを継続していきました。

これらの原因を探るべく、Sさんに生活習慣についてお聞きしたところ、屋外で仕事をしていて汗をかくので水分摂取が欠かせないこと、その水分として炭酸飲料やスポーツドリンクを多飲していることがわかりました。あきらかに糖質過剰摂取であることから、砂糖がカリエスリスクを高めていることを説明し、水分摂取の方法を見直すア

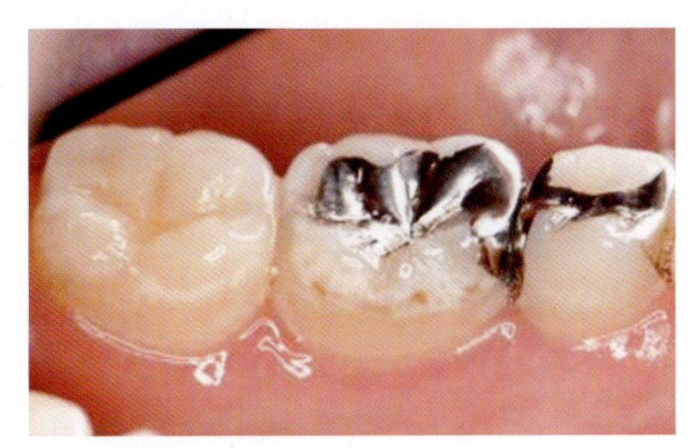

図❸　舌側にも白濁を認める

ドバイスを続けてお話ししました。しかし、こちらの情報提供不足もあり、今度は栄養ドリンクや清涼飲料水に関心が向いたり、Ｓさんの工夫がよい方向へ進まないことがありました。

私がドライマウスについて勉強していると、**生活習慣に起因する口腔乾燥症の存在**を知りました。Ｓさんには、喉の渇きは嗜好品が原因となっていることもあり、砂糖を含む飲み物は逆に乾きを促進することを伝えました。そのことを知ったＳさんは、水分摂取をお茶や水で摂ることを意識するようになりました。その結果、白濁の部位は進行することなく、現在に至っています。

カリエスリスクが高い原因は、糖質の過剰摂取と考えられます。生活習慣をよくうかがうことで、単に甘いものを摂らないように伝えるだけではなく、患者さんがよかれと思ってしている行動に対して、さらによくなるアドバイスができました。そのうえ、糖類の摂取量も減らせました。

ドライマウスにはさまざまな原因があります。なぜそうなったのかを**患者さん自身にも原因を理解してもらうことで、ドライマウスを改善するための保湿や唾液腺マッサージなどの必要性も理解でき、その効果を実感しやすくなる**と思います。私たち歯科衛生士は、歯や歯肉だけではなく、患者さんの全身や生活背景までをみることで、ホームケアへのアドバイスやメインテナンスの必要性について、もっとその患者さんに合った内容で説明できるのではないでしょうか。

【参考文献】

1）ドライマウス研究会（編）：ドライマウス診断・治療マニュアル.

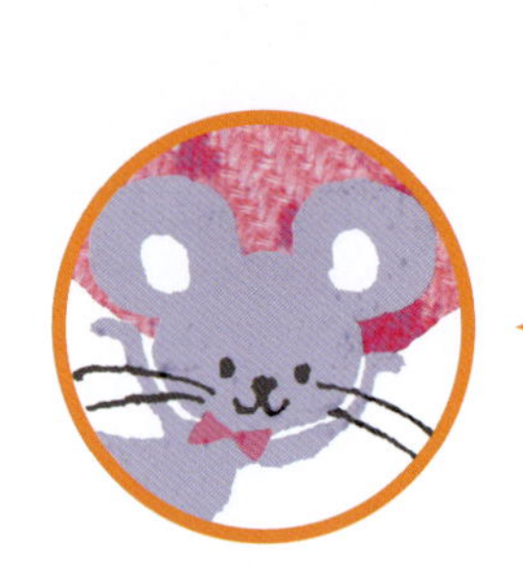

Q40 新しい情報を求めている患者さんに何か伝えられませんか？

A 歯周治療を成功に導くためには、検査の正確性やSRPの技術が欠かせません。それらに加えて、患者さんのホームケアのモチベーションや、技術を向上させるためのコミュニケーション術、ホームケア用品の知識も必要です。

歯周治療が終了してメインテナンスやSPTに移行する患者さんに対して、定期的なプロフェッショナルケアの重要性をしっかりと伝え、適切な期間で来院していただくことは、患者さんの健康を守ることに繋がります。

ただ、**長いお付き合いになるほど、同じことの繰り返しになりがち**です。マンネリ化により、患者さんのモチベーションの低下や、来院が途切れてしまったという経験はありませんか？

患者さんは何を求めて来院するかを考えたとき、「評価を求めている」ことが大きいと思います。その例を**表1**に挙げてみます。

このように、**現状の評価にプラスして、新しい情報を求めている方が多い**です。

そこで私が患者さんにお伝えすることが多いのが、アンチエイジング医学を取り入れたメインテナンスです。

表❶　患者さんが求めている「評価」例

- 私の担当患者さんは自分の口腔内の状況が現状維持できているか？
- テレビや雑誌で得た口腔に関する情報が正しいものであるのか？　もしくは自分にとって必要な情報であるのかを教わりたい
- よい状態を維持していくために、もっとよいことはないか？

アンチエイジング医学

アンチエイジング医学の定義は、**「元気で長寿を享受することを目指す理論的・実践的科学である」**といわれています。

元気を享受するというのは、単に寿命を延長することではなく、人間としての**“寿命の質”**を問題にしています。また、「元気で」というのは、たとえ何かの病気に罹っていても、元気で長寿を享受できる状態を意味しています。これは、歯科医療におけるSPT（サポーティブペリオドンタルセラピー）の定義にも当てはまると思います。

アンチエイジング医学は幅広く、すべてを網羅することはできませんが、歯科から発信できることを選んで、患者さんへの指導に役立てています。

具体的には、ドライマウスへの対応や栄養療法を取り入れた指導を行っています。

ドライマウスへの対応

メインテナンス時にドライマウスが認められ、う蝕や歯周病のリスク要因になっている場合は、自覚症状の有無にかかわらず、その対応法をお伝えしています。

その方法は、以下のとおりです。

1. **唾液腺のマッサージやオーラルストレッチを行い、ドライマウスの自覚を促す**
2. **セルフケアとしての唾液腺マッサージの方法や、歯ブラシを用いたストレッチや表情筋エクササイズなどを紹介する**

唾液量を増やすことは、美容効果にも繋がりますし、ストレッチやエクササイズもほうれい線を薄くし、お顔周りのしわやたるみに効果的であることもお伝えすることで、患者さんのモチベーションも上がります。

エクササイズなどをお勧めするときは、患者さんとの会話のなかや、実際に口腔内に触れることで、どのようなエクササイズが必要かを考え、最小限のことをお伝えします。その理由は、TBI と同様に、**たくさんのことを患者さんに伝えても、一度にすべてを理解して実行し、なおかつ継続することは難しい**場合が多いからです。

お勧めしたあとは、必ず次回の来院時に経過をうかがいます。これは、メインテナンス来院時にお話しする内容の幅を広げることにも繋がります。

対応例：40代女性の患者さん

DH「Aさん、今日の検査の結果ですが、とてもよい状態を保っていらっしゃいます！　歯ぐきも引き締まっていますし、出血もほとんど見られません。歯の表面もピカピカで、上手にお手入れされています。ご自宅でのケアは、いまのところこの調子で続けていかれるとよいと思います。

ところでAさん、最近お口の乾きが気になることはありませんか？　お口の中を拝見しているときに、いつもより唾液の量が少なく感じたのですが、いかがでしょうか？」

Aさん「そういえば、最近なんだか口の中がねばねばした感じがして……。少し気になっているの。これって、唾液の量が減っているということなのかしら？」

DH「ドライマウスといって、さまざまな原因によって唾液の分泌量が減ることで、口の中に不快感が現れることがあります。症状が続くと、むし歯や歯周病を悪化させることもあるんです」

Aさん「それは怖いわね。また悪くなるのはいやだわ。どうしたらいいのかしら？」

この患者さんは全身疾患もなく、服薬もありません。

DH「Aさん、先ほどのお話のなかで、最近お仕事の内容が変わり、とても忙しくなったとおっしゃっていましたね？　疲れやストレスを感じることが多かったり、睡眠時間を十分に取れてなかったりしていませんか？」

Aさん「そうなのよ。ここ１〜２ヵ月たいへんだったの。もう少しで落ち着きそうなのだけど……」
DH「緊張状態が続くと交感神経が優位になり、唾液量が減ることがあります。Aさんのお口の乾きは、それが原因かもしれません。お仕事が落ちつけば、その症状もなくなるかもしれません」
Aさん「よかったわ。唾液って大切なのね」
DH「もしよろしければ、唾液の分泌を促すための歯ブラシを使ったストレッチをお伝えします。お試しになってみませんか？」
　歯ブラシを用いたストレッチの１つをお伝えします（Q41参照）。
DH「実はこのストレッチには、フェイスラインを整える効果もあるんですよ！」
Aさん「それは頑張ってやらなきゃ‼」
DH「Aさんの無理のないタイミングで、続けてみてください。唾液分泌の促進効果だけではなく、フェイスラインにも変化があるかもしれません。次回の定期健診が楽しみです」

　無理なくできる方法をお伝えし、次回の変化を見ることも必ず伝えます。これらのエクササイズなどは、口腔機能低下が認められる患者さんにも有効です。**何気ない会話のなかから、必要な内容を選んでお勧めする**こともあります。

栄養療法を取り入れる

　ヒトの消化器官の入口である口腔を扱う職種として、咀嚼できる口腔を維持することは当然のことです。そして、そこから何を入れるかということにも注目していく必要があります。私たちの身体は、食べたもので作られています。そのため、**口腔内から、どのような食生活であるかをある程度予測できます。**
　たとえば、タンパク質が不足すると、歯や歯肉が弱くなり、唾液量の減少にも関係します。鉄や亜鉛、ビタミンCの不足は、歯肉のコラーゲン線維の形成に影響し、歯肉の出血に繋がります。ビタミンB群の不足は、粘膜のターンオーバーにかかわるため、口内炎などの粘膜の症状に繋がります。このような口腔内の症状から、食生活へのアドバイスもできると思います。また、機能性低血糖症を知ることで、う蝕予防のためのシュガーコントロールだけではなく、精神症状の安定のためのシュガーコントロールのお話もできると思います。う蝕予防だけでは興味をもてない患者さんの心にも、響くかもしれません。

対応例：40代男性の患者さん

Bさん「あまり歯磨きできなかったので、悪くなっていなければよいのだけれど……」
　SPT中のBさんはヘビースモーカーで、職業柄外食が多くて時間も不規則。不健康な生活である自覚はあるものの、歯は大事にしたいと思っており、いつも言い訳から始まる方です。
DH「Bさん、歯磨きがあまりできなかったというのは、どうしてでしょうか？」
Bさん「忙しいのもあるけれど、奥歯の裏側は歯ブラシを入れると気持ち悪くて磨けないので、悪くなっていないか心配なんです」

DH「吐き気が強くなるのは、喫煙のせいでもあるんですよ」

Bさん「タバコを止める気はありません!!」

毎回禁煙を勧めていますが、一向に止める気配はありません。

DH「お食事はどうされていますか？　メニューを選ぶときに、偏らないように気をつけていらっしゃいますか？」

Bさん「お酒を飲むのでそんなにたくさん食べないけれど、偏らないように意識はしているよ」

DH「Bさんは、お食事には気をつけているのですね。よかったです。外食では栄養が偏りがちになりますので、これからも気をつけてくださいね。とくに喫煙される方はビタミンCが不足しがちです。ビタミンCは、歯ぐきを健康に保つためにも必要な栄養素でもあるんです。食事からの摂取では足りませんので、ビタミンCをサプリメントで補っていくことがお勧めです」

禁煙できないこと、食生活を外食に頼らざるを得ない状況を考え、患者さんの負担にならないようサプリメントを提案することにしました。

Bさん「サプリメントなら試してみてもいいかな。どんなものがいいの？　どこで買えるの？」

サプリメントの選び方や摂取量について、アドバイスします。

DH「歯磨きは一番大切ですので、歯ブラシの大きさや当て方を工夫していきましょう。そして、バランスよく栄養を摂ることも、歯や歯ぐきの健康に繋がります。引き続き、お食事は気をつけていてくださいね」

患者さんの職業をはじめ、生活背景をよく聴くことで、ブラッシング指導の方法や食生活へのアプローチの方法が違ってくると思います。会話を聞き逃さない、そして**常に患者さんに興味をもって接することが大切**ではないでしょうか。

アンチエイジング医学を取り入れたメインテナンスの実施は、口腔以外のところに興味をもってもらい、結果的に全身の健康に繋がっていきます。まさに**口腔から始めるアンチエイジング**ではないでしょうか。

実践するためには、患者さんの生活背景や想いをよく聴いたうえで、口腔内の状況を正しく診ることができる検査の技術、状態を判断できる判断力、日進月歩の医療の情報を収集するアンテナをもつことなど、多くの知識が必要です。患者さんの口腔衛生意識を高め、元気で長寿を享受することをともに目指し、それを歯科衛生士の使命と捉えて、日々の研鑽を怠らないようにしたいものです。

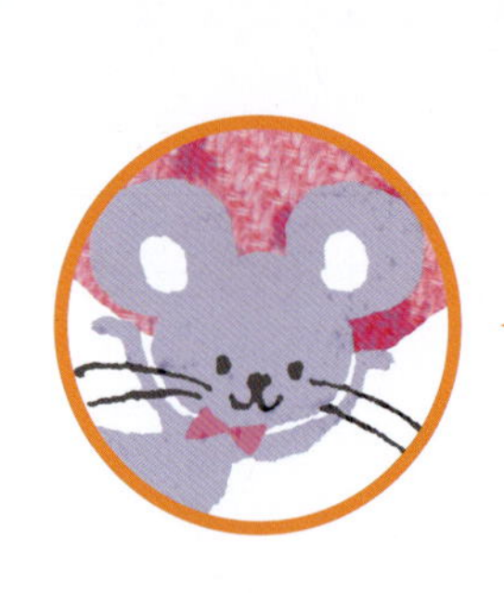

Q41 自宅でできるオーラルストレッチを教えてください

A 歯科衛生士はTBI・SRPなどの動的治療を終えると、静的な治療・予防行為に移行します。来院される方とのお付き合いは長きにわたり続きますから、メインテナンスを通して、歯科衛生士は人の一生に寄り添う仕事であることに、改めて気づかされます。

動的な治療では、毎回の来院時に「達成したい明確な目標」があります。しかし、その後の維持・継続では、患者さんにとって漠然としたものになりかねません。

「何のためにメインテナンスを続けるのか」

「今後、どのようなことに気をつければよいのか」

「将来、どのような状態でありたいか」

上記を自分に問いかけ、来院を継続されている方は、私たちが望むほど多くないのが現状ではないでしょうか。

もちろん、メインテナンスは第一に歯科医師・歯科衛生士との信頼関係から成り立っていますし、

「むし歯や歯周炎を再発させたくないから」

「生涯健康な歯で食事をしたいから」

という明確な意思をもって来院される方とのお付き合いは、私たちのモチベーションも上げ、歯科医院にとっても大切な関係を築くことができます。

より健康観が高まり、さらなるステップアップを目指される方々と長期のお付き合いをするために、私は口腔周囲筋のストレッチ“オーラルストレッチ”を取り入れるようにしています。

健康を獲得された方々は、より健康であることを望み、美に対しても意識を向ける傾向が強いと、日々の臨床で感じています。

口元は表情をつくり、他人に印象を与える部分ですから、口腔を健康に保つことは確実にアンチエイジングに繋がります。

本項では、「健康＝美」であることをテーマに、メインテナンス時に患者さんとの会話から生まれた、新たな目標とオーラルストレッチのホームケア法をご紹介いたします。

顎が疲れる

◉理由

- くいしばり癖がある
- 咀嚼筋（主に咬筋）に負担がかかる

◉目的

習癖是正・緊張緩和のためのオーラルストレッチ

◉適応

- ブラキシズムがある

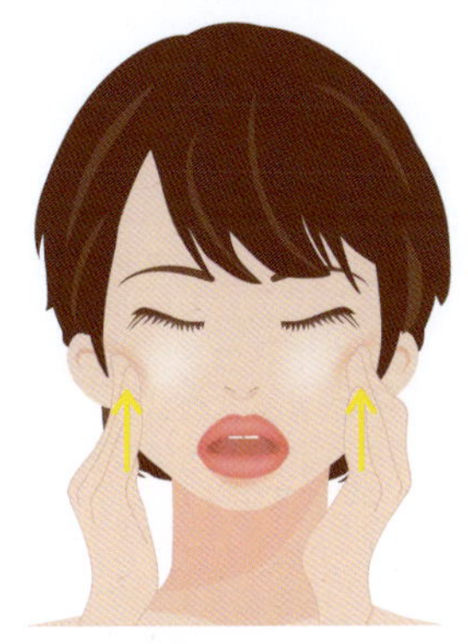

①人差し指から薬指の３指で、咬筋を軽く挟む
②頬骨に向かって咬筋を持ち上げる
③３～５秒かけて、溜息をつくように息吐き、咬筋の緩みを感じる

※５回繰り返す。お風呂で温まりながら行うと効果的。夜間に歯ぎしりやくいしばりがある場合は、就寝前や起床後。また、緊張を感じるときなど、臨機応変に回数を増やす

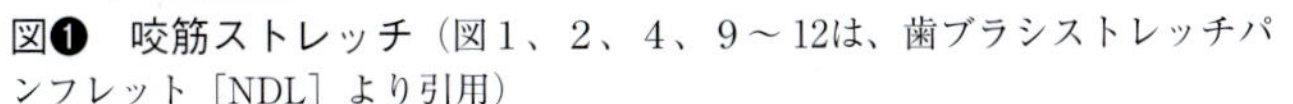

図❶　咬筋ストレッチ（図１、２、４、９～12は、歯ブラシストレッチパンフレット［NDL］より引用）

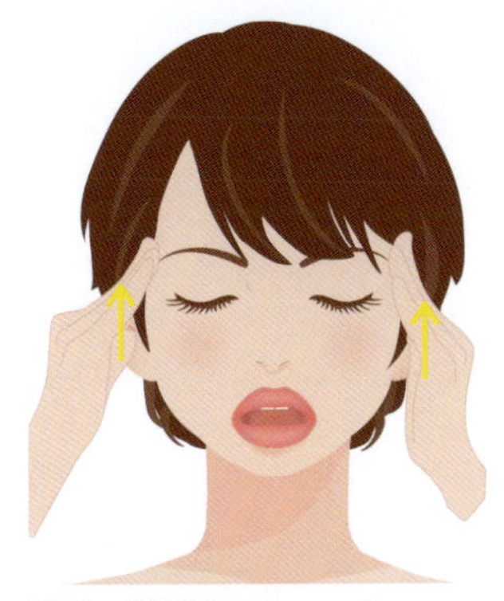

図❷　側頭筋ストレッチ

- 咬筋が張り、開口しにくい
- 顎関節症がある
- 顎周りがだるい

◉**方法**

①姿勢を正し、下顎の安静位をつくる
②人差し指から薬指の３指で左右の咬筋に触れる
③頬骨に向かって挟み上げ、３～５秒かけて口から息を吐き出す。以上を５回繰り返す（**図１**）

◉**効果**

- 左右の咬筋を適度な弾力に整える
- 顎周りの重だるさを解消する
- 左右の顔貌を整える
- 耳下腺刺激による唾液分泌の促進

同じく、咀嚼にかかわる側頭筋をストレッチしたい場合は、噛み合わせたときに動くこめかみ部分に触れ、指か手の平で挟み上げます。側頭筋痛がある場合は、継続することで痛みが緩和します（**図２**）。

図３の方は、１週間咬筋と胸鎖乳突筋のストレッチを行ったケースです。この方のように、噛み癖などにより首の傾斜がある場合は、胸鎖乳突筋のストレッチも行うと、より効果的です（**図４**）。

頬を噛む

◉**理由**

- くいしばりや偏咀嚼などの習癖がある
- 頬の弾力が失われ、機能低下傾向にある

◉**目的**

習癖是正・機能促進のためのオーラルストレッチ

◉**適応**

- 頬を噛みやすい
- 頬が緊張し、口腔内が広がりにくい
- 機能低下により、頬にたるみがある
- 唾液が少ない、または流動しにくい
- 表情が乏しい

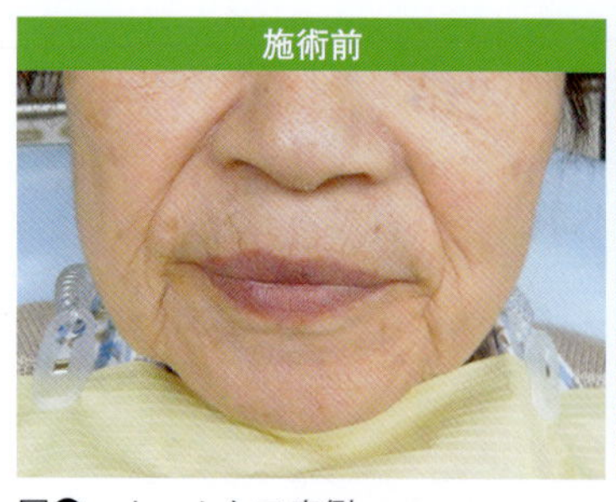

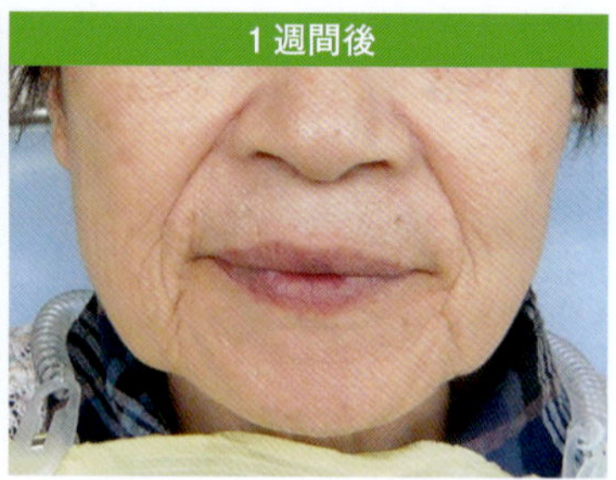

- 3ヵ月前から、月1回の来院のたび、10分間のストレッチを行っている
- 今回は咬筋、側頭筋のホームケアを1週間行った
- 両側の咬筋の硬さの不均等が改善した
- 左顎関節の雑音が改善した
- 自然頭位での顔の傾きが改善した

図❸　ホームケア症例

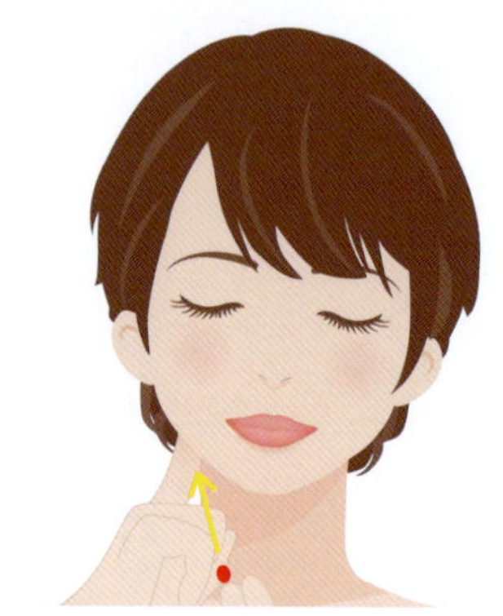

図❹　胸鎖乳突筋ストレッチ

◉方法

●チークストレッチ

①歯ブラシヘッド（ミント歯ブラシであれば、背面の丸みを利用）を最後方歯の奥まで入れ、頬を外側に向かって引き伸ばすことで、頬筋を刺激します。

②外側に頬を広げたまま、歯ブラシヘッドの背面を使い、口角へ向かって歯ブラシを滑らせることで、頬筋に添ったストロークを行いながら、口輪筋にもアプローチします。片方2～3回を目安に行います（**図5**）。

●ローリング

チークストレッチと同じように口腔内から頬に歯ブラシヘッドをあてがい、上下に動かすことで、頬筋をさらに柔軟に整えます。頬が硬い方へは、少しずつ可動域を広げていくことで適度な伸縮性が生まれ、筋力が低下している方には動きを加えることで、弾力が蘇ります（**図6**）。

上記2つの歯ブラシを使ったストレッチ法を行うと、約1週間で頬を噛むことはなくなります。ただし、咬合調整など歯科医師の介入を必要とする場合もあるため、主治医へ報告を行ったうえで行います。

また、表情筋のなかで最も深い口腔粘膜直下に存在する頬筋へは、口腔内からのアプローチが適しています。上記の内容だけでも十分に効果は得られますが、頬の緊張を緩めたり、唾液分泌を促したりしたうえで、術者がストレッチを施術すると、より大きな効果が得られます。なぜなら、落ち着いた呼吸を促し、リラックスした状態で咀嚼筋や表情筋のストレッチを行うほうが緊張から解

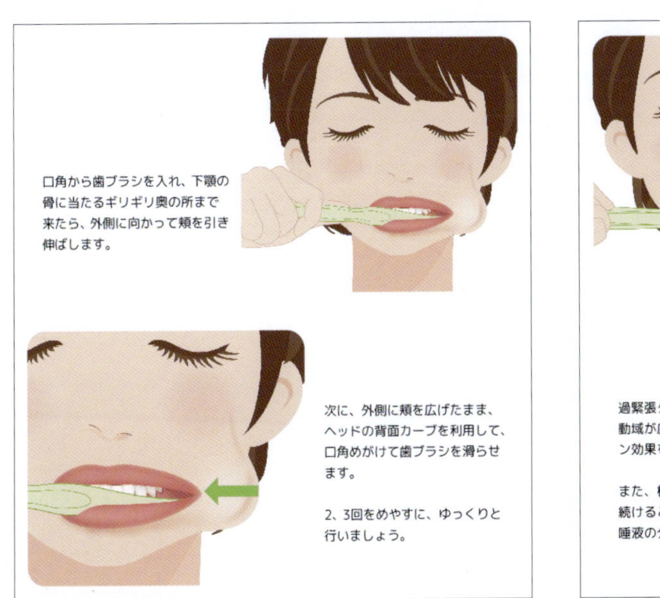

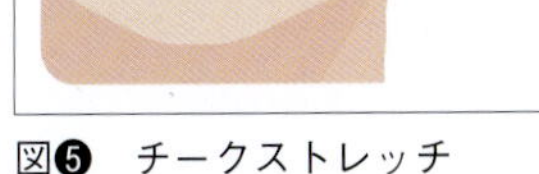
図❺　チークストレッチ

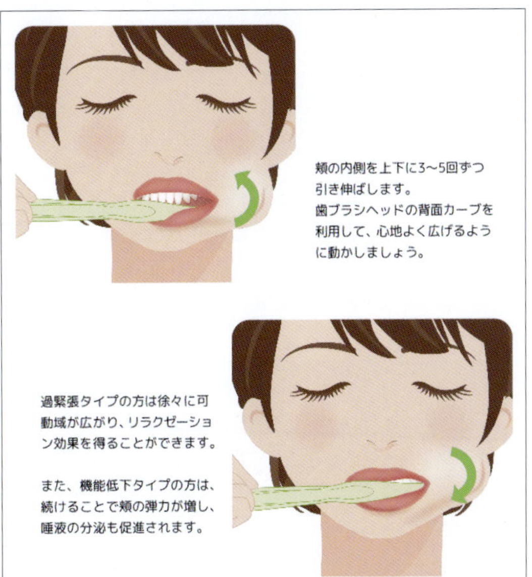

図❻　ローリング

表❶　筋肉と呼吸の関係

吸気相	交感神経優位。力を入れた吸気で、身体は奮状態になる（過換気症候群など）
停止相	強い停止は、筋の共縮が起こりやすい状態。血圧を上げる（クレンチング・TCH など）
呼気相	副交感神経優位。自然な呼気相では筋肉を使っておらず、リラクゼーション効果が得やすい状態といえる。筋肉は、外へ向かって伸びやすくなる

放されるからです（**表1**）。

緊張が続いた筋肉は収縮した状態から戻らなくなり、筋硬結といわれるコリとなって現れることがあります。筋硬結内は代謝が悪く、炎症状態となっているため、触れると痛みを感じることもあります。とくに咬筋で触知しやすく、左右差があるため、簡単に触知することが可能です（**図7**）。

身体が緊張しやすい方は、他者にリラックスした状態へ促されたほうが効果は得やすいですし、体感することでホームケアへの意欲が高まります。まずは私たちが触れて感じ取ったことをご本人に伝えることが重要です。

効果を感じられると、私たち歯科衛生士からアプローチしなくても、「自分で何かできることは

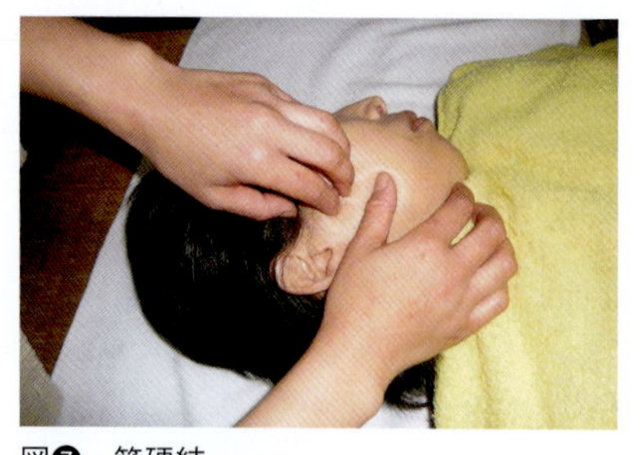
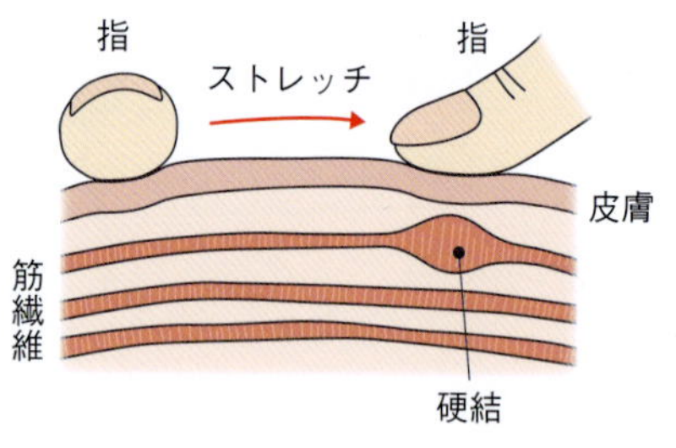

図❼　筋硬結

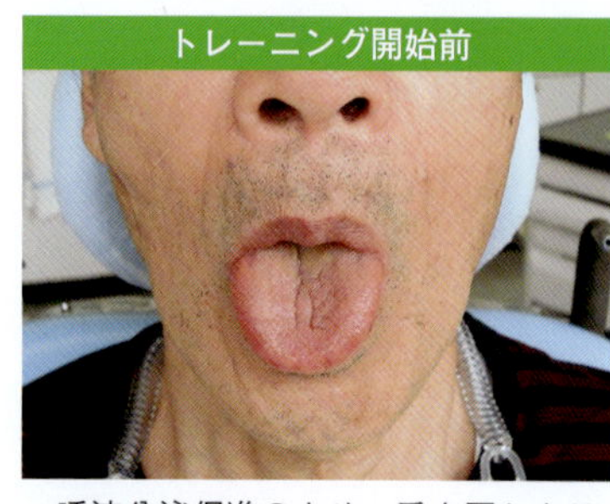

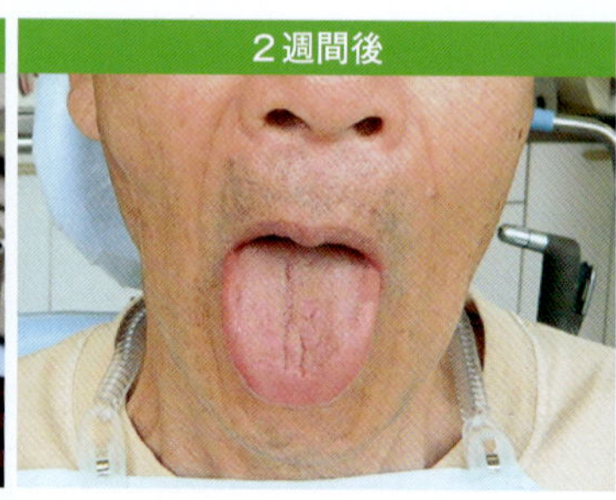

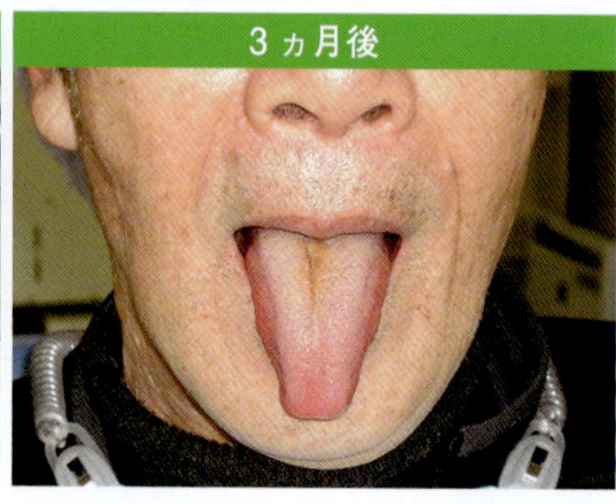

- 唾液分泌促進のため、舌を回したり、舌で頬を押すトレーニング
- あいうべ体操は、「べ」を強化
- 歯ブラシストレッチ、ローリングと咬筋のストレッチを行っている

図❽　症例

ありますか？」と聞かれることが圧倒的に多くなります。ホームケアに歯ブラシヘッドを使うことによって口腔衛生指導と併せて行えるのは、私たち歯科衛生士にとってたいへん価値のあることだといえます（オーラルストレッチの施術方法については、Q32とQ33参照）。

また、舌を噛むなど、機能低下による問題が起こる際は、舌のトレーニングなどと併せて行うと効果的です（図８）。

トレーニングにより、唾液の分泌量の増加や頬の弾力が増すことは、術者の手を介して感じ取れます。術者が感じたよい効果を患者さんと共有することで、ホームケアへのモチベーションはさらに向上するでしょう。

次に、歯ブラシを使ったオーラルストレッチのその他の手法を紹介します。

下唇圧が強い

●シーソー

①歯ブラシを下顎歯の歯肉頬移行部に添わせ、最

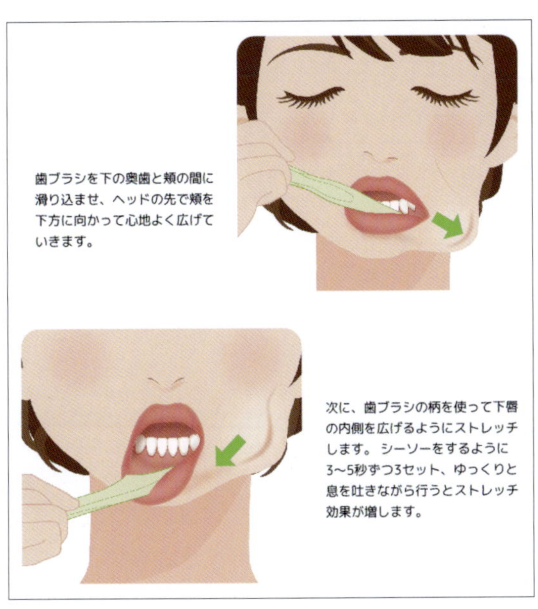

図❾　シーソー

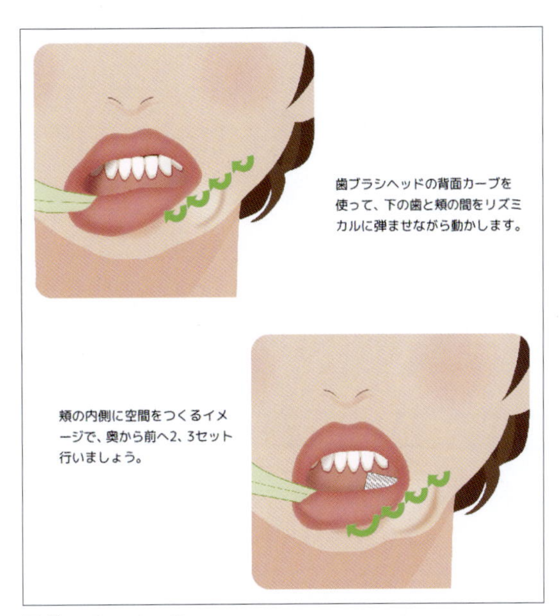

図❿　ポッピング

後方まで滑り込ませます。

②ヘッドの先で、頬を下方に向かって心地よく広げることで、下唇下制筋や口角下制筋、緊張を解きやすくします。

③次に、歯ブラシのハンドルを使い、下唇の内面を下方に広げていき、オトガイ筋を刺激します。息を吐くタイミングで行うことで、より柔軟性を高めます。

※3～5秒かけて3回を目安に両側行います（**図9**）。

●**ポッピング**

①シーソーと同じく、歯ブラシを下顎歯の歯肉頬移行部に添わせ、ヘッドの背面を使って最後方から弾ませるように前方へと動かします。

②本来スペースがある場所に唾液の通り道をつくり、その周囲の表情筋を刺激することにより、たるみの改善にも繋がります。

※奥から前へ２～３回ずつを目安にします（**図10**）。

下唇内面を柔軟に保つことで自浄作用をよくし、歯ブラシで粘膜を刺激し、唾液分泌を促します。

口角が下がっている

●**リフトアップ**

①歯ブラシヘッドの背面を使って口腔内から頬を持ち上げることで、普段使っていないスペース

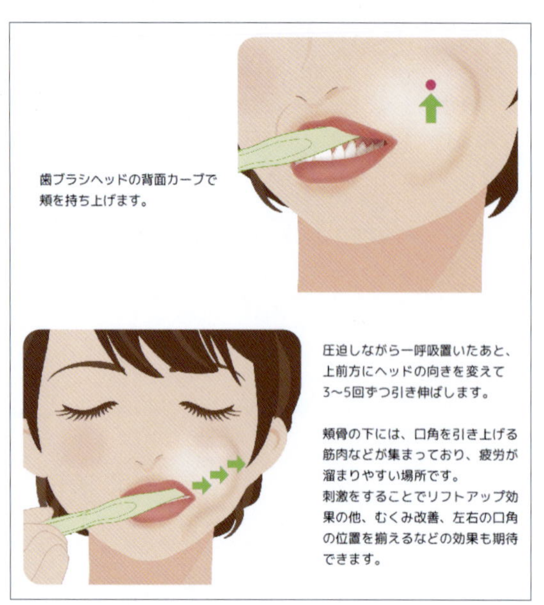

歯ブラシヘッドの背面カーブで
頬を持ち上げます。
圧迫しながら一呼吸置いたあと、
上前方にヘッドの向きを変えて
3〜5回ずつ引き伸ばします。
頬骨の下には、口角を引き上げる
筋肉などが集まっており、疲労が
溜まりやすい場所です。
刺激をすることでリフトアップ効
果の他、むくみ改善、左右の口角
の位置を揃えるなどの効果も期待
できます。

図⓫　リフトアップ

頬を持ち上げ、頬骨の下に緩やか
なアーチを描くように軽い圧を
かけてなぞります。
引っかかる部分では動きを
止めて、全体をならすように
3〜5回行いましょう。

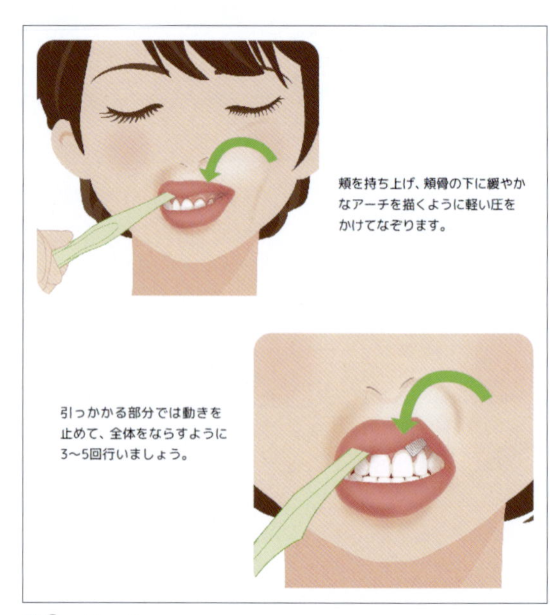

図⓬　アーチ

を広げます。

②頬骨に近い位置から外側に向かって頬を広げることで、頬骨に付着している表情筋の大頬骨筋や小頬骨筋、口角挙筋などを刺激します。3〜5回ずつ、両側行います（**図11**）。

● **アーチ**

リフトアップと同様に、口腔内上部から頬骨に添わせるように歯ブラシを滑らせることによって、さらに表情筋を刺激します。3〜5回ずつ、両側行います（**図12**）。

口腔内上部を刺激することによって左右の口角の位置を揃え、耳下腺開口部に触れるため、唾液の分泌を促します。とくにこの部分はストレッチすると気持ちがよい部位で、美容効果も高いために、たいへん喜ばれます。また、私たちが表情筋の位置や特徴を理解することで、患者さんへの説明にも説得力が生まれます（**図13、表2**）。

私たちの最終目標は、良好な状態でのメインテナンスの継続です。心地よいオーラルストレッチが「健康」と「美」に繋がり、私たち歯科衛生士とその効果を共有できれば、メインテナンスの価値がさらに上がると思います。

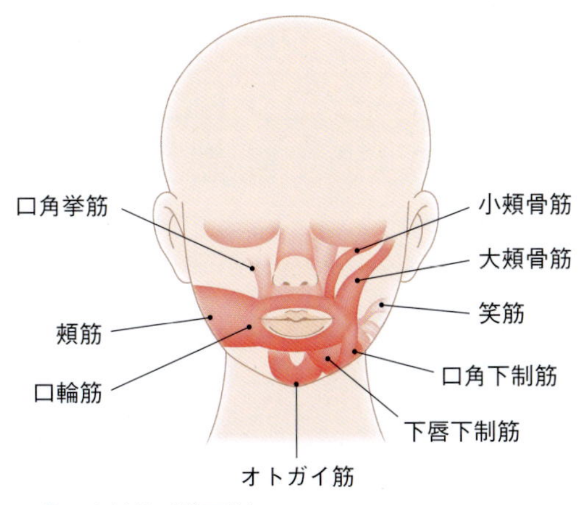

図⓭　表情筋（浅頭筋）

表❷　口腔領域にかかわる表情筋とその特徴

大・小頬骨筋	頬骨と口輪筋を繋ぎ、口角を後上方へ引き表情をつくる。筋肉それぞれを区分して触ることはできないが、同様に口角を引き上げる口角挙筋を口腔内から触知できる。ストレッチすることによって口角の位置を揃えるなど、美容面での効果も大きい
頬筋	表情筋群のなかで最も深部に存在し、咀嚼や吸引で働く。圧痕やたるみにより、誤咬しやすくなる。容易にストレッチが可能
口角下制筋・下唇下制筋	下顎骨と口角・下唇をそれぞれ繋ぐ。筋肉を区分して触ることはできないが、緊張タイプの方は、下唇を含むこの一帯を緊張させてしまうことが多い（自浄作用の低下にも繋がる）
オトガイ筋	力むと下唇の動きを制御してしまい、プラークが停滞しやすい。口腔内外から容易に触れることが可能。オトガイ唇溝の形成に関与している
口輪筋	口唇の基盤をつくり、頬筋・頬骨筋・口角挙筋・口角下制筋など、口角に向かって多くの表情筋が集結している
笑筋	口角を外側に引き、えくぼをつくる。触れて感じとることはできない

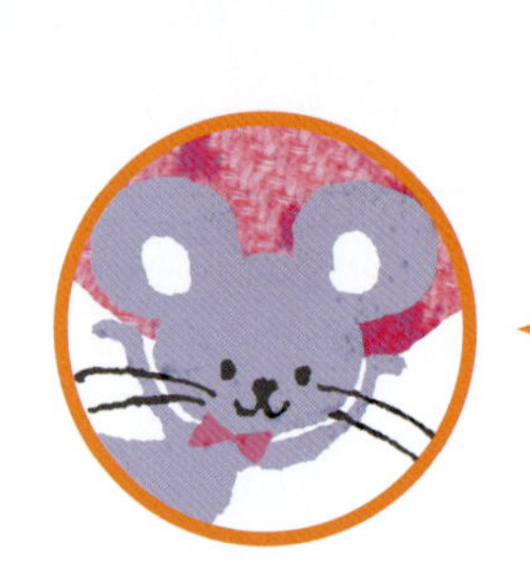

Q42 長期メインテナンス患者さんのプラークコントロールが悪化しています。どのように動機づけすればよいでしょうか

A 歯周治療においてホームケアが最も重要であることは、周知のとおりです。歯周基本治療中はもちろん、終了後にSPTやメインテナンスに移行すると、長期的な健康維持にはホームケアがより重要となります。しかしながら、来院間隔が空いてしまうと、ホームケアも以前の状態に後戻りしたり、補綴物や咬合要因が関与し、せっかくよくなった部位に再発の兆候が認められる残念な事例にも遭遇します。

長いお付き合いの弊害

ホームケアが後戻りしないためにも、患者さんに定期的に歯科医院に来院してもらい、私たち専門家のチェックを受け、口腔内のチェックとともに、**ホームケアについての指導が継続的に必要**となります。

ただ、システムが構築されて患者さんとのお付き合いが長くなると、同じことの繰り返しになってしまい、お互いの気持ちがマンネリ化したり、甘えが出たりすることもあります。私たち歯科衛生士からすると、

「やっぱり問題が解決すると油断して、モチベーションが下がってしまう」

「よくなって満足し、気持ちが緩んでいる」

「毎回同じ話を繰り返すと、嫌がられてしまうのでは……」

などと考え、つい積極的な指導は避け、PMTCやスケーリングで補うクリーニングで、来院の意味づけを行う傾向になることも多くあるのではないでしょうか。

もちろん、問題が起これば、問題解決のために治療やケアを行い、仕切り直しのモチベーションを行います。しかし、**問題が起こらないようにすることにメインテナンスの価値がある**とすれば、やはり常に口腔内の環境をチェックし、環境の変化に合わせたアドバイスが必要となるでしょう。

視点を変えたブラッシング指導

メインテナンスで行う口腔内のチェックは、歯周ポケットの経過とプラークの取り残しを確認し、プラークの取り方を考える作業に意識が向きがちになります。患者さんの取り残したプラークを取り除くことが、歯科衛生士が行うプロケアなのでしょうか。私たちはそこに価値をおくのではなく、SPTやメインテナンスの大きな目的は、歯周病の再発防止や口腔内の健康の維持、増進であると

考えるとすれば、良好な口腔内環境を長期間にわたって維持していただくには、当然ホームケアの維持管理がとても重要です。私たち歯科衛生士は、患者さんに定期的に口腔内をチェックし、よりホームケアに関心をもってもらうための工夫をしなければなりません。

そこで、プラークの取り方という従来の「技術指導」の発想から視点を変えて、**プラークを取りやすい「ツールの選択」を加味して、ブラッシング指導に当たる**ことを提案します。

患者さんが困っている“歯ブラシ選び”

私たちは患者さんの口腔内をチェックするとき、ついプラークを探してしまいます。それこそ、歯頸部や隣接面、修復物マージンなど、患者さんが日ごろ気がつかないプラークを見つけては、毛先が当たっていないからと理由づけ、毛先を当てるテクニックの指導を行います。しかし、このような**細かい部位のプラーク除去の必要性や技術は、患者さんに理解していただくことはなかなか難しい**です。結果として、ホームケアで実践しても、上記をよく理解していないので、継続していただけないのが実情です。

ところが、歯ブラシの話は患者さんにとても興味をもっていただけます。なぜなら、日常使っているツールであり、ドラッグストアでもたくさんの商品が並んでいるので、「自分に合う歯ブラシはどれなのか」、「何を基準に選べばよいのか」など、悩んでいる方が多いからです。それは、とりもなおさず、いまの自分の口腔内の状況をよくわかっていないからでしょう。そして、**歯ブラシは毎日、生涯をとおして使うツールであるという認識がある**からです。

歯ブラシを変えてモチベーションアップ

日ごろから、さまざまなメディアで多くの歯ブラシが宣伝されているので、患者さんはいろいろな歯ブラシを試しに使ってみることにさほど抵抗を示しません。ですから、**専門家が勧めた歯ブラシ**なら、どのようなものか、むしろ関心を示します。

歯ブラシの構造はとてもシンプルです。しかし、口の中の感覚はとても敏感なので、歯ブラシのヘッドの大きさや形、毛腰が変われば、患者さんは当てやすさや動かしやすさなどの違いを、すぐに実感できます。毛先が届いているのにプラークを取り残している箇所や、毛先が届かずにプラークが多く残っている箇所などにうまく毛先が届き、刷掃しやすい歯ブラシを選択してあげると、患者さんにブラッシングを意識づけることに繋がります。

このように、**プラークの付き方やリスク部位、患者さんのプラークコントロールへの意欲に合わせて随時歯ブラシを変更したり、追加したりするというシステムを取り入れると、患者さんは歯ブラシで自分の口腔内の状態を把握できる**ようになります。とくに動的治療においても、ステージに合った歯ブラシを変更することは、とても大切です（図１～５）。

症例 1

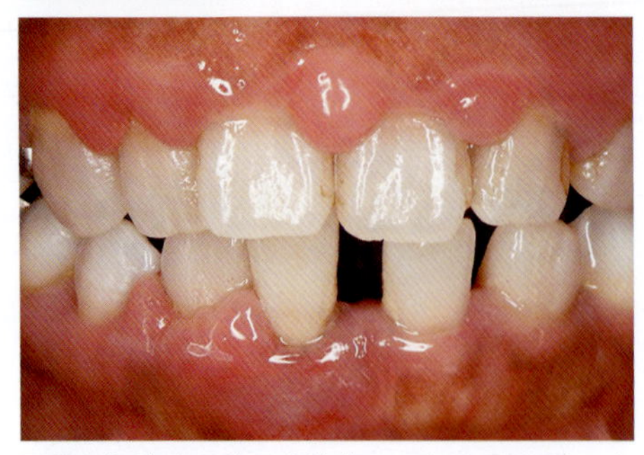

図❶　初診時43歳、女性（2013年９月３日）。主訴：歯ぐきが腫れて痛い
毛先がラウンド毛（普通）から極細毛の歯ブラシへと変更した

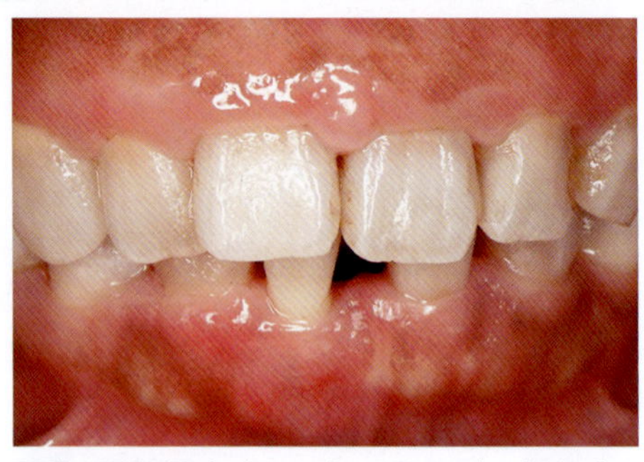

図❷　再評価時（2013年11月５日）。極細毛からラウンド毛（ふつう）に変更

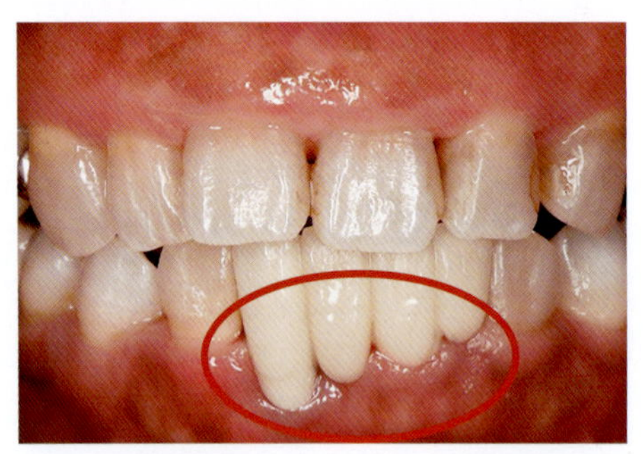

図❸　補綴治療終了時（2014年３月25日）。ブリッジの set 後、歯頸部にプラークが付着しやすく歯肉の炎症がみられた

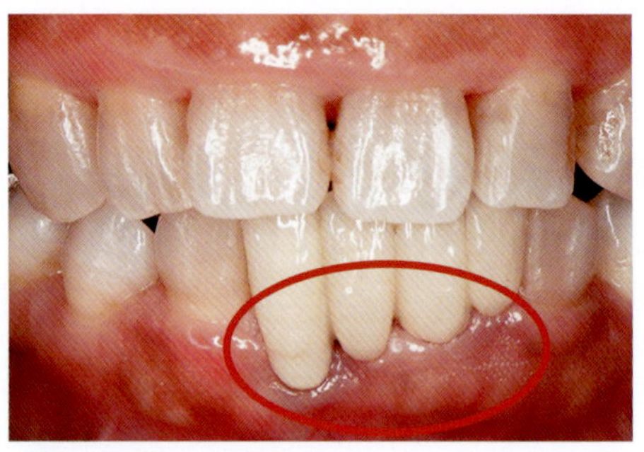

図❹　歯ブラシ再変更後（2014年９月３日）。ブリッジのマージン部はテーパー毛（ミント歯ブラシΔ）を勧め、歯面は以前使用していたラウンド毛の2本を使ってもらうことにした。

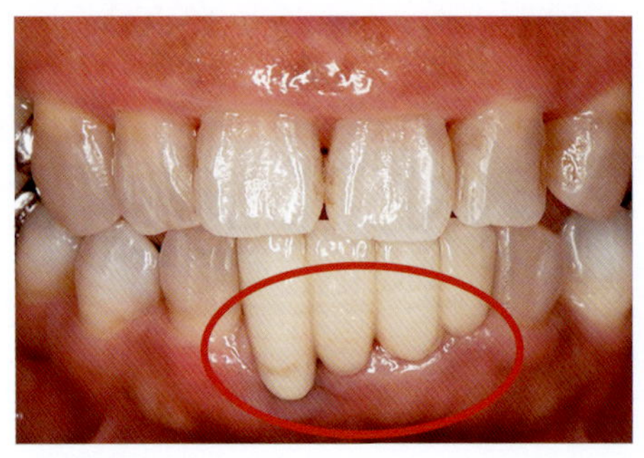

図❺　歯ブラシ再変更後２年（2016年９月７日）。現在はミント歯ブラシΔで歯頸部と隣接面を磨き、ラウンド毛（タフト MS）で歯面磨きをし、２本使いを継続している

α（アルファ）	β（ベータ）	Ω（オメガ）
毛丈10㎜	毛丈10㎜	毛丈10㎜
	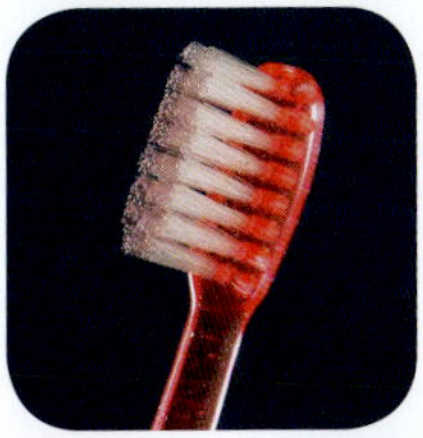	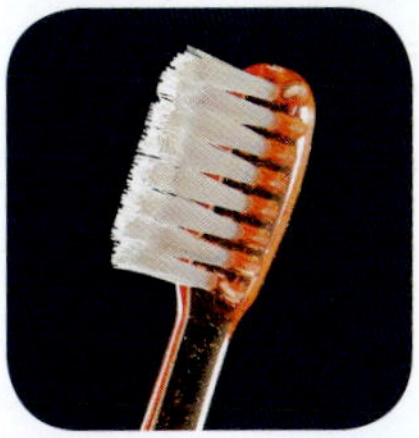
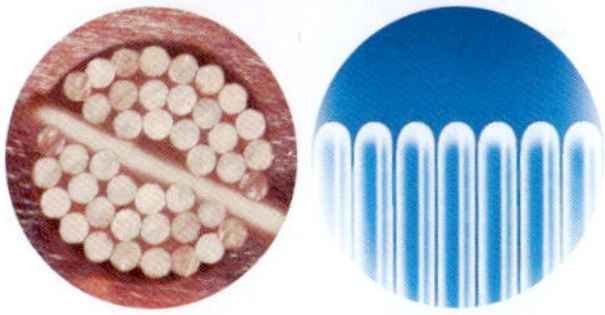 ナイロン毛〈デュポン社製〉	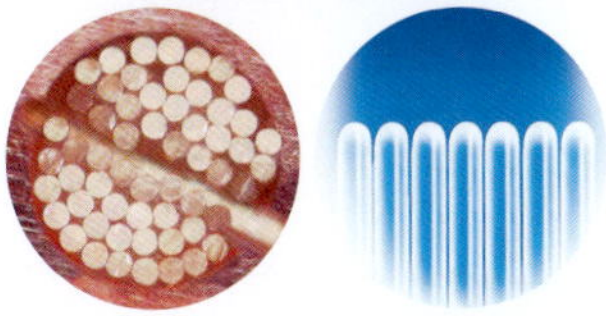 ナイロン毛〈デュポン社製〉	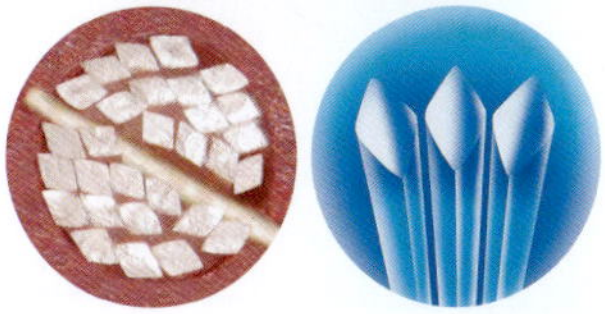 ひし形毛[中央列]〈デュポン社製〉

図❻　ミント歯ブラシα、β、Ωの違い（ラウンド毛）。これら3種類は一見同じように見えるが、αよりもβのほうが使用している用毛が細いため、使用感は軟らかく感じる。また、Ωはサイド列にβと同じ細めのラウンド毛を植毛しているが、中央列に腰の強いひし形毛を入れているので、ハードプラークを効率よく掻き取れる

そして、メインテナンスやSPTに入ると、口腔内は生活背景や体調などの影響を受けます。エイジングによる生理的な身体の変化、ストレスや生活環境の変化など外的因子によっても、口腔内の状態は変化します。もちろん、患者さん自身の歯や健康に対する価値観や考えも変化します。

このように、**さまざまな変化を前提に長く患者さんとお付き合いをするうえでも、歯ブラシというツール選びで変化を伝えられます。**すると、患者さんは専門家に自分の口の中をチェックしてもらうだけではなく、「今回はどんな歯ブラシを勧めてもらえるのだろう」などと来院動機にも繋がり、ブラッシングへの関心を高めます。

歯ブラシという非常にシンプルなツールは、シンプルであるがゆえに、わずかな違いを説明することで、その価値を感じてもらえることがあります。**歯ブラシの価値が上がればプラークコントロールの価値が上がり、予防の価値も上がる**のはいうまでもありません。

患者さんに合わせて1ランク上の提案も

ツールを使いこなすには、それ自体をよく理解しなければなりません。歯ブラシはスマートフォンやパソコンなどとは違ってシンプルですから、その特徴を理解し、使いこなすことは容易です。

たとえば、一見同じように見える歯ブラシでも、植毛孔の間隔や毛足の長さによって、汚れを掻き取る腰に違いが出ます（**図6～8**）。疲れがたまっ

Δ（デルタ）	Σ（シグマ）
毛丈11㎜、9㎜	毛丈13㎜、11㎜
三角断面 超極細毛〈東レ社製〉	丸形断面 超極細毛〈東レ社製〉

図❼　ミント歯ブラシΔ、Σの違い（テーパー毛）。一見同じように見えるが、Δはすべてが三角毛を使用しているため、毛腰と到達性を兼ね備えている。毛先だけでなく、毛の横腹にもエッジがあるため、隣接面などのプラーク除去に優れている。Σは細いラウンド毛を使用し、毛足も長くしているため、歯周ポケット内への挿入に適している

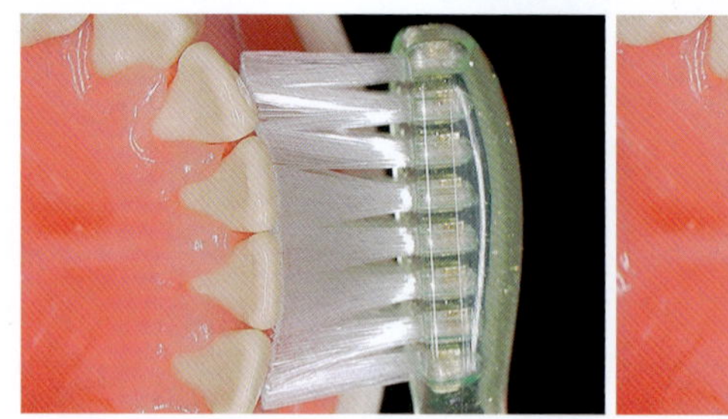

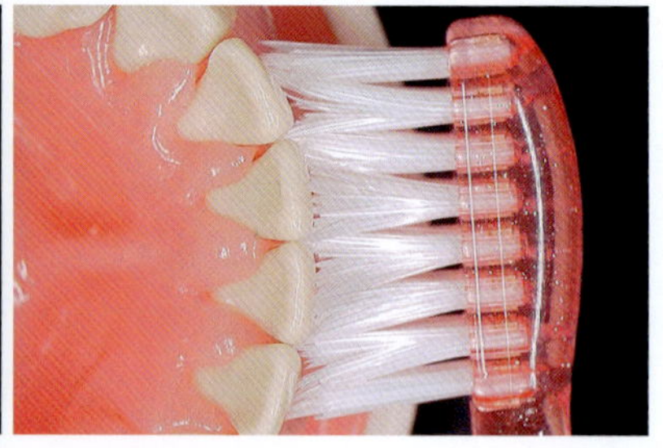

図❽　ラウンド毛（左）とテーパー毛（右）の当たり方の違い

てドライマウス傾向にあり、ハードプラークが付きやすくなっている患者さんには、短時間でハードプラークが落とせる用毛を、歯肉が弱っている発赤気味であれば、柔軟性のある用毛を勧めるとよいでしょう。また、患者さんの意識が高まれば、歯面磨きと歯間などの隙間磨きを分けて２本使ってもらい、負担なくブラッシングを楽しんでいただける提案も可能です。

◉

患者さんと長くお付き合いしていくには、わずかな変化も見逃さないようにしなければなりません。そのためにも、ぜひ**口腔内写真を撮影して経時的な記録を残し、常に過去と比較することで、口腔内の変化、現状の課題、将来への期待、リスクの予測などができる**ようにしましょう。そうすることで、お互いがその価値を感じ、良好な信頼関係へ繋がっていきます（図９～13）。

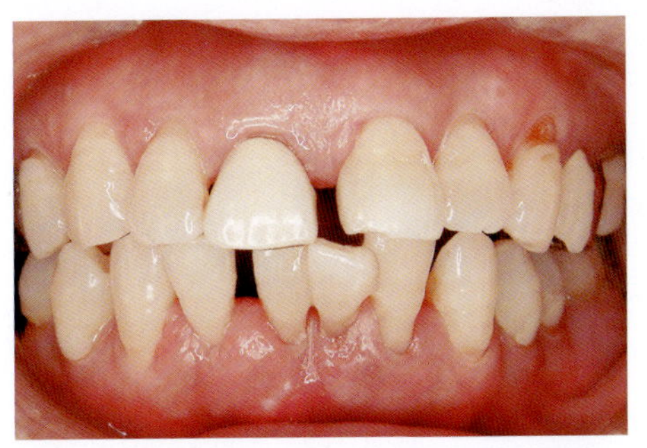

図❾　初診時65歳、女性。10本/日の喫煙者。主訴：下顎前歯部の歯肉が腫れている。グラグラして食事ができない
毛足が長いテーパータイプのミント歯ブラシΣを選び、歯頸部を狙ってバス法を指導したが、不器用で細かな動きが難しい様子であった

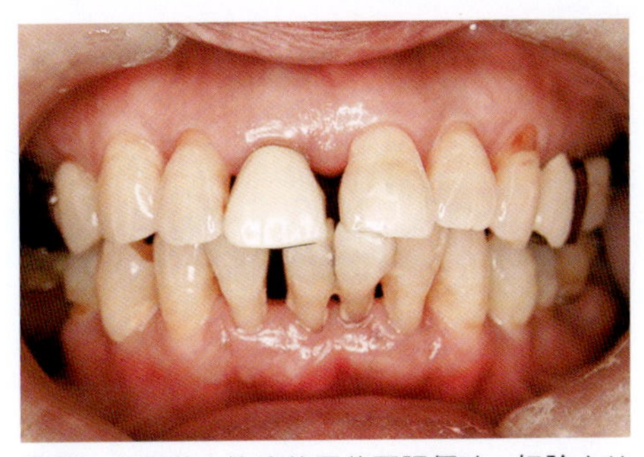

図❿　歯周基本治療終了後再評価時。初診より4ヵ月後)。歯肉応答はよく、炎症による歯牙移動も戻りつつある。歯肉も引き締まってきたので、Ωで歯肉縁上の歯面磨きを中心に歯間ブラシの使用を勧めた

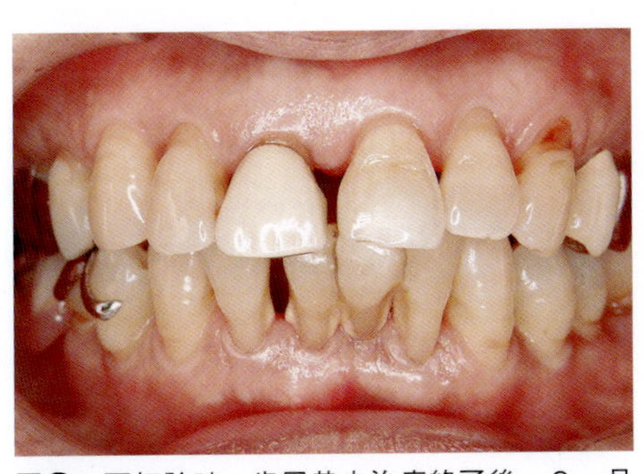

図⓫　再初診時。歯周基本治療終了後、2ヵ月間隔のメインテナンスに入ったが、時々患者さんの都合で6ヵ月〜1年、来院が途絶えた。再来院したこのとき、歯間ブラシはまったく使わず、市販の大きめの歯ブラシで大雑把な磨き方に戻っていた。ΔとΩの併用を勧め、朝はΩで歯面磨き、夜はΔで歯間部を中心に磨くように提案した

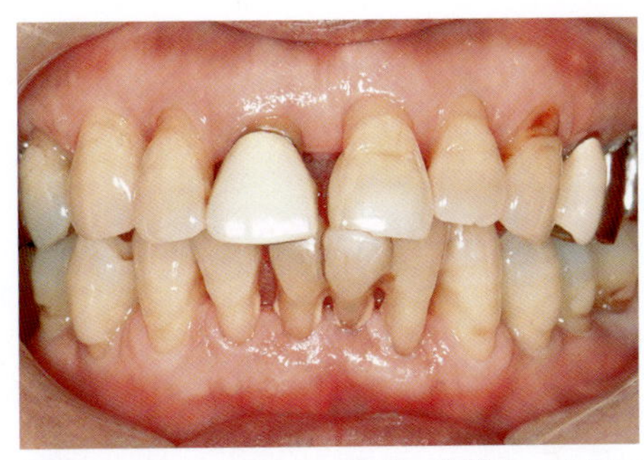

図⓬　初診より3年7ヵ月後。突然ホームケアが上達していたので尋ねてみると、倒れたことをきっかけに禁煙を実施し、自分の健康の重要性を認識したとのこと

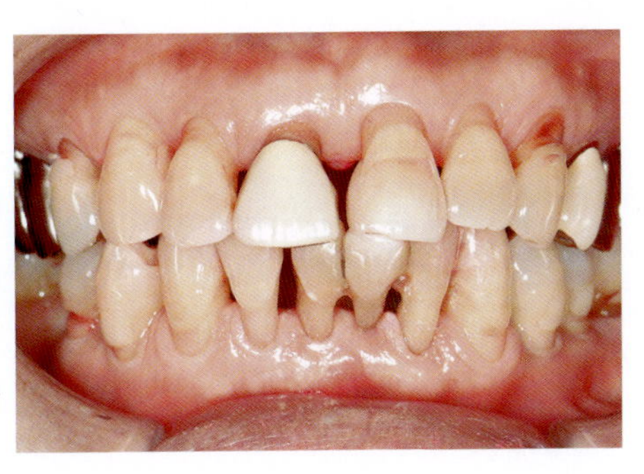

図⓭　初診より5年後。ホームケアは安定し、歯肉はすっかり引き締まり、フレアーアウトも改善され、食事も満足にできるようになっていた。ただ、熱心に磨くあまり、毛先を押し付ける磨き方になり、歯肉退縮が気になったため、Δとの2本使いを止め、αだけに変更。ラウンド毛の毛腰を使い、毛先を歯肉へ向けないように指導した

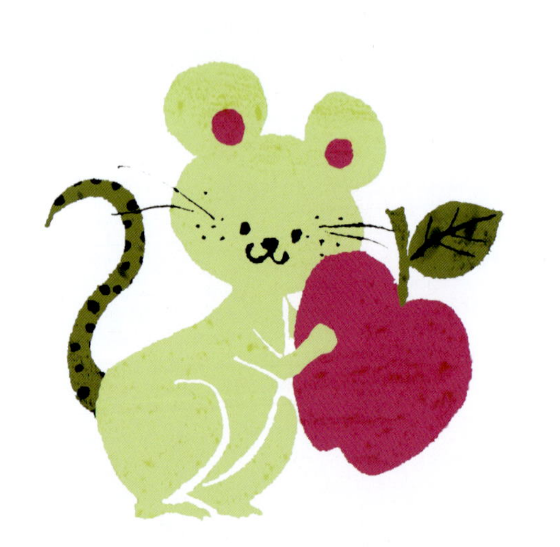
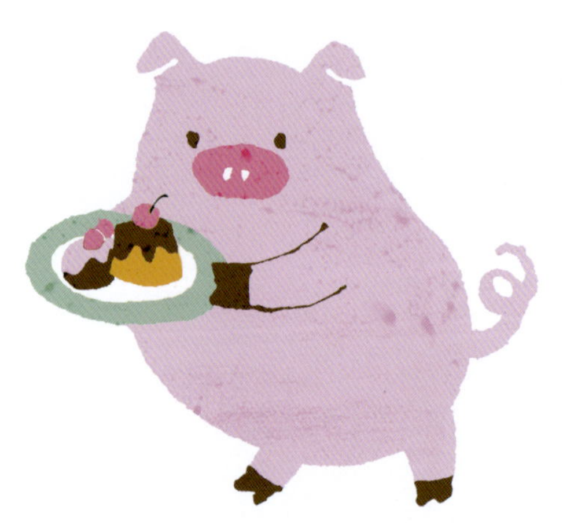

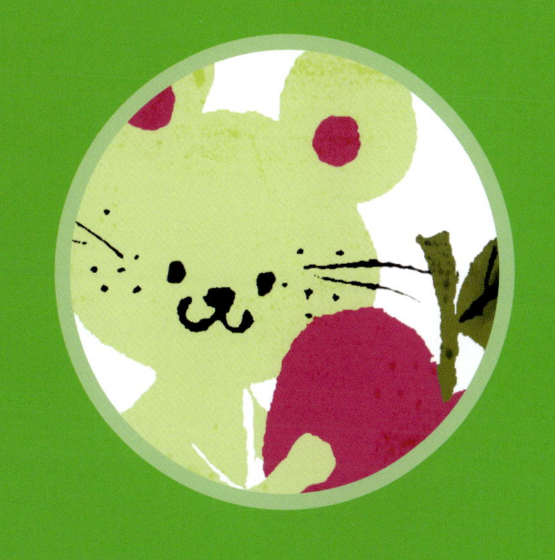

5章
コミュニケーション
communication

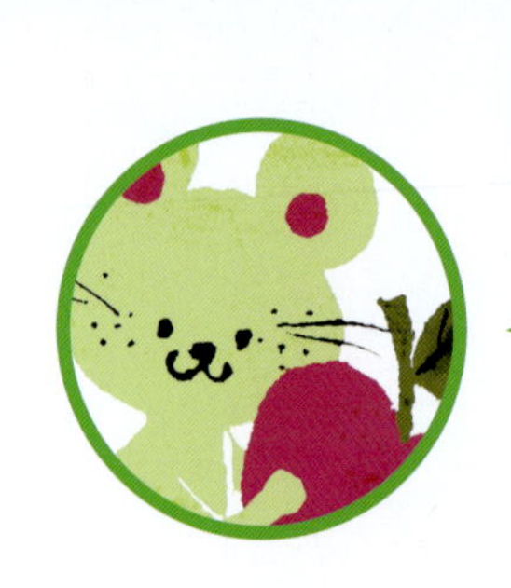

Q43 管理職やキャリアウーマンの患者さんに話を聞いてもらうには、どうしたらよいですか？

A 患者さんが、私たち歯科衛生士の話を聞き流すとき、その理由はいくつかあると思います。その主な理由として、以下が挙げられると思います。

1. 自分のニーズが満たされていない

2. 話に興味がない

3. プロとして認めていない

1と2は同じような意味です。自分の求めている治療ではなく、望んでいない説明をされると欲求不満が募り、不快に感じ、話に関心をもてないのです。

今回、悩みの対象となっている、いわゆる仕事ができてプライドが高いと思われる患者さんを想定した場合、基本的に忙しい方が多いと考えられます。そのような方は、大事な時間を割いて歯科医院に来ているわけですから、効率のよい治療と最大の効果を求めます。そのため、**話に価値があるかどうかを自分で判断したいので、判断材料となる情報だけを提供してほしい**のです。ですから、回りくどい言い方や前置きは、あまりしないほうがよいかもしれません。

つまり、私たちが予防の大切さや詳細な説明を行っても話を聞き流されているように感じる場合、患者さんは**いまは予防や詳細な説明を求めていないだけで、いま必要な説明をポイントだけ伝えて、スケーリングなどの施術によって満足度を上げることを優先しましょう。**

私たちが最も気をつけたいのは、3つ目の「プロとして認めていない」という理由です。その背景には、患者さんが話し手である医療者側を社会人として、歯科医療のプロとして認めておらず、信頼関係を築けていないことが考えられます。

とくに**管理職系の中高年の患者さんや、仕事ができる女性患者さんの場合はビジネスライクに人を見る習慣がついており、常識やマナーを重んじる傾向があります。**ですから、非常識な言動は瞬時に「話を聞くに値しない人」と評価される事態を招き、話を聞いてもらえなくなります。

たとえば、歯科医師への態度と、スタッフへの態度が極端に違う患者さんはいませんか？　それは、スタッフを歯科医療のプロとして認めていない、わかりやすいケースです。このような患者さんへの対応は、第一に**マナーを学び、社会人として認めてもらう**ことから始めましょう。また、マナーは社会で働くために必要なコミュニケーションスキルですから、スタッフ間の人間関係にも役立つため、心得ておきたいものです。

社会人としてのマナーが大切

1．挨拶

挨拶は、私たちが子どものときに親や先生から教えてもらう基本的なマナーで、誰もが習慣的に挨拶を行います。しかし、挨拶を無意識にただの「習慣的声かけ」として行うと、挨拶された相手は「事務的に扱われている」、「大切にされていない」と不快に感じます。

反対に、「よい挨拶」をされると、「自分の存在を認めてもらえている」、「相手が礼を尽くしてくれている」とうれしく感じ、相手に好感を抱きます。ビジネスの世界でも、挨拶は人間関係の潤滑油として仕事の一部とされています。**きちんと挨拶ができる人は「信頼できる人」と評価される**のです。

2．言葉づかい

私は接遇マナーを学ぶようになってから、ショッピングに行くと無意識にそのお店の接遇レベルをチェックしています。とくに目立つのが敬語の使い方です。間違った使い方をしていると、「あっ、この店はその程度のレベルだな」と低く評価してしまいます。そして、その店員さんが勧めてくる商品も買う気がなくなってしまい、商品価値も低く感じてしまいます。反対に、敬語がしっかり話せる店員さんへの好感度や信頼度は高く、その方に勧められた商品は「よいもの」と感じ、予定していなかったものまで購入してしまうことも多くあります。

管理職やキャリアのある患者さんも同様に、こちらの話し方から、その人が信頼できるかどうかを評価しています。

長いお付き合いで信頼関係ができている患者さんには、相手に合わせて少し崩した話し方をすることがコミュニケーションをとるうえでプラスになる場合もあります。しかし、管理職やキャリアのある患者さん、もしくはサービス業に従事されている方はマナーに厳しい目をもっていますので、**信頼を得るには敬語の使用をお勧めします。**

敬語は「尊敬語」、「謙譲語」、「丁寧語」の３つに大きく分類されます。相手を尊敬し、言葉のうえで上位に位置づけて述べる言葉が尊敬語です。また、自分が一歩下がって、相手を立てて述べる言葉を謙譲語といいます。丁寧語は誰を立てるなどと考えなくてもよく、幅広く使えます。正しい敬語を学び、普段から口に出して練習しましょう。

3．身だしなみ

私が以前勤めていた歯科医院で、いきなり金髪にしてきた受付のスタッフがいました（**図１**）。私が注意すると、「なぜ金髪がいけないのですか？」と質問を受けました。私は、「金髪はおしゃれであって、身だしなみではありません。社会人として必要なのは身だしなみです。身だしなみとはその場に応じた服装を選び、髪型を整え、他者に評価してもらえるように配慮する心がけのことです。おしゃれは、自分が着たい服を着る、したい髪型にする、という個性を出す自己表現ですか

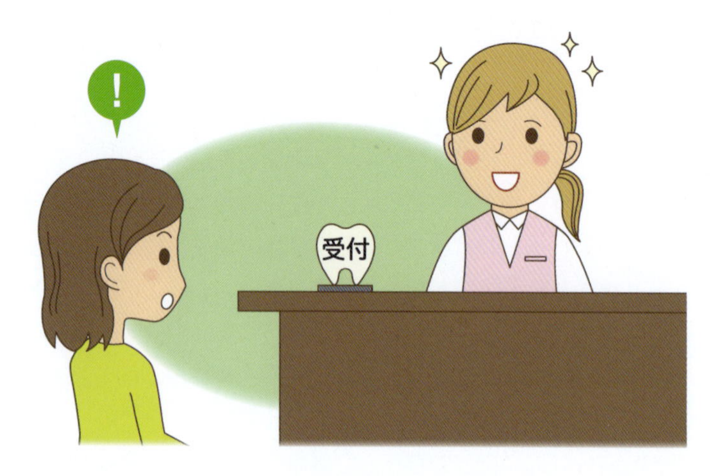

図❶　医療人として適切な身だしなみを心がける

ら、プライベートでしてください」と説明をしました。

歯科医院で求められる身だしなみは、「信頼」と「清潔」です。そのため、金髪は日本の医療現場にはふさわしくありません。

アメリカの心理学者・メラビアンは、人は**人物の第一印象を、見た目・表情・しぐさ・視線などの視覚情報から約55％という高い割合で評価している**と提唱しています（**図2**）。患者さんによい印象をもってもらうには見た目も大切ですから、身だしなみをきちんと整えましょう。

身だしなみをチェックしよう

1．爪の長さ

私たちはまさに指先を使った仕事をしていますので、患者さんは私たちの手指に注目しています。どうせグローブをするからと、最近流行のネイルアートをしていたり、長い爪をしていると、プロとしての意識が問われます。

また、爪のケアをするのはよいですが、目立たないものに止め、爪は手の平側から見えない長さであることを確認しましょう。

2．髪の長さ

前髪を目にかからないようにすると、顔の印象が明るくなります。横髪が顔にかかると不潔に感じられますし、口腔内を覗き込んで仕事をしていると、術者の髪が患者さんの顔に触れることもあります。患者さんにとっては非常に不快ですから、横髪はピンで留めるようにしましょう。また、後ろ髪が肩にかかる長さなら、髪を束ねましょう。

3．髪の色

わが国では、いわゆる茶髪は医療人としての評

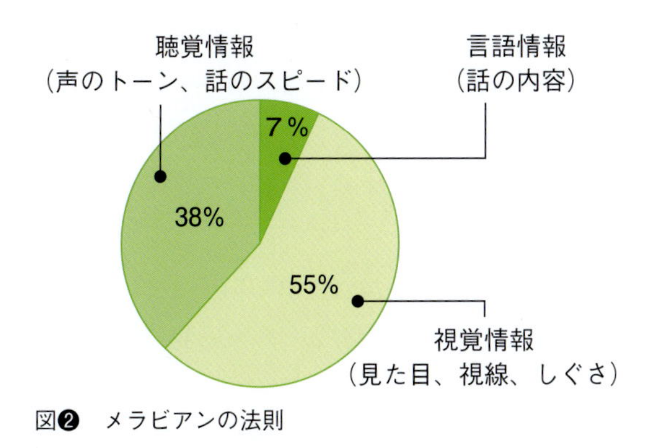

図❷　メラビアンの法則

価を下げてしまいます。日本ヘアカラー協会（http://www.jhca.ne.jp/）が提唱しているレベルスケールの「7」までが、医療従事者に適したカラーになります。

4．ナースシューズや服装の状態

患者さんは、スタッフの頭から足もとまで見ています。**白色のナースシューズはとくに汚れが目立ちやすく、見落としがち**なので要注意です。また、シワだらけの白衣やエプロンよりも、ピシッと糊の効いたものを身につけているほうが、患者さんの立場からすれば気持ちのよいものです。

5．メーク

診療室では、健康的で清潔感があり、信頼感が湧くナチュラルメークをお勧めします。**ひときわ目立つアイシャドウやチーク、口紅はNG**です。健康的に見えるように、ベージュ系の口紅や、クマなどを隠すコンシーラーやファンデーションをうまく使いましょう。

コントローラータイプの患者さんとのコミュニケーション時のポイント

管理職やキャリアのある患者さんは、コーチング用語でいう「コントローラータイプ」に当てはまります。このタイプは物事や人をコントロールすることを好み、管理職や組織のリーダーに非常に多いです。対人関係は自己防衛が強く、人と容易に打ちとけることはまずありません。以下、このタイプの方とかかわる際のポイントを解説します。

1．話のポイントや結論を先に提示する

2．敬語を使用し、礼儀正しく接する

3．指示・命令はせず、提案する

「歯間ブラシを使ってください」など指示・命令をせず、「歯間部のプラークを取るには歯間ブラシが有効ですが、ご使用になりませんか？」と提案し、患者さんに選択権を与えると受け入れてもらいやすくなります。

4．褒めるときは具体的に

褒めるときは、よいところを具体的に指摘します。「きれいに磨けていますね」よりも、「歯と歯肉の際の部分はブラシが当てにくいところですが、うまくブラシが当たっていますね」と納得のいく褒め方をしましょう。

5．おどおどせず、意見をきちんと主張する

コントローラータイプの人は、相手が自信なくおどおどしているとそこを見抜き、攻撃的・威圧的な態度に出ます。歯科医療のプロとして自信をもって対応すると、信頼を感じていただけるので、日々、気づく感性を高め、学ぶ姿勢を忘れないようにしましょう。

コントローラータイプの患者さんに関心をもってもらうためのポイント

次に、コントローラータイプの患者さんに関心をもってもらうためのポイントを挙げます。

1．会話のなかに患者さんの名前を入れる

人は、名指しされた説明には自然と耳を傾けるものです。大事な話をしているのに、聞き流されている印象を受けた場合は、あえて意識して逐一名前を呼びかけるように説明すると効果的です。

2．あえて説明に少し専門用語を入れ、話のクオリティを上げる

「プラーク」「歯肉」「ブラッシング」「プラークコントロール」など、社会的地位の高い方にはあえて専門用語を使い、専門知識を説明したほうが関心を示してくれることがあります。

3．話の初めに「1つ提案させていただいてよろしいですか？」、「少しお話を聞いていただいてもよろしいですか」と断りを入れて許可を得る

患者さんの聞く姿勢が生まれやすくなります。

4．患者さんをよく観察して臨機応変に対応する

患者さんに説明しているときでも、それに夢中にならず、患者さんの反応を観察しましょう。表情や身振り、手振り、視線、声のトーンなどの**言葉以外の情報は、その人の本心が出やすい**といわれています。言葉以外の情報を随時キャッチして、患者さんの様子に合わせて話を進めましょう。

管理職やキャリアのある方は一見コミュニケーションをとりにくいと思われがちですが、自分の意見をはっきり言ってくれるのでわかりやすく対応でき、信頼を得られればこちらの話もきちんと聞いてもらえます。

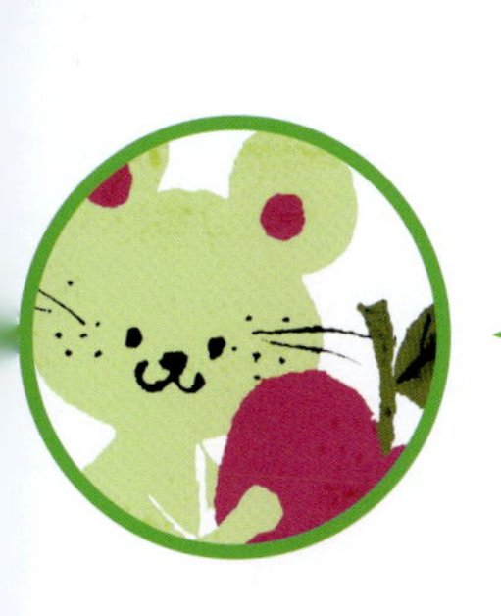

Q44 人見知りがひどく、患者さんとうまく会話できません

A 意識づけで、マイナスをプラスに

人見知りの克服方法は、まず**苦手意識というマイナスをプラスに変えていく**ことから始めます。たとえば、「知らない人と話すのが苦手だ」と思い込んでいると積極性がなくなり、人と話すことにストレスを感じて避けてしまいがちです。ですから、「知らない人と話すことは楽しい」と、自分自身にプラスであると意識づけすることで、自然と苦手意識はなくなっていきます。

人と話すと、そこからたくさんの発見があります。私はその発見のために、チェアーサイドなどで積極的に患者さんに話しかけています。そうすると、「この人は見た目と違って、こんな人だったんだ」と感じることがよくあります。一見、とっつきにくい中高年の男性が愛犬家だったり、無表情で気の強そうな20代の女性が熱血サッカーファンだったり……。そんな一面があるのだと思うと、こちらも親近感が湧いて、会話が一気に広がります。**「人は多面体で面白い！」**と思うと、どんどん話しかけたくなりますよ！

あ	明るく笑顔で心をこめて
い	いつも目を見て
さ	先にこちらから
つ	続けて一言

図❶ よい挨拶の基本ルール

ホスピタリティのあるコミュニケーション

次に大切なのは、コミュニケーションスキルを身につけることです。

歯科医院には老若男女さまざま方が訪れ、学生もいればいろいろな職種の方も来院します。そのため、通り一遍のコミュニケーションでは、事務的で冷たい印象になります。ですから、**患者さんに合わせた、ホスピタリィのあるコミュニケーション**を身につけましょう。

そのために最も重要なのは、「よい挨拶をする」ことです（**図１**）。よい挨拶をすると、「あなたのことを大切に思っています」という気持ちを、言

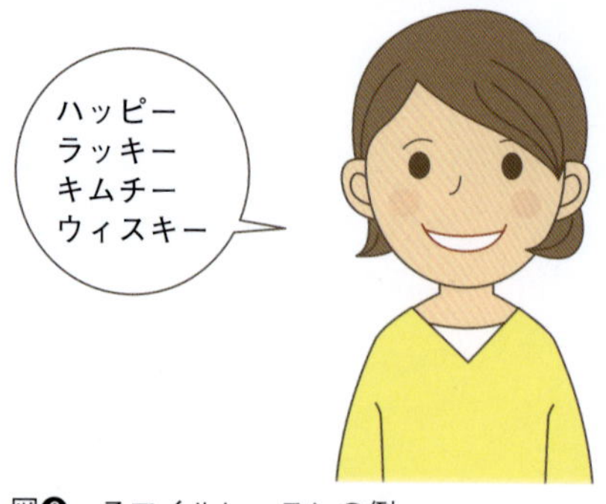

「ハッピー、ラッキー、キムチー、ウィスキー」と語尾を伸ばし、同時に口角を上にぐっと引き上げるようにする。笑顔は口元で決まるので、意識的に口角を上げる

図❷　スマイルレッスンの例

わずとも伝えることができます。また、よい挨拶には、患者さんが来院時に抱えている「不安」や「恐怖心」、「緊張感」、「歯科治療に対する嫌悪感」というマイナスな気持ちを緩和させる効果もあります。人は、安心したり、癒されたりすると、信頼感が生まれ、だんだんと心の扉を開けてくれるものです。

自然な笑顔を身につけよう

笑顔がもたらすコミュニケーションの効果は絶大です。笑顔で挨拶されることを嫌だと思う人はいないでしょう。

余談ですが、「笑い」と「笑顔」の違いは何だかわかりますか？

「笑い」は自分が楽しかったり、面白かったりするときに出る行為です。それに対して、「笑顔」は相手に対しての気遣い、心遣いで行う行為なのです。つまり、**笑顔は相手に対する優しさや気遣いの表れ**であるため、笑顔ができるのはすてきな人である証拠なのです。

笑顔は目元と口元で構成されます。キュッと上がった口角と、下がった目じりがポイントです。せっかく笑顔をしていても、マスクをしていたのでは相手に何も伝わりません。ですから、患者さんと会話をするときは、自分の表情を見せるためにも、マスクを外して感じのよい笑顔で接しましょう。

笑顔が苦手な方は、よい笑顔ができるように毎朝、鏡でチェックし、スマイルレッスンをしましょう（**図２**）。スマイルレッスンとは、表情筋をほぐして自然によい笑顔をつくることができるトレーニングのことです。

相手の目を見て挨拶してる？

相手の目を見て挨拶するのは基本的なことですが、ついつい他の動作を優先し、目を合わせずに挨拶していることはありませんか？

たとえば、受付で電卓を使いながら挨拶をしたり、患者誘導時にスリッパを出しながら挨拶したり、治療が終わってエプロンを外した後、ユニットの片づけをする動作を優先して、目を合わさずに挨拶するなど、心当たりはありませんか。

とくに受付は歯科医院の顔ですから、患者さんが歯科医院の扉を開けたときの挨拶は、とても重要です。忙しくても、自分に気づいた瞬間に手を止めて笑顔で挨拶してくれるだけで、患者さんは歓迎されている、大切に扱ってもらえていると感じ、うれしいと思うものです。

視線は笑顔と同じく、相手に自分の心を届けます。目を合わせて挨拶をするだけでも、短時間で心の通い合うコミュニケーションを図ることができるのです。

プラス一言で、さらに好感度アップ

人の**第一印象は7～15秒で決まる**といわれています。一度定着した印象は、なかなか変わりにくいものであるともいわれています。だからこそ、最初に感じのよい挨拶で、よい印象をもってもらえると、その後のコミュニケーションを図りやすくなるのです。

7～15秒といえば、挨拶＋αの時間になります。挨拶の後、ちょっとした声かけをすると、より感じがよくなり、会話が広がりやすくなります。

たとえば、「今日はお天気がいいですね」、「だんだん暖かくなってきましたね」などと、季節や天候の話は、年齢や性別を問わずに話せます。「風邪が流行っているみたいですけど、△△さんは大丈夫ですか？」、「最近どうですか？　お忙しいですか？」、「今日は顔色が優れないようですが、お疲れではないですか？」などと、**相手を気遣う言葉も、その後に会話が続きやすい“プラス一言”**だと思います。

また、主訴部位に対して、「その後、歯の調子はいかがですか？」、「前回の治療の後、お痛みはなかったですか？」などと、患者さんが言い出しにくいことを聞き出すのも大切です。患者さんは、自分のことを覚えていてくれた、気にかけてもらえていると思うと安心します。また、患者さんは、自分が伝えたかったことを伝えられたと満足して治療を受けることができます。

患者さんとの会話で得た内容は、サブカルテに書き留めておきましょう。次回来院時にその情報をもとに会話を始めていくようにすると、患者さんと自然に会話ができるようになると思います。

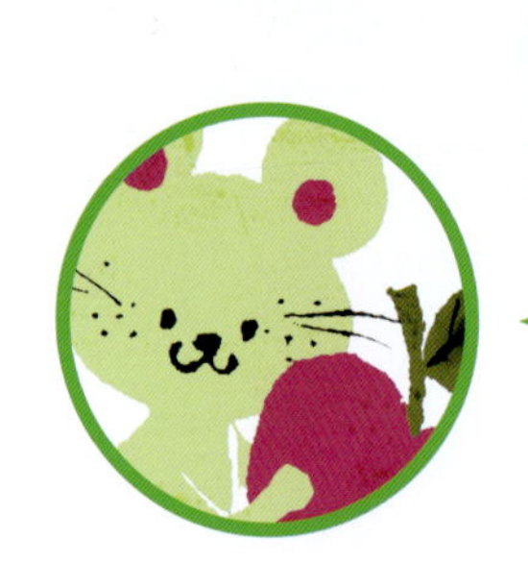

Q45 大人数で年齢もバラバラなスタッフ同士のコミュニケーションを円滑にする方法はありますか？

A 毎日のように顔を合わせる職場の人とは、常に良好な関係でいたいものです。しかし、年齢が離れていて共通の会話がない、価値観が合わないなどの理由により、コミュニケーションがうまくとれず、なかなか仲よくなれないというのはよくある話です。

学生時代でしたら、苦手な人がいたら、その人と距離をとっていればよかったかもしれません。しかし、社会人になると、職場に合わない人がいるからといって、離れるわけにはいきません。

職場で良好な人間関係を築くために必要なのは、「礼節ある行動をとる」ことです。礼節とは、「相手側に立ち、親切心をもって礼儀・節度のある対応をする」ことです。スタッフ全員が礼節のある行動をとれば、自然とよいチームワークを構築できます。では、礼節のある行動をとるには、具体的にどうすればよいのでしょうか。

礼節のポイント

1．自己中心的な考えは捨て、相手の立場や考えに気づく

人間は、どうしても自己中心的な考え方に支配されがちです。プライベートでしたら、自分の考えで行動することは問題ありませんが、職場でそのような行動をすると、チームワークが損なわれます。なぜなら、**自分の考えが必ず他者とイコールではない**からです。人はそれぞれ、自分の価値観をもっています。自分の価値観だけが正しいと思い込むと、他者の気持ちや考えを推し量れなくなり、ミスコミュニケーションが生じます。**他者の考えを知り、価値観のすり合わせをすることが、コミュニケーションをとるということ**であり、決して、自分の価値観を他者に押しつけることではありません。

他者を知るには、その人の話に傾聴することが重要です。傾聴とは、相手を承認しながら積極的に話を聴くことです。そのポイントを、**表1**に示します。

人は、相手にきちんと話を聞いてもらえると、「私のことをわかってもらえた」と満足し、相手のことを信頼します。また、こちらも相手の話をしっかり聴くことで、相手の考えを知ることができるのです。

2．他者を褒める

人は、他者から認められたいという欲求があります。職場では、なおさらこの欲求が強くなるの

表❶　傾聴のポイント

・最後まで話を聴く
・相槌を打ち、相手が話しやすい雰囲気を作る
・話のポイントをまとめて、オウム返しをする
・相手の話すペースや声のトーンなどを合わせる

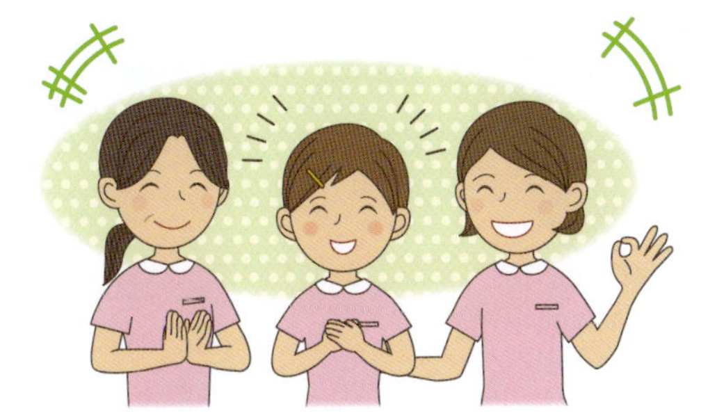

図❶　スタッフ全員でお互いを褒め合うと、職場に活気が出て好感の和が広がり、絆が深まる

ではないでしょうか。この**認められたいという欲求は、褒められることで満たされる**のです。

人は、褒められるとうれしく思い、モチベーションが上がり、褒めてくれた人に好感をもちます。**スタッフ全員でお互いを褒め合うと、職場に活気が出て好感の和が広がり、絆が深まります**（図１）。

３．排他的にならない

人は、自分と同じものに安全や安心を感じ、それを求めやすいものです。そのため、新しくチームに加わる人や、自分と考え方や価値観が違う人を排他的に扱いやすい傾向にあります。また、人には「受け入れられたい」という願望もあるので、排他的な態度や言葉は相手を傷つけてしまいます。

排他的にならないようにするには、新しいスタッフが増えたら、まずウェルカムスマイルで迎えましょう。そして、その人が**職場になれるまで、スタッフ全員が親切にサポート**しましょう。

価値観が合わない人、苦手だなと思う人とも、積極的にコミュニケーションを図りましょう。人は多面体です。**苦手だと思う人にも、よいところはあります。**苦手だと思って避けていたら、その人のよいところをいつまでも発見することはできません。相手のよいところを探して、苦手意識を克服しましょう。

４．自分の気持ちや意見を相手に上手に伝える

相手の話を聴くだけでは、こちらのストレスが溜まりますよね。相手の話を聴いた後、その意見と反対の意見をもっている場合は、相手の意見を否定するのではなく、いったん受け入れましょう。

「なるほど、そういう考え方があるのですね。私の意見は△△ですが、どうお思いになりますか？」と嫌みなく、自分の意見を伝えます。**自分の意見が100％正しいと思い込まず、いろいろな意見を出し合って話し合い、相互が納得のいく答えを出せれば、心が通った双方向のコミュニケーションができたということです。**

職場の人間関係が円滑になると、仕事へのモチベーションが上がり、効率もよくなります。**よいチームを作ることも仕事の一つ**だと意識して、礼節のある行動を心がけましょう。

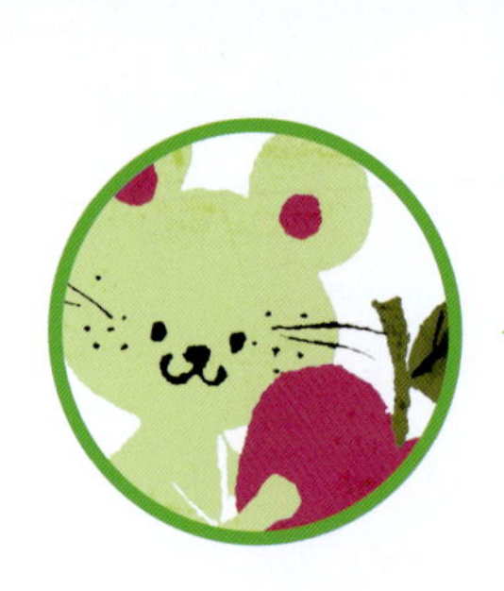

Q 46 いつも同じことを訴える患者さんに、同じ説明を繰り返しています。どうすればよいでしょうか？

A 私が経験した患者さんの事例をご紹介します。

歯周病が重度に進行した患者さんで、動揺も著しく、「噛むと痛い。歯が痛い。歯茎がうずく」というのが主訴でした。

X線写真検査やプロービング検査からも保存できる状態ではなく、主訴の痛みを取り除くには抜歯しかないという診断でした。

患者さんは抜歯することに抵抗を示し、同意を得られなかったので、妥協的にできるかぎり歯周ポケット内の感染除去を行い、抗菌薬の貼薬などの対症療法を行うことになりました。それ以来、患者さんは毎回来院するたびに開口一番、「この歯が痛いんです」と訴えるようになりました。

「残念ながら、その歯は感染が進行して十分な処置ができないところまで進行してしまっています。痛みを除去するには、抜歯しかありません。どうされますか？」

「抜くのは嫌です。このままにしておきます」

毎回、このような会話が何度も繰り返されました。患者さんはとても暗い様子で、藁にもすがるような眼差しで、何度も訴えてきました。私も、患者さんの思いに応えてあげられない、自分の不甲斐なさに苦しみました。

同時に、私は患者さんが治せない自分を責めているようにも感じてしまい、その方の予約が入っていると、気持ちが沈むようになってしまいました。一方で、

「状況をきちんと説明しているのに、なぜ毎回同じことを訴えるの？! お願いだからもう言わないで！」

と、患者さんを責める気持ちにもなってしまいました。

この患者さんは、ホームケアの状態もあまりよくありませんでした。助けてほしいと訴えるわりに、自分は努力をしない、治療に協力的ではない、というパターンです。

繰り返し訴える、その真意は？

さて、ここで問題です。

なぜ患者さんは、**答えがわかっていることを何度も訴えてくる**のでしょうか？

もちろん、患者さんはこちらに嫌がらせしよう、困らせてやろうといった気持ちから、そうおっしゃっているわけではありません。むしろ、無意識のうちに、自分の感情が言葉になって発せられ

この歯が痛いんです……
抜くのは嫌です。
このままにしておきます……

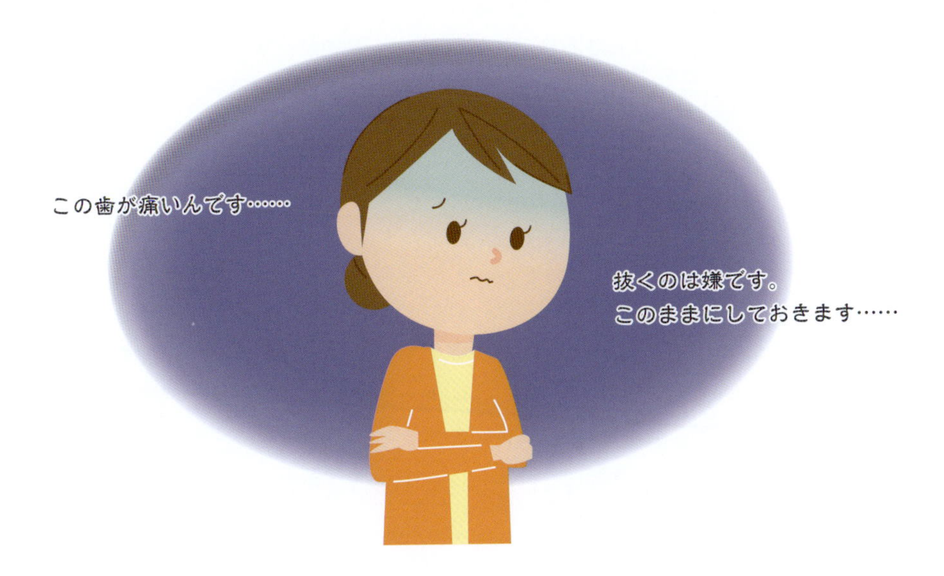

ているのだと思います。

人は、自分の求める回答が得られなかった場合、何度も繰り返し同じ質問をしてしまいます。なぜなら、**頭ではわかっていても、気持ちが納得していない**からです。

この事例では、患者さんの気持ちが満たされていなかったのです。

承認欲求

人は皆、**自分を認めてほしいという「承認欲求」**をもっています。この欲求が満たされないと、人は不安になり、何度も確認したくなるのです。

そして不安があると、その不安が解消されるまで立ち止まってしまう方もいらっしゃいます。

この患者さんの場合、自分の口腔内が、歯を失うほど重度の歯周病に罹患しているという現実に戸惑いを感じているのです。そして、口腔内で起こっている現実がつらく苦しくて、その気持ちを受け止めてほしいという承認欲求により、何度も同じ質問を繰り返し投げかけてきていたのだと思います。

医療者側の立場にいる私たち歯科衛生士は、つい患者さんの体で起こっている出来事の状況説明にばかり意識が向きがちです。つまり、原因と治療の方向性を客観的に、医学的な観点で説明することに意識が集中してしまうのです。しかし、本来はその前に、**患者さんは感情をもつ人であり、私たちはその体にかかわっている**という認識が大事なのです。

思いを理解した後、どうすればよい？

以上を理解したうえで、まずは患者さんのありのままを受け止めることが大切になります。

「痛みますよね」

「おつらいですよね」

「たいへんな思いをされていますよね」

これらの言葉を先に伝えるだけで、患者さんは自分の気持ちをわかってもらえたと受け止め、承認欲求が満たされます。そうすると、患者さんは一歩前へ進むことができるのです。

私は、最初にこのような患者さんを担当したとき、そのことに気づけず、結果として途中で患者さんの来院が途絶えてしまいました。

その後、年齢も性別も生活環境もまったく違うものの、歯周病の進行度や主訴などがほとんど同じ患者さんを担当したとき、私はちょうどコミュニケーションの勉強をしていました。私はふと何気なく、「痛いですよね」と共感の言葉を発した瞬間、患者さんの表情が変わったことを、いまでも覚えています。

その患者さんはそれ以来、二度と「この歯が痛い」と訴えなくなりました。そればかりか、ホームケアもよくなり、メインテナンスでも長期的にかかわることができました。

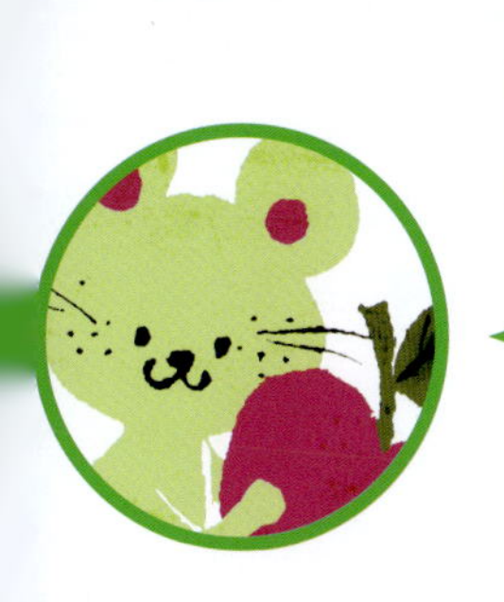

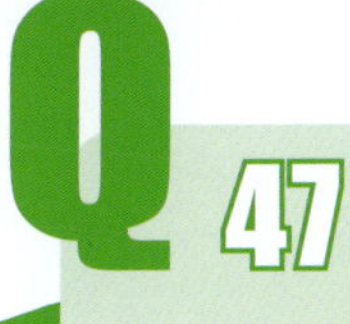

47 不定愁訴を訴える患者さんと、どのようにかかわればよいでしょうか？

A 不定愁訴とは、俗にいう原因不明の訴えです。つまり、**患者さんの訴えと所見が一致せず、改善策や治療方法が見つからない**というものです。不定愁訴にはいろいろなパターンがあります。ここでは、実例を挙げて解説します。

患者の訴えと所見が一致しない

ある女性の患者さんが、補綴修復治療を受けたことをきっかけに、「かみ合わせの位置が高い。どこで噛んでよいのかわからない」と訴えてきました。その方は、毎週３日と空けずに、急患で来院されました。しかし、口腔内をチェックしても、きれいにかみ合っていました。歯肉にも炎症を認めず、これといった問題は見当たりませんでした。歯科医師が少しだけ研磨をして、「様子をみてください」とお茶を濁すような対応をしても、納得して帰られました。しかし、また３日も経たないうちに、「食事ができない」と急患でいらっしゃいました。

かみ合わせの位置が高いんです。
どこで噛んでよいのか……

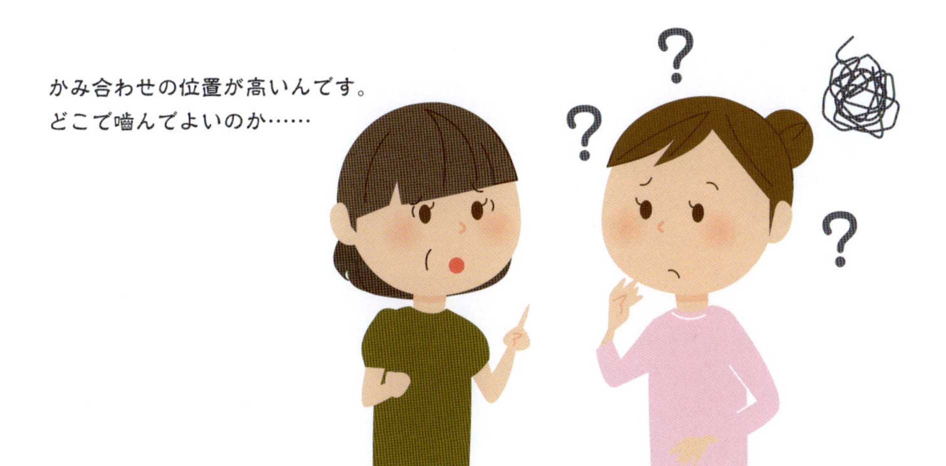

その患者さんは、チェアーに案内されて歯科医師が来るまでの間、よくスタッフと会話をしていました。聞くところによると、昨年ご主人を亡くされて、ご主人との楽しかった思い出話をしながら、伴侶を失った現在の空虚感を切々と語るようでした。

また、いつも身なりをきれいにされている方で、高級ブランドバッグを毎回持っていらっしゃいました。そのバッグのことをスタッフが話題にすると、「最新のデザインで、昨日出たばかりなの」とうれしそうに話していたそうです。さらに、次の来院時にはその最新デザインのバッグの色違いをお持ちなったこともあるようです。

満たされない心が原因？

この患者さんの場合、お話をうかがうかぎり、愛するご主人を失い、思い出と悲しみに浸りながらの一人暮らしをされているようでした。その寂しさや空虚感を満たすために、**「誰かに自分の気持ちをわかってほしい。構ってもらいたい」**という気持ちが募り、それが不定愁訴に繋がっているのではないかと思われます。さらに、その患者さんには子どもがおらず、姪子さんと一緒に買い物に出かけては、お揃いのバッグを買ってあげたなどという話もされていました。

「お金はあっても、心が満たされない」。そんな不安定な精神状態が、「何を食べても美味しく感じない。うまく嚙めない」という訴えを惹起していたのかもしれません。とにかく、スタッフには、**患者さんの訴えを無下にせず、その内容に共感し、できるだけ患者さんの心の寂しさに寄り添うような対応をする**ように伝えました。

そしてある日、その患者さんが来院すると、「私、老人大学に通い始めたの」とうれしそうに語られました。たくさんのお友だちができて、いろいろな経験ができ、とても楽しいとおっしゃっていました。「それはよかったですね」と一緒に喜んで共感し、PMTCで歯面研磨をして以来、いままでのような不定愁訴はなくなり、それ以降は来院が途絶えました。

患者の背景を読む

人の心と体は直結しています。

心のなかに大きな不安や心配事があると食欲がなくなり、不眠になるという話はよく耳にしますが、なかには局所に違和感や不調を覚えることもあるのです。

どんな些細なことでも、気になり出すと本人のなかでどんどん巨大化することもあるのです。もちろん、私たち歯科衛生士は、できるだけ医療側の視点から、何か問題が隠れていないかを意識して精査し、それを患者さんに伝えることは大切な役割です。しかし、**患者さんの背景にある心の不安に、じっくり耳を傾ける**時間を設けられれば、なおよいでしょう。

◉

「患者さんに寄り添う」とは、どうすることなのでしょうか。まずは患者さんをしっかり見つめ、

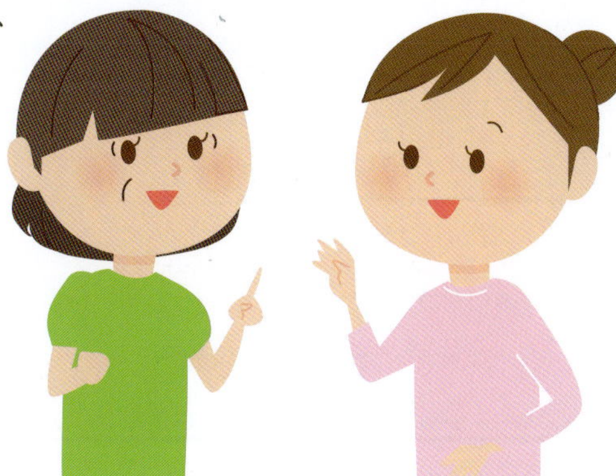

その心情を推し量ろうとする態度、患者さんのことを知りたいという気持ち、そして患者さんの話に耳を傾け、共感する言葉をかけてあげることが大切です。**患者さんがいまおかれている状況や立場を理解してあげるだけでよい**のです。それこそが、「患者さんに寄り添う」ということなのです。このとき、解決策やアドバイスなどはできるだけ避けましょう。人は皆、自分の問題は自分にしか解決できないとわかっているからです。

人は、他人に聴いてもらうことで、自分の気持ちを再確認し、状況を整理でき、自分で答えを導き出します。周囲はただ、それを支援してあげればよいのです。

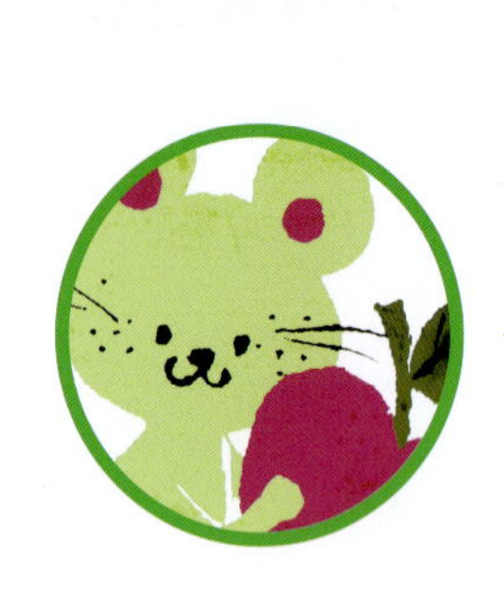

Q48 セルフケアの指導で、「磨いてくれない」「反応はよいが、続かない」患者さんの対応に困っています（前編）

A 私たち歯科衛生士が日頃行っているセルフケアの指導に対して、すべての患者さんが耳を傾けて、能動的に実践してくれるわけではありませんよね。

「患者さんがなかなかセルフケアの習慣を身につけてくれないのは、自分の指導力のなさに原因があるのでは……」と落ち込んでしまう方もいれば、「患者さんは、どうして私が説明したとおりにセルフケアを実践してくれないの？」と考えている方もいらっしゃるのではないでしょうか。

こんな患者さん、思い当たる？

さて、みなさんが担当している患者さんのなかに、次のような方はいらっしゃいませんか？

- **歯科医院には定期的に来るものの、ブラッシングがきちんとできていなくて、プラークがべったりついている患者さん**
- **歯周病が進行しているのに、歯周治療に対して関心のない患者さん**
- **ブラッシング指導後のフォローで、「忙しくて……」「忘れていた」など、できない理由を訴える患者さん**

以前、私はこのような患者さんに対して、何度も同じことをアドバイスしなければならないことが憂鬱になったり、私自身に伝える力が不足していると感じたりして、時には自己嫌悪に陥ることもありました。

行動変容ステージモデル

こちらの指導を実践してくれない患者さんにどう向き合えばよいかわからない私は、いろいろと試行錯誤を繰り返していたとき、**「行動変容ステージモデル」**という考え方に出合いました。

これは、人には行動変容して習慣化するまでのステージが５つあり、それぞれに合わせた対応をすることで、問題解決へと歩を進めることができるというものです。そのステージとは、具体的には**「無関心期」「関心期」「準備期」「実行期」「維持期」**です（図１）。これに当てはめて向き合ってみると、患者さんや自分自身を責めることが少なくなると思います。

● **ステージ１　無関心期**
- ６ヵ月以内に行動を変える意思が、本人にまったくない
- 周囲の人がその人自身に問題があると気づいていても、本人はそれに気づいていない

- 自分には関係ないと思っている

▶例：「むし歯だけ治してくれたらいいから」とおっしゃる患者さん

●ステージ２　関心期

- 問題に気づいて、６ヵ月以内に何かをしようとしているが、まだ実際に行動を起こしていない

▶例：「歯石はどのくらい経ったら、また取ったほうがいいの？」
「やっぱり、夜も歯磨きしたほうがいいの？」
などと、そこそこ関心をもっている様子がうかがえる患者さん

●ステージ３　準備期

- １ヵ月以内に行動を変えようという意思をもっていて、すぐにでも実行したい段階

▶例：「どんな歯ブラシ選んだらいいかな？」
「これ、どうやって使うの？」
「ここ磨きにくいんだけど、どうやったらいい？」
など、すぐにでも始めそうな様子がうかがえる患者さん

●ステージ４　実行期

- 行動を起こして６ヵ月未満。行動を修正している段階で、継続にまだ不安がある

▶例：「やっているけど、時々忘れてしまう」
「歯間ブラシ、１ヵ所通しにくいところがあって……。難しいね」
など、まだまだ予断を許さない状態の患者さん

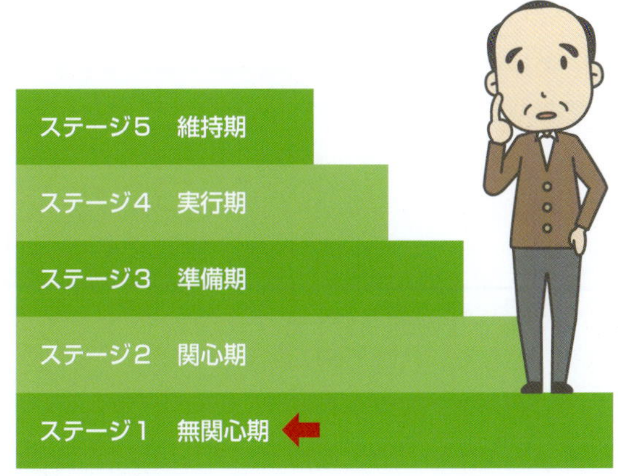

図❶　行動変容ステージモデル

●ステージ５　維持期

- 問題の再発を予防し、それを６ヵ月以上維持し、安定している

▶例：「毎晩、歯磨きした後に歯間ブラシも使ってるよ」
「ていねいに磨くと気持ちいいし、習慣になったわ～」
など、今後の継続に対して不安がない様子がうかがえる患者さん

人が行動変容して習慣化するまでには、以上のようなステージがあることを知った私は、その時々で**「いま、患者さんがどのステージにいるのかを把握し、それぞれのステージに合わせたアプローチが必要である」**とわかりました。それと同時に、私自身の気持ちがスーっと楽になり、歯周治療にあまり関心がない、やる気が感じられない

など、以前まで**苦手としていた患者さんに対しても、常に前向きな気持ちで接することができる**ようになりました。

◉

行動変容ステージモデルは、いろいろなことに応用できます。たとえば、メインテナンスのときに、患者さんへ伝える言葉が、いつも同じような説明ではなく、状態や状況に合わせて変えられるので、**自然と“脱マンネリ”**になります。

そして何より、自分自身のストレスマネジメントにもなります。前述した以前の私のように、「患者さんに伝わらないのは、私自身に伝えるスキルが不足しているからだ」と、原因は自分にあるとすぐに自身を責めて落ち込むのではなく、まずは「もしかしたら、アプローチの仕方と患者さんのステージが合っていないのでは？」と考えて振り返ることで、解決の糸口が見つかるかもしれません。

本項では「無関心期」、Q50では「関心期」と「準備期」、Q51では「実行期」と「維持期」について、症例や患者さんとの会話例を交えて紹介します。

「無関心期」の患者さんへのアプローチ

まずは、患者さん本人に、自分自身に問題があると気づいてもらうことが大切です。**気づきの“きっかけ”**を作ることを最優先にして、患者さんと接してみましょう。

1．情報提供

患者さんにご自身の現状を知ってもらうために、口腔内写真やX線写真、プロービングデータ、PCRなどの資料を見せながら、口腔内の状態をわかりやすく説明し、行動を変える必要があることを理解してもらいます。患者さんと信頼関係が構築できていない間は、なるべく**客観性のある情報を示すことで、患者さんが受け入れやすくなる**場合があります。また、健康な歯肉とはどういうものか、比較できる資料を用意して、見比べてもらうことも有効なアプローチの一つです。

2．興味を探る

患者さんがどんなことに関心をもっているのかを把握することが大切です。う蝕や歯周病に関する基本的な知識を説明したり、

「歯周病ってどんな病気かご存じですか？」
「どこかでプラークという言葉を聞いたことはありませんか？」
「歯磨きのときに、歯ブラシに血がついたりしていませんか？」
「歯ブラシはどう選んでますか？」

などと質問してみることで、患者さんの興味や意識がどこに向いているのかを推し量るのもよいでしょう。

また、言いすぎはよくありませんが、人によっては、歯周病とタバコ、糖尿病などのリスクをお伝えして、「このままではまずい」という危機感を促すことが効果的な場合もあります。

最も避けなければならないのは、**「この患者さんは関心がない」と決めつけてしまい、必要な情報をお伝えしない**ことです。患者さんの生活背景

や価値観、健康への意識などは、個々に異なります。無関心期の場合、患者さんがどんなことに興味があるのかという情報を、私たちが摑めていないことも多いでしょう。まず、**「患者さんのことを知りたい」という気持ちが大切で、話をよく聴き、注意深く観察しながら、興味や関心がどこにあるか、そのヒントを漏れなくキャッチする**ことを意識しましょう。

「無関心期」の患者さんとの会話

以上を踏まえて、無関心期の患者さんに、私がどのようにアプローチしているか、実際の会話でのやりとりを、口腔内写真やデンタルＸ線写真（図２）を交えて紹介します。

患者さんとの会話（無関心期）

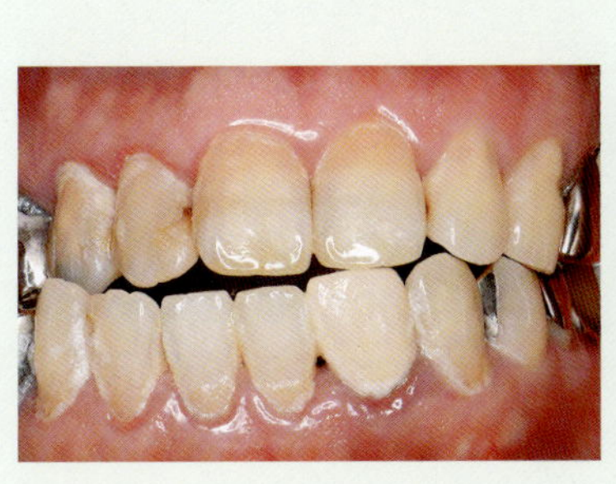

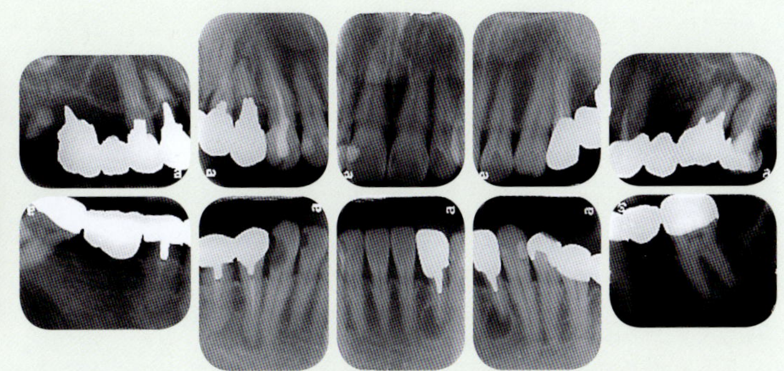

図❷　50代、男性（無関心期）の口腔内写真およびデンタルＸ線写真（初診時）。主訴は「右下の歯が痛い」

DH　Nさん。初めまして、歯科衛生士の高原です。よろしくお願いします。

◉ **POINT**　明るく、笑顔で挨拶する

患者　歯周病の検査って、しないとダメなの？　痛いところだけを治してくれればいいんだけどな……。

◉ **POINT**　このような反応が返ってくると、どうしよう！　と一瞬固まってしまいがちだが、まずは患者さんの言葉を否定せずに受け止める

DH　なるほど。痛いところだけ治したいと思っておられるのですね。

◉ **POINT**　「ええ」「なるほど」などの相づち、患者さんの言葉を繰り返すことは「あなたの話を聴いていますよ」のメッセージになる

患者　あぁ……。

DH　今回は歯が痛んで、つらかったですね。

◉ **POINT**　患者さんの気持ちを汲む「共感の言葉」は、自分のことを理解してくれたと安心してくれる効果がある

患者　そうなんだよ。

DH　Nさん、痛いところだけ治したいというのは、どのような理由からでしょうか？　差し支えなければ、聴かせていただけますか……。

◉ **POINT**　開いた質問*) は、相手が自由に答えられるメリットがある。開いた質問の後、すぐに返答がある方もいれば、じっくり考えて言葉を選びながら話す方もいる。限られたチェアータイムのなかでは難しいこともあるが、患者さんの想いを引き出すためには、間をおそれずに待ってみる

患者　えっ……!?　あぁ……。

◉ **POINT**　ここで、患者さんの答えを待ってみる

患者　仕事が忙しくて何回も来れないし……。今回も歯が痛んで仕事が手につかなくなり、困ったから来たんだ。

DH　お仕事が忙しいのですね。それに、歯が痛いと仕事に支障が出て困りますもんね。たいへんでしたね。

患者　私も定年まであともう少しなので、それまでは頑張らないと。とにかく痛んでるところなんとかしてほしいんだ。

◉ **POINT**　受けたくない理由を聴き出せた。また、この方の価値観や、大切にしていることが少し垣間見えた

DH　Nさんは、これまでお仕事をとても頑張ってこられたんですね。Nさん、痛いところはこの後に応急処置をして、まずは痛みを和らげるようにしますので安心してくださいね。

◉ **POINT**　患者さんのニーズ（主訴）をそのままにしては、患者さんの気持ちをこちらに向けられない

DH　ところで、お口の中の病気は大きく2つあるんです。ご存知でしたか？　一つは歯が溶か

*）反対に、「閉じた質問」は「YES/NO」で答えられる質問。

されて穴が空くむし歯、もう一つは歯を支えている骨が溶かされて、放っておくと（むし歯でないのに）歯が抜けてしまう歯周病という病気です。歯周病は、かなり進行するまで自覚症状がないことが多いので、自分ではなかなか気づきにくいやっかいな病気なんです。気づいたときには手遅れ、ということも多くあるんです。

Nさん、歯磨きしたとき、歯ブラシに血がついていることはありませんか？　食後に、歯と歯の間に物が挟まるようなことありませんか？

患者　そうだな……。強く磨いたら、血が出ていることはあるなぁ。

◉ **POINT**　患者さんが少し反応してくれた。関心をもってもらえる可能性を感じる

DH　そうですか、強く磨いたときに血が出ることがあるんですね。歯茎が傷ついて血が出ているのかもしれませんが、口の中の細菌が原因で歯茎が炎症を起こし、血が出る場合もあるんですよ。健康な歯茎はピンク色で引き締まっているんです。Nさん、痛い歯のここの部分を見てください。いかがでしょう？

患者　ちょっと赤いかなあ。

DH　そうですね、歯茎が赤くなってぶよぶよしていますよね。原因は、ここの歯茎と歯の境目に付いている白くネバネバした「歯垢」です。

患者　あ～、食べカスね。それが残っていたんだ。

DH　歯垢は一見食べカスのように見えますが、実は細菌の塊なんです。歯垢はプラークとも呼ばれています。Nさんは、テレビのコマーシャルなどで「プラークコントロール」という言葉を耳にしたことはありませんか？

無関心期の患者さんに、臨床現場でどうアプローチすればよいか、“POINT”を参考に考えてみましょう！

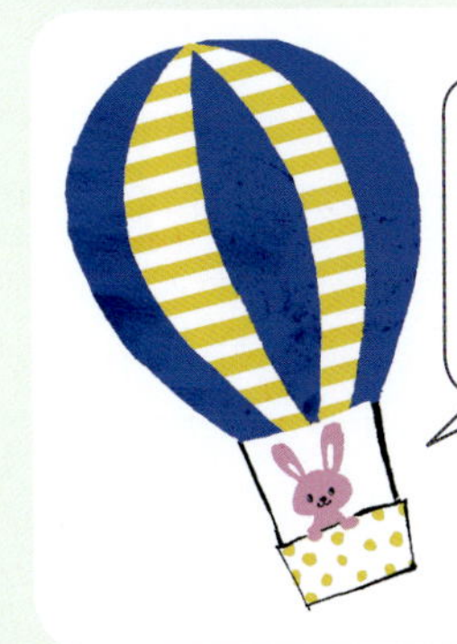

患者　聞いたことあるような気もするけど……。

◉ **POINT**　患者さんの態度から、「はっきりとは覚えていないなあ」という気持ちを汲み取る

DH　いまはお困りになっていないかもしれませんが、Nさんの歯茎には問題が起きてきていますよ。先ほどお話ししたように、むし歯でない歯でも歯周病が原因で歯を失ってしまうことがあるんです。それまでに、痛みを伴ってつらいこともありますが、症状を自覚されていないいまなら歯垢をきちんと取り除けばよくなりますし、気持ちいいですよ。Nさんがまだまだお仕事を頑張るためにも、お口の健康を取り戻していただきたいと思いますので、現在の歯茎の健康状態を全体的に調べてみませんか？

◉ **POINT**　患者さんの価値観や大切にしていることに関連させてお話しする

このように、無関心期では患者さんの反応がなかったり、よかれと思って説明したことが、逆に反発を生む場合もあるかもしれません。患者さんとの会話では、こちらの考えを一方的に押しつけるのではなく、個々の患者さんの様子をうかがいながら、できるだけわかりやすい言葉で説明しましょう。そして、歯科衛生士として「あなたのことをサポートさせていただきたい」という気持ちも添えてアプローチすることが、何より大切です。

◉

患者さんのなかには、ステージをビューンと駆け上がっていく方もいれば、一つひとつゆっくりと上がっていく方もいます。急がず、患者さんのペースに合わせて１つ上のステージを目標にしてみるとよいでしょう。そもそも、人が行動変容して習慣化するまでには５つもステージがあるのですから、簡単なことではありません。時には、後戻りすることだってあります。

患者さんをよく観察して、その方が発するサインを情報としてキャッチし、**「この患者さんはどのステージにいらっしゃるのだろう」と考えてから、アプローチの方法を選択**してみてください。

【参考文献】

1）宗像恒次，他：SAT 法を学ぶ．金子書房，東京，2007.
2）宗像恒次（監著），他：歯科衛生士のためのヘルスカウンセリング．クインテッセンス出版，東京，2006.

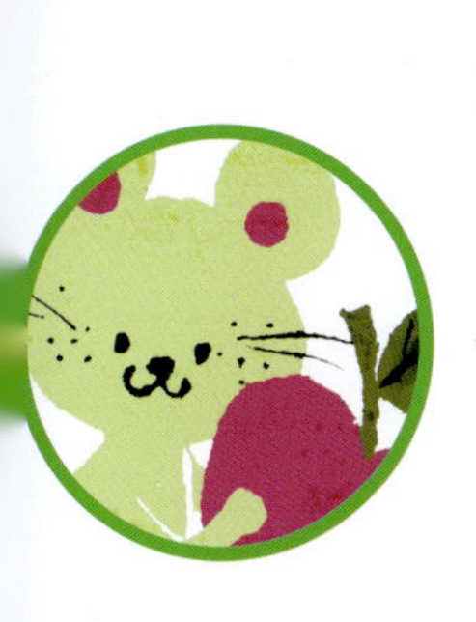

Q 49 セルフケアの指導で、「磨いてくれない」「反応はよいが、続かない」患者さんの対応に困っています（中編）

A　Q48では、こちらの指導を実践してくれない患者さんと、どう向き合えばわからない私が、いろいろと試行錯誤を繰り返していたときに出合った**「行動変容ステージモデル」**（図１）を紹介しました。これは、人には行動変容して習慣化するまでのステージが５つあり、それぞれに合わせた対応をすることで、問題解決へと進むことができるというものです。Q48では最初のステージである無関心期について取り上げ、この時期の患者さんには気づきの“きっかけ”を作ることが大事とお伝えしました。

本項では､次のステージである「関心期」と「準備期」にフォーカスして解説します。

関心期

関心期は、患者さん自身が問題に気づいたものの、まだ実際には行動を起こしていない状態です。

1．再評価

「なんで検査する必要があるの？」という反応をしていた患者さんが、プロービングチャートやプラークコントロールレコードの結果など、各種検査データを少しずつ理解し、「セルフケアは大事なんだね」と納得されたとき、患者さんご自身に再評価をしてもらいます。私たち歯科衛生士は、**少しでも「変わった」ことを評価しましょう。**この再評価を、実際にセルフケアをきちんと行ってもらうためのきっかけにします。

2．メリット・デメリット

第一段階の“気づき”が得られた、つまり無関心期を脱した状態で、きちんとしたセルフケアを実践するメリット（よい状態）をお伝えします。そして、現状のままでいることのデメリット（悪い状態）にも触れ、患者さんが不安に思っていたり、セルフケアを続けていくうえで妨げになっていることを聴き出し、**「それなら、自分にもできそうだ」と思えるように導く**ことが大切です。

3．タイプ別コミュニケーション（図２）

患者さんが関心をもてた場合でも、私たちが必要だと思う情報を一方的に伝えてしまうと、きちんと受け取ってもらえず、うまく動機づけできないことがあります。

患者さんにうまく動機づけしていくためには、**個人に合わせて工夫する**ことが有効です。その一例として、コーチングのスキルとして用いられている**「タイプ別コミュニケーション」**が挙げられます。これに当てはめて考えてみると、相手に合

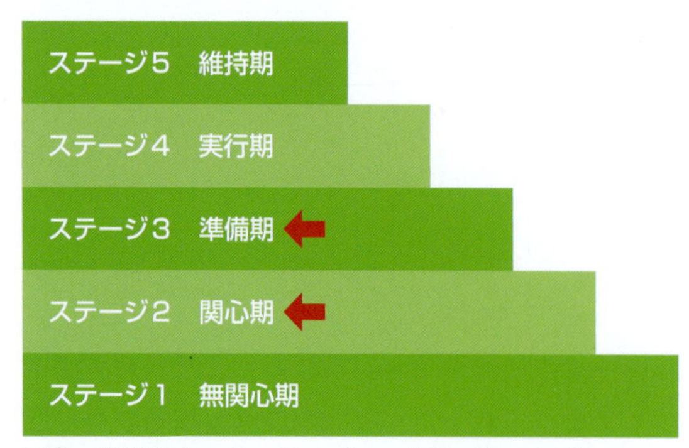

図❶　行動変容ステージモデル。本項で取り上げるのは、「関心期」と「準備期」

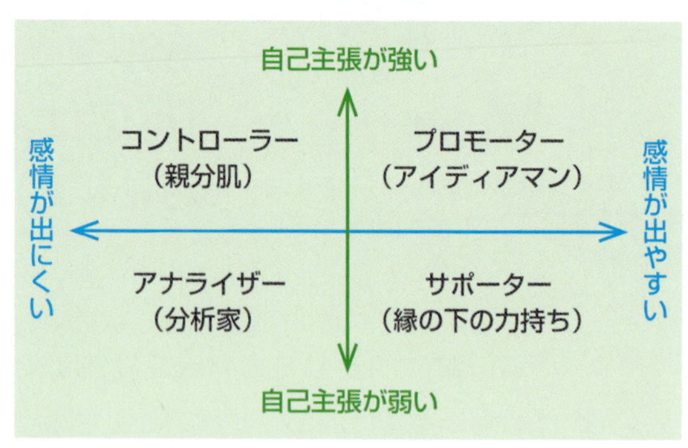

図❷　タイプ別コミュニケーション。（　）内は各タイプのイメージ

わせた適切な対応ができ、また患者さんに先入観を抱くことなく接することができます。そして、私たち歯科衛生士側も楽になり、良好でスムーズなコミュニケーションを図ることができます。

Q48でも「患者さんとの会話」で登場した50代の男性であるＮさんは、口調が穏やかで、こちらの問いかけには少し間をおいて、じっくり考えて答える方でした。私はその様子から、Ｎさんはサポータータイプであると感じました。ですから、強引な対応は避け、はっきりノーと言わない自分の感情を抑える方であることを念頭におき、表情や声のトーンに注意して、本音を引き出すように心がけました。また、人間関係を大事にし、人から認めてもらいたいという欲求が強いことにも留意しました。つまり、サポータータイプの方には、「丁寧な前置き」と「気遣う姿勢を見せる」対応が求められます。

ただし、**人をはっきりと４つのタイプに分けることはできません。**タイプが混ざっていたり、その時々でキャラクターが変わったりすることもあるので、決めつけないようにしましょう。

人は、自分がしてもらったらうれしい対応を自然としているので、相手が同じようなタイプの人なら、好感をもってくれやすく、コミュニケーションもスムーズにとれます。しかし、自分と違うタイプの人の場合、自分がしてもらったらうれしいと思う対応をしても、自分の思っているような反応が返ってこないので、戸惑うこともあるでしょう。あるいは、やりにくい苦手な患者さんであると、認識してしまいやすいのです。

●私が以前苦手だった患者さん①

過去に、何かと細かいことを質問してくる患者さんがいました。

「何回通わないといけませんか？」

「さっき使っていた機械は何ですか？」

「今日はフッ素を塗りますか？」

その都度お答えすることでチェアータイムが延びてしまって慌てたり、歯科衛生士としてまだ自信がなかった私は、患者さんに信用されていないのかなと落ち込んだり、ずいぶん神経質な人だと思ったりしていました。しかし、前述のタイプ別コミュニケーションを知ったことで、「なるほど、この方はアナライザータイプで、計画的に物事を進めたいから、多くの情報を詳しく知りたいのだ」と気づき、楽になりました（図３）。

相手のタイプがわかれば、「何かご質問はありませんか？」などと、こちらから積極的に尋ねてみたり、前もって時間も調整できます。アナライザータイプの方は正確なことや分析を好むので、検査の数値を説明したり、TBI 時に「歯と歯ぐきの境目を磨きましょう。なぜなら……」とその理由も交えてお話ししたりすると興味を示してもらいやすいのです。

◉私が以前苦手だった患者さん②

私は昔、コントローラータイプの方が苦手でした。私が話し終わる前に言葉を被せて話してこられたり、説明するペースを乱されたりして、「私の話を聴きたくないのかな」と感じることがありました。いまでは、このような方には回りくどい言い方をできるだけ避け、はきはきとテンポよく、単刀直入に結論から先にお話しすることで、スムーズに対応できています。このタイプの場合も、その方にとっては普通のことで、私が勝手に威圧的な人だと思い込んで、**自分で壁を作ってしまっていた**だけだったのです。

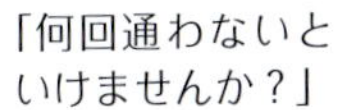

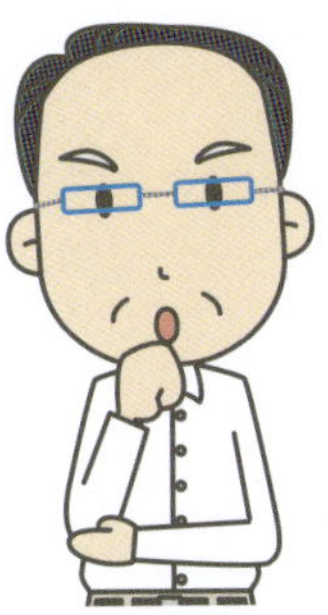

図❸　アナライザータイプの患者さんは、計画的に物事を進めたいために詳細な情報を欲することが多い傾向にある

人は場面によってキャラクターが異なることもあるので、前述のとおり、はっきりと４つのどのタイプかに分けられません。

「いろいろなタイプの人がいる」

「相手が自分と違って当然だという視点に立つ」

と理解することが大切で、それによって苦手意識も軽減されやすくなるのです。

みなさんも、患者さんをよく観察して、試行錯誤しながら、**相手を最も動かす言葉を見つけていきましょう。**相手を理解し、相手に受け止められやすい形で伝えたいことを伝え、相手に合わせて自分のコミュニケーションのパターンを変えることを意識すれば、どんな患者さんでも、スムーズで柔軟な対応ができるようになるでしょう。

つまり、患者さんが、自分がその時々の状況において必要な行動をうまく遂行できるという可能性を感じる**“自己効力感”を高めるアプローチ**がポイントになるのです。

◉

以下、Q48に引き続き、50代の男性であるNさんの「関心期」に、私がどのようなアプローチをしたか、紹介します。

患者さんとの会話（関心期）

患者　自分ではわからなかったけど、歯周病になっていたんだね。

◉ POINT　少しずつ、自分の問題を理解してきている

DH　そうですね。歯周病は症状がわかりにくいまま進行するので、怖いんです。それに、歯周病は全身の病気とも関係しているんですよ。

患者　そう言えば、聞いたことがあるな。心臓病や肺炎ともかかわっているらしいね。

DH　Nさん、よくご存じですね。そうなんです。お口の中を健康に保つことは、全身の健康のためにもなるんですよ。

患者　そうか……。たまに血が出ることもあったけど……。よく見たら、この辺りも赤いし、ぶよぶよ浮腫(むく)んでいるね。

DH　よく気づかれましたね。ここは、プラークが原因で炎症が起きています。プラークが石灰化した歯石も付いてきていますね。

歯石自体は無毒ですが、その表面が凸凹しているので、そこに細菌が溜まってくるんです。細菌が溜まる足場になってしまうので、歯石はきれいに取り除く必要があるんですよ。

患者　そうなんだ。歯石を取らないといけないのか……。

◉ POINT　表情や声の感じから、歯石除去に対してよいイメージをもっていない様子がうかがえた。その原因が何かをもう少し探ってみる

DH　Nさん、これまでに歯石を取った経験はありますか？

患者　うん、まあ……。前にね……。

DH　そのときの様子は覚えておられますか？

◉ POINT　開いた質問で問いかける

患者　うん……。

◉ **POINT**　間を大切にし、患者さんの答えを待つ

患者　多分、自分の状態も悪かったからだと思うんだけど、歯石を取ったときに血まみれになって、すごく痛かったんだよね。そのときのことがあるから、大丈夫かなって……。

DH　そうでしたか。過去にそのような経験されていたら、心配になりますよね。お話しくださってうれしいです、ありがとうございます。

これから、Nさんの歯ぐきがよくなるように歯周病の治療をしていきたいのですが、少しでもNさんの不安がないように進めていきたいと思っています。ですから、心配に思っておられることがあれば、何でもおっしゃってくださいね(^-^)。

◉ **POINT**　歯石除去のメリットを感じていることと、デメリット（妨げている原因）についても聴き出せた。自分の想いを話してくれた患者さんに感謝し、しっかりサポートさせていただくという気持ちを伝える

患者　すみません、よかった〜。わかりました、よろしくお願いします。

DH　今回は極力出血も抑えて、痛くないように歯石取りをしていくようにしますね。

そのためには、Nさんにも協力していただきたいことがあるんです。

患者　どんなこと？

DH　歯周病の治療、すなわち歯ぐきの治療には、Nさんと私たち歯科衛生士の役割分担があるんです。歯ぐきから上の部分の歯には歯ブラシを当てられますから、Nさんに丁寧に磨いていただきたいのです。歯ぐきの下の深いエリア、つまり歯周ポケットと呼ばれる溝の中に溜まっている歯石や細菌は、私たちが専門器具を使ってキレイにします。

歯周病の原因菌は、嫌気性菌といって酸素を嫌うので、歯周ポケットの中はそれらにとって棲みやすい環境なんです。プラークを溜めてしまうとどんどん増えてしまいますので、歯と歯ぐきの境目をいつもきれいにして、酸素が入るように、“風通しよく”しておいてほしいんです。

それに、歯磨きがうまくできていると、歯石を取るときにも出血や痛みが少なく済みますし、治りも早いんですよ。ですから、歯磨きはご自宅でできる治療だと思って、毎日丁寧にしてみてくださいね。

◉ **POINT**　サポータータイプの方は協力関係を大切にするので、それぞれの役割を丁寧に説明し、二人三脚で一緒に頑張っていくことを伝える

準備期

関心期の次は、準備期に移行します。この時期は、１ヵ月以内に行動を変えようという意思をもっていて、すぐにでも実行したい段階で、**目標や計画を具体的に設定する**ことが大切です。患者さんがすぐにでも始めそうなので、どんな道具(歯ブラシ、フロス、歯間ブラシ、部分磨き用歯ブラシなど）を用い、どのような使い方をするとよいか、そしてそれは、いつ、どのくらいの頻度や時間で使うかなど、行動目標や計画を具体的に考えていくのです。

ここでも重要なのは、前述した自己効力感を高めるアプローチを心がけることです。**「自分にもやれそうだ」という気持ちを患者さんにもってもらうために、自己決定を促す**ようにします。このとき、歯科衛生士はよくなってもらいたいと思うあまり、患者さんにいろいろ求めてしまいがちですが、今回の質問のような“反応はよいが続かない”患者さんの場合、高すぎる無理な目標設定になっていないか、注意しましょう。**患者さんは少しずつ成功体験を積み重ねていくことで達成感を覚え、その後の継続にも繋がっていく**のです。

それでは、「準備期」におけるNさんへのアプローチについて、次頁をご覧ください。

【参考文献】

1）桑田美香：歯科医のための医療コーチング入門．砂書房，東京，2005.
2）阿部 恵：歯科衛生士のための話せる・わかりあえるコミュニケーション．クインテッセンス出版，東京，2007.
3）鈴木義幸：図解コーチング流 タイプ分けを知ってアプローチするとうまくいく．ディスカヴァー・トゥエンティワン，東京，2006.
4）石川 明，他：ナラティブ デンタルコミュニケーション．クインテッセンス出版，東京，2006.

患者さんとの会話（準備期）

患者　そうか～。歯磨きをもっとちゃんとしないといけないんだね。一応、毎日やってはいるけど……。毎食後したほうがいいのかな？

DH　Nさんは、毎日いつ歯磨きされているのですか？

患者　朝だけ……、かな。

DH　なるほど。朝の歯磨きも、お仕事前のエチケットとして大切ですよね。

◉ **POINT**　朝だけのブラッシング習慣に対して、否定や非難をせずに受け止める

患者　夜もしたほうがいいのかな？

DH　そうですね！　Nさんのおっしゃるように、一番オススメしたいのは夜寝る前の歯磨きなんです。

それには理由があります。寝ているときは、口は動かず、唾液も出ないので、細菌が最も増える時間帯なんです。つまり、その前に丁寧に歯磨きをして、食べカスや細菌を減らしておくことが大事なんです。

患者　そうなんだ、夜か……。家族はしているけど、自分はやったことないからなぁ……。

DH　夜の歯磨き、加えられそうですか？

患者　はい、やってみます……。

◉ **POINT**　はいという返答があったものの、不安そうな感じを察知したので、クリアできそうな目標を提案してみる

DH　毎日と決めずに、まずは週に何回かから初めてみてもよいと思いますよ。Nさんは、どのくらいのペースだったらできそうだと思いますか？

患者　そうなの？　だったら、2日に1回くらいならできそうだよ。

DH　いいですね！　では、次回の約束まで、2日に1回を目標に夜の歯磨きをしてみてくださいね。翌朝のお口の感じがすっきりしてくると思いますよ。

患者　朝起きたら口の中がネバネバするから、毎朝磨いていたんだよね。それがマシになるといいな。

DH　そうですね！　夜に歯磨きをすると、ネバネバ感はだんだんなくなってくると思いますよ。また、様子を教えてくださいね。

あとは、歯磨きの仕方にもちょっとしたコツがあります。ですから、Nさんに合った磨き方をご指導させていただいてもよろしいですか？

（ここからTBIに入る）

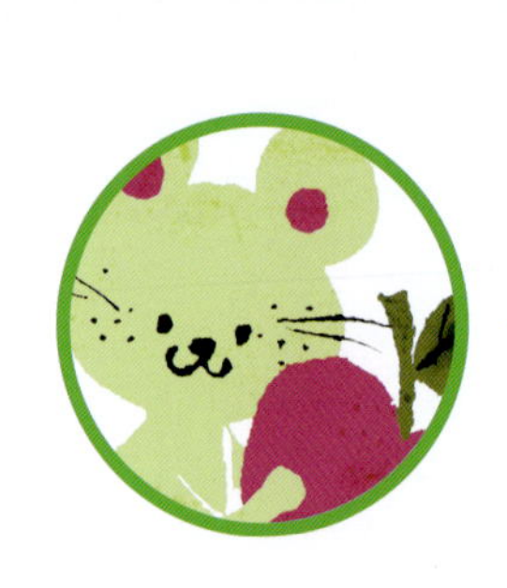

Q 50 セルフケアの指導で、「磨いてくれない」「反応はよいが、続かない」患者さんの対応に困っています（後編）

A Q48とQ49に引き続き、ご質問の答えとして、**「行動変容ステージモデル」**（図1）の応用を紹介します。本項では、「実行期」と「維持期」を取り上げます。

実行期

実行期は、行動を起こして6ヵ月未満。行動を修正している段階で、継続にまだ不安がある状態です。患者さんは私たち歯科衛生士のアドバイスを聞き入れて努力し、実践されているので、私たちも**言いっ放しではなく、しっかりサポートしましょう**。また、実践してみたものの、「（テクニック面で）難しい」「忙しくて時間がない」「面倒くさい」など、いろいろな理由で継続するのが難しい、あるいは後戻りしやすいという問題も起きてきます。**何事も、簡単には習慣化できません**。ただ、この時期なら頭の片隅にこれまで積み重ねてきたことが記憶にあるはずですので、準備期以前とはまた違ったアプローチが必要になります。

ステージ5　維持期 ⬅
ステージ4　実行期 ⬅
ステージ3　準備期
ステージ2　関心期
ステージ1　無関心期

図❶　行動変容ステージモデル。本項で取り上げるのは、「実行期」と「維持期」

1．実行状況の確認と目標設定の調整

「その後いかがですか？」と**必ず前回の指導内容を一緒に振り返って確認**しましょう。この点で、DHカルテへの日々の記録内容が大事となってきます。再評価し、どの程度実践できているかの確認をします。**状況によっては準備期以前のプロセスを振り返り、改めて目標設定し直す**こともあり得ます。

2．ストレスを減らしてあげる

関心期でも触れたように、習慣を変えることは簡単ではありません。**続けていくうえで妨げになっていることがあれば、それを聴き出し、うまくいく方法を一緒に探りましょう**。患者さんが不安に思っていることや現状を語ってもらうには、**常に否定や非難をせずに受け入れてあげる**ことが大切です。

3.“褒め認め”をしよう

患者さんは評価を気にしていますので、**わずかでもよい変化があれば、前向きな言葉で伝えましょう。**もし成果が出ていなくても、努力したことを認めましょう。私が担当している40代の女性患者さんが、こんなことをおっしゃいました。

「最近、子どものことは褒めても、自分が褒められることってまずないから、『頑張ってますね！』とか、『できていますよ！』とか、褒めてくれるのがすごくうれしいです」

人は誰でも褒められるとうれしいものです。大人になると、「褒められる」「認めてもらう」機会は少なくなります。支援する立場の私たちは、やる気になってもらえるような前向きな言葉をかけ、人としてプロとして、的確にアドバイスをして、よい関係を築きましょう。

たとえば、

「歯ぐきがよくなってきましたね」

→「○○さんの歯ぐきがよくなってきて、私もうれしいです」

というような、担当歯科衛生士として素直な気持ちを添えた伝え方も、患者さんのモチベーションをアップさせます。

実際の診療現場では、この「実行期」からアプローチを始めてしまうことはないでしょうか？　そうすると、なかなかうまくいかないこともあるかもしれませんが、**患者さんと私たち歯科衛生士が「無関心期」のステップからともに歩んでいくと、前述のようなアプローチで比較的スムーズに実行できる**と思います。

患者さんとの会話（実行期）

DH　Nさん、歯磨きはその後いかがですか？

◉ **POINT**　必ずフィードバックする

患者　自分なりには気をつけてやってるつもりだけど……、どうかなぁ。

DH　いいですね。そうやってNさんが意識していることが、とってもよいことなんですよ。目標の夜の歯磨きはできましたか？　2日に1回でしたよね。

患者　うん。やり出したら、結構続いてるよ。でも、2日間だけできない日があったんだよ。

DH　スゴイ！　目標以上ですね！　2日だけできなかったんですね～。正直に話してくださって、ありがとうございます。

◉ **POINT**　言いにくい思いを語ってくれたことに敬意と感謝の気持ちをもつ

どのタイミングでされているのですか？

◉ **POINT**　具体的に尋ねる

患者　お風呂から上がって、その後で磨いてるよ。もうすぐに寝るし。

DH　なるほど。いいタイミングですね。できなかった日は何かありましたか？

◉ **POINT**　具体的に尋ねる

患者　えーっと、疲れて帰ってきて、時間もなくて、お風呂から出たら眠たくなって……。

DH　そうでしたか。だいぶお疲れだったんですね。Nさん、気にされていた"朝起きたときのネバネバ感"はどうですか？

◉ **POINT**　Nさんが気にしていたことをこちらからフィードバックすることで、「あなたのことを理解していますよ」という気持ちが伝わる

患者　あぁ、それ。そう言えば、最近気にならなくなったように思うね。

DH　それはよかったですね！　歯磨きの効果が出てきてますよ！　では、お口の中を拝見しますね。Nさん、歯にツヤが出てきましたね。

◉ **POINT**　口腔内の印象を前向きな言葉で伝える

ネバネバ感が減ったことの他に、何か変化はありますか？

◉ **POINT**　自由に答えられる開いた質問をして、お口へ意識を向けてもらうことも効果的。答えが出なければ、こちらから例を挙げてみる（例：「夜も磨くようになり、ご家族は何かおっしゃっていませんか？」など）

患者　うーん……、そう言えば、血が出なくなったかなぁ。まだ血がつくけど、マシになってる気がするよ。

DH　そうなんですね。血が出なくなってきたら、歯ぐきが元気になってきた証拠ですよ。確かに、とくに表側の歯ぐきが引き締まってきています。炎症が改善してきていますね。心配なのは、裏側や歯と歯の間ですね。歯ぐきが赤くてまだ炎症が残っています。おそらく、血が出ているのはこの辺りからだと思います。

患者　裏側か～。やりにくいから、つい表側ばかり磨いているかもしれないな。

DH　なるほど。裏はやりにくいですか？　では、今日は裏側をメインに、磨き方を確認させていただいてもよろしいですか（^^）

（TBIに入る）

DH　Nさん、今日のポイントは裏側です。ここの歯磨きがうまくいくと、お口の中がさらにスッキリしてきますよ。

◉ **POINT**　メリットを伝える

患者　そう、頑張ってみます。

DH　はい、ぜひ頑張ってくださいね。このペースで継続できますか？

◉ **POINT**　新たに目標設定を調整する

患者　できそうだけど……。問題は夜だね。疲れて帰ってきたときは、自信ないなあ……。

DH　そうですね……、何かよい方法を考えましょうか。Nさん、お風呂はお疲れのときでも夜に入られますか？

患者　必ずお風呂に入ってから寝ているよ。

DH　それなら、できそうにないときは、お風呂の中で磨くというのはどうでしょうか？　たとえば、湯船に浸かりながらとか……？

◉ **POINT**　習慣にできるように考えてもらったりこちらから提案もしてみる。ここでも、自分にもやれそうだという自己効力感を高めるアプローチを心がける

患者　そうか、それいいね。洗面所じゃなくてもいいならやれそうだよ。

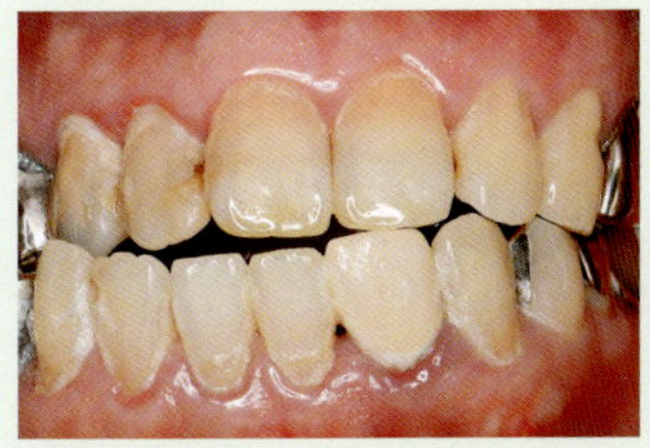

図❶　初診時。「無関心期」のころの口腔内の状態

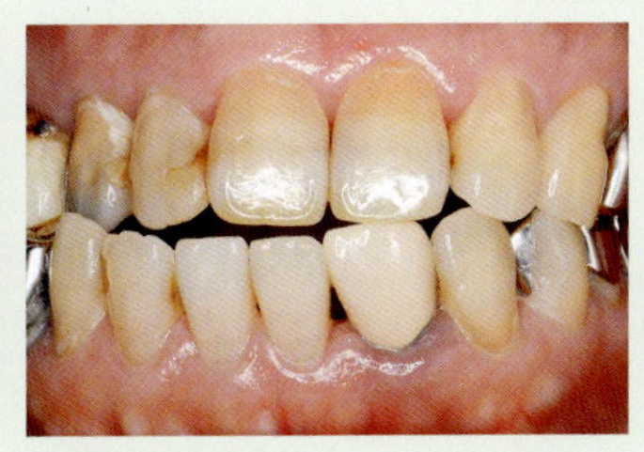

図❷　2015年12月。「実行期」初めのころの口腔内の状態

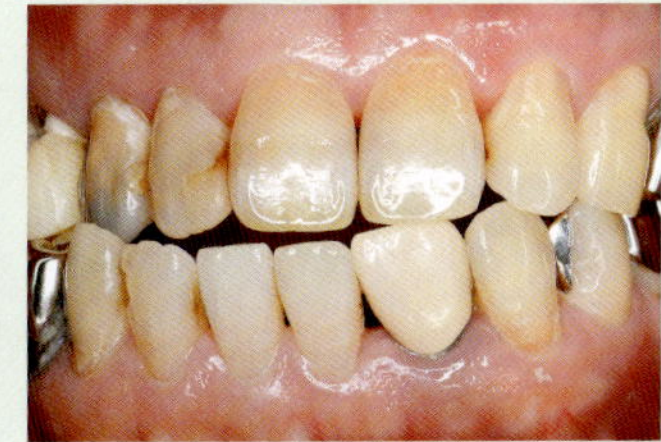

図❸　2016年２月。歯面に光沢が出てきて、歯肉が引き締まってきている

維持期

実行期の次は、維持期に移行します。維持期は、問題の再発を予防し、６ヵ月以上維持・安定しており、今後の継続に不安がない状態です。

私たち歯科衛生士がアドバイスすることは少ないと思いますが、継続して自立を維持できるように、何かあればいつでもフォローできる態勢でいましょう。

再評価や褒めることなど、実行期でのアプローチを、シリアスではなく繰り返すスタンスでいるとよいと思います。

テクニカルな細かいことを意識しがちになることもあるかもしれませんが、**患者さんの継続の源となるような人生のプロセスや価値観などを知る努力が、よりよい関係を維持していくために大事**

なのではないでしょうか。

では、維持期における患者さんとの会話をご紹介します。このケースの患者さんは、維持期に入って約６年経過している現在53歳の女性ピアノ講師Ｔさんです。私が担当させていただいてからおよそ７年になります。次頁の写真からもわかる通り、骨吸収が顕著で、根分岐部の一部では深い歯周ポケットが存在する広汎性の重度歯周炎ですが、十分に動機づけができていて、現在の BOP は10％未満と炎症をコントロールできています。

約３ヵ月ごとに拝見していますが、毎回歯がピカピカの状態でいらっしゃいます。今後もＴさんにセルフケアを継続してもらうために、どうかかわっていけばよいかに注目してご覧ください。

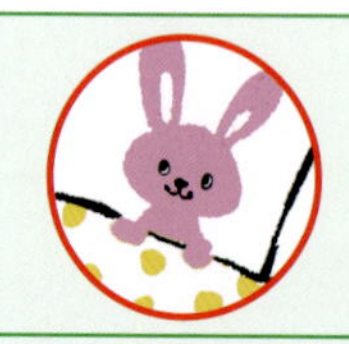

患者さんとの会話（維持期）

DH　Ｔさん、今日も歯がピカピカですね。歯ぐきの状態もよく引き締まっていて安定しています。

患者　そう？　よかった～ (^-^)

DH　最近、お手入れはどのようにされていますか？

◉ **POINT**　実行状況を確認し、フィードバックする

患者　朝は歯ブラシと歯間ブラシでしょ。夜は、それに１本磨きブラシと歯間ブラシが入らない前歯にフロスをしているわ。

DH　すごい！　頑張っておられますね。それだけの道具を使い分けるのは、たいへんじゃないですか？

◉ **POINT**　褒め認めと、目標設定に無理がないかなど再評価する

患者　大丈夫。やらないとなんだか気持ち悪いし、もう習慣になったわ～。

◉ **POINT**　自分の健康は自分で守るという自立した気持ちが滲み出ている言葉が出てくる

DH　それはすばらしいですね。無理なく継続できているならよかったです。その成果が出ていますよ。

患者　疲れが溜まったときには、いつもの弱いところが腫れぼったくなるけど、睡眠をよくとって、丁寧に磨いていると落ちついてくるの。

DH　左下の歯ぐきですよね。Ｔさんは、ご自身の状態をよくわかっておられますね。そうです、そこは心配なところなんです。睡眠や丁寧に磨くのは正解ですよ。いつものように気をつけていても、腫れぼったさが長く続くようでしたら、そのときはご連絡くださいね。

ところでTさん、一つうかがってもよろしいですか？　Tさんは、定期的にもケアを受けに来られていて、ご自身でも毎日お手入れを努力されていますよね。こんなふうにお口の健康のために頑張れるのは、どういった理由からなんですか？

患者　実は、私の亡くなった母が、40代ですでに入れ歯になっていたからなの……。私はその姿を見てきたから、とにかく絶対入れ歯になるのだけは嫌なのよね。いまの私の状態ではすでに厳しいかもしれないけれど、できるだけ自分の歯でいたいから、やれることはやらなきゃという想いなの。

DH　そうでしたか。お母様が歯で苦労される姿をご覧になってこられたんですね。Tさん、想いを聴かせていただいて、ありがとうございます。入れ歯にならないように、Tさんの歯を守っていけるように、これからもサポートさせていただきますね。

◉ POINT　患者さんの想いを共有できると、よりよい関係を維持してフォローしやすくなる

患者　プロケアしてもらったりチェックしてもらえると安心するのよね～。これからもよろしくお願いします。

DH　こちらこそよろしくお願いします。一緒に頑張りましょうね。

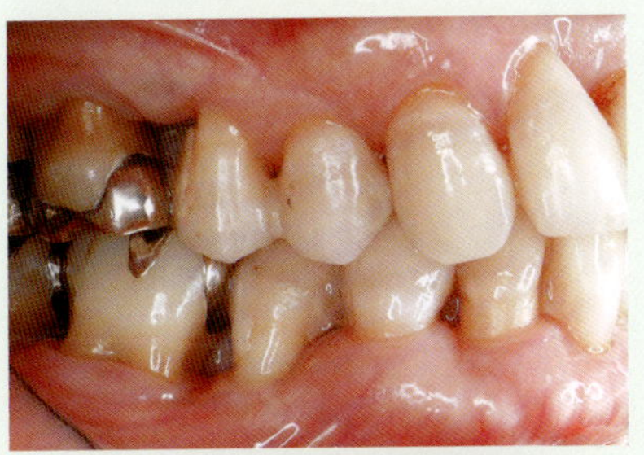

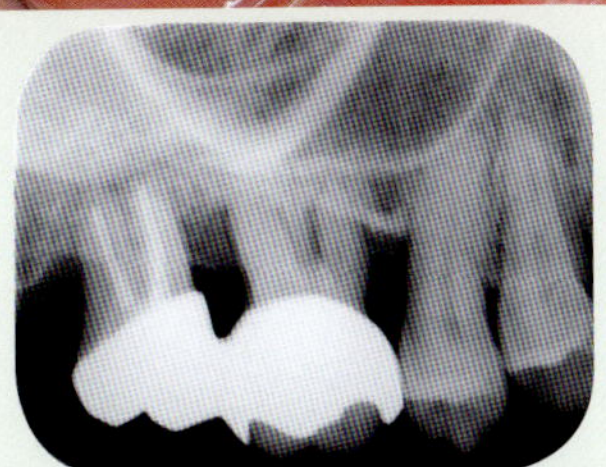

図❹　歯肉が退縮して歯間空隙の広い大臼歯部では、Tさん自身が考えて数種類の歯間ブラシを使い分けている

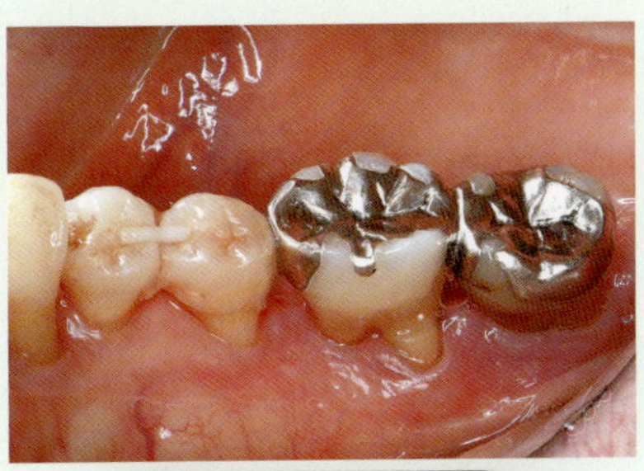

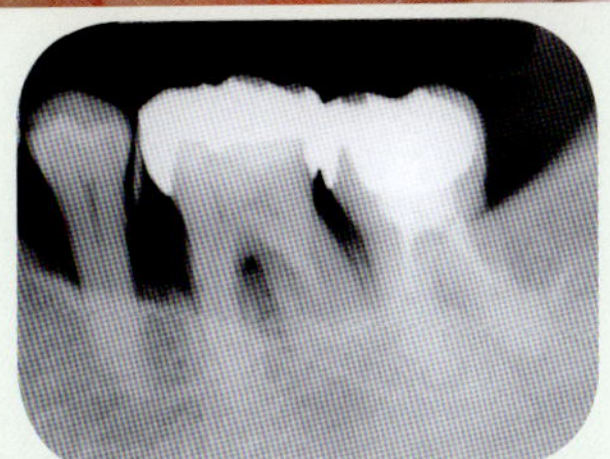

図❺　デンタルX線写真で根分岐部病変が認められる|6舌側の歯根露出したセルフケアの難しいところでさえ、きれいにプラークコントロールができている

◉

私たち歯科衛生士が日ごろから行っている一つである「患者さんのセルフケア指導」に関する悩みへの回答として、Q48～50で「行動変容ステージモデル」の応用をご紹介しました。以前、「自分の伝え方が悪いのかな？」、「やる気のない患者さんを担当するのが憂鬱だな……」と落ち込んだり、ストレスを感じていた私自身が、これを知ることでずいぶん気持ちがラクになりました。

解説のなかで、私が担当したＮさんやＴさんと実際にお話ししたことを例に挙げました。患者さんは十人十色ですから、当てはまらないところも多いことでしょう。それでも、患者さんがいまどのステージにあるのかを把握したうえで、**会話の"POINT"を意識しながら接していくと、私たちも前向きなアプローチができるようになり、つねに患者さんと向き合い、寄り添って一歩ずつ歩んでいける**と思います。同じような悩みを抱えている方は、実践してみてはいかがでしょうか？

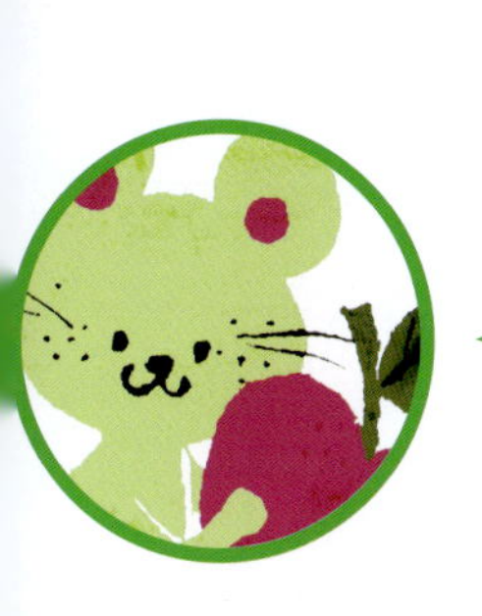

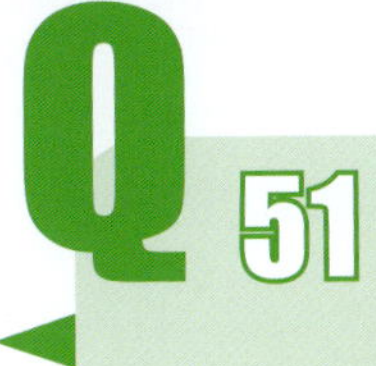

Q51 怖がりな患者さんにどう対応したらよいでしょうか？

A　一口に“怖がり”といっても、「何が怖いのか？」、「どう怖いのか？」を、患者さんに寄り添いながら、徹底的につかむことが大事です。まず、私たち歯科衛生士が「患者さんのことを知りたい！」と興味をもち、**患者さんがどんな怖さを感じているのかを聴いて受けとめてあげる**こと、また、言葉だけではなく、**非言語のメッセージも見逃さない**ことで、「私のことをわかってくれた」という安心感が生まれます。そのうえで、相談しながら対策を提案していきましょう。仮にそれを実践できなくても、「あなたの怖い気持ちを、私たちはわかっていますよ！」という一歩進んだ安心に繋がります。また、担当歯科衛生士も一人で抱え込まず、院長や同僚スタッフの協力を仰ぎ、医院全体で向き合う姿勢も大切です。

恐怖心の強い患者さんの対応は難しいですよね。普通に治療を受けられる方に比べ、何倍も気を遣います。しかし、そのような想いは態度や表情などの非言語で患者さんに伝わるかもしれず、私はそう考えて余計にやりにくくなった経験があります。それから、悩み、考えた私は、少しずつ改善して現在に至ります。本項では、私の経験や改善例を紹介し、みなさんが少しでも怖がりの患者さんを受け入れやすくなれば幸いです。

初診時とそれ以降の対応策

患者さんの恐怖心の原因は、個々人によって異なります。たとえば、過去の実体験が原因で、それがトラウマのようになっているのか、あるいは未体験で知らないから怖いのか、などが考えられ、まずその理由を探ったうえで、下記のような対策を講じてみましょう。

1．初診時

患者さんにとって安心・安全で、話しやすい雰囲気作りが前提です。

1）アイスブレイク

怖がりの患者さんであるかどうかにかかわらず、**誰でも初対面の人を目の前にすると、多少なりとも緊張する**のではないでしょうか。「この人はどんな人なんだろう」、「この歯医者はきちんと診てくれるのだろうか？」など、不安な気持ちを抱いて当然だと思います。そこで役に立つのがアイスブレイクです。これは緊張や不安を氷にたとえて、「硬い氷を壊す、溶かす」という意味をもっています。たとえば、「いかがなさいましたか？」といきなり本題に入る前に、まずは「今日はよいお天気ですね」、「○○さんのご紹介なんですね」など、**話すきっかけを作ると緊張もほぐれ、和やかになります。**

2）ポジション

カウンセリングルームを使う場合、個室で対面に座ってしまうと、患者さんは窮屈で緊張してしまいやすいです。そのため、視線を適度に外せる**約90°の角度（視線は45°）に座るのが好ましい**でしょう。患者さんにとって、背後は恐怖のゾーンです。**チェアーサイドでヒアリングする際は、患者さんの背後から話しかけることは控えましょう。**できれば、患者さんが慣れるまではチェアーでのヒアリングは避け、カウンセリングルームがあれば活用しましょう。もし、他に患者さんがいらっしゃらなければ、待合室でもよいと思います。

3）受けとめる

「このたびは、できれば来たくない歯科医院へ、ようこそいらっしゃいました」くらいのニュアンスで、**歯科医院に足を運ばれた行動を肯定し**、主訴の症状に共感して、共有しましょう。

4）質問する

患者さんが何に対して怖いのか、質問していきます。漠然とした恐怖なのか、過去の経験にもとづいたものなのかをはっきりさせます。質問するときは、**「あなたの怖い気持ち、わかりますよ」という表情や口調を意識して、聴き出したことを受けとめて共感を示し**ながら、同時に初診インタビューシート（**図1**）に記録していきます。

恐怖とまではいかなくても、苦手なことや嫌なこと、不信に思っていることなど、必要に応じてこれまでの歯科既往歴も通して、歯科医院への思いも聴き取り、今回の来院で何を望んでいるのかを明確にしていきます。私たちのものさし（価値基準）で患者さんの要望を軽視することは絶対に避け、一緒に考えていく姿勢と対応が大切です。

5）チェアーへのご案内

初診患者さんにとって診療室は初めての空間ですから、手荷物の置き場所もご存じありません。「こちらへおかけください」と着席を促すなど、私たちにとって当たり前のことも、一つ一つご案内しましょう。**何をするにも丁寧に声をかけ、その場を離れるときも同様**です。とくに個室の場合はより意識しましょう。

6）口腔内の診査

一連の診査項目について、「どういうことをするか」を簡単に説明します。未体験のことには、不安が募りやすいものです。**説明するなかで、よくわからないような表情をされた場合は言い方を変えてみたりして工夫し、今後行っていくことの見通しをつけてあげる**と、安心に繋がります。

「つらい、痛いなど、何かあれば、遠慮なく手を挙げてお知らせください。手を止めますので」と、患者さんに決定権があることをお伝えします。私たちが徹底してそれを守ることで、安心してもらえると思います。

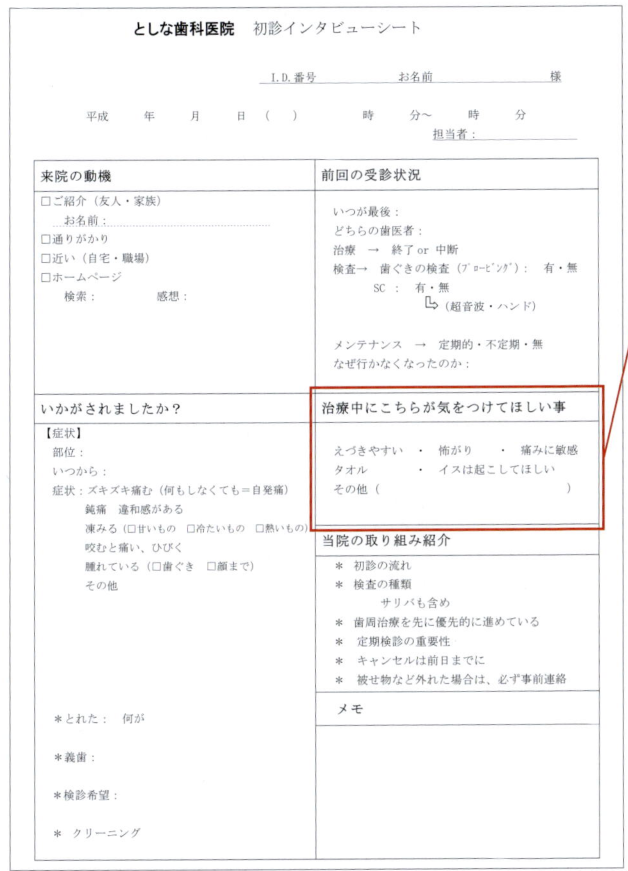

としな歯科医院　初診インタビューシート

I.D.番号　　　　お名前　　　　　　様

平成　年　月　日（　）　　時　分～　時　分

担当者：

来院の動機	前回の受診状況
□ご紹介（友人・家族） お名前： □通りがかり □近い（自宅・職場） □ホームページ 検索：　　感想：	いつが最後： どちらの歯医者： 治療 → 終了 or 中断 検査→ 歯ぐきの検査（ﾌﾟﾛｰﾋﾞﾝｸﾞ）： 有・無 SC ： 有・無 ↳（超音波・ハンド） メンテナンス → 定期的・不定期・無 なぜ行かなくなったのか：

いかがされましたか？	治療中にこちらが気をつけてほしい事
【症状】 部位： いつから： 症状：ズキズキ痛む（何もしなくても＝自発痛） 鈍痛　違和感がある 凍みる（□甘いもの　□冷たいもの　□熱いもの） 咬むと痛い、ひびく 腫れている（□歯ぐき　□顔まで） その他 ＊とれた：　何が ＊義歯： ＊検診希望： ＊ クリーニング	えづきやすい　・　怖がり　・　痛みに敏感 タオル　・　イスは起こしてほしい その他（　　　　） **当院の取り組み紹介** ＊ 初診の流れ ＊ 検査の種類 サリバも含め ＊ 歯周治療を先に優先的に進めている ＊ 定期検診の重要性 ＊ キャンセルは前日までに ＊ 被せ物など外れた場合は、必ず事前連絡 **メモ**

治療中にこちらが気をつけてほしい事

えづきやすい　・　怖がり　・　痛みに敏感
タオル　・　イスは起こしてほしい
その他（　　　　　　　　）

図❶　当院で用いている初診インタビューシート

7）診査結果や今後の治療の流れを説明する

怖がりな患者さんでも、歯科医院を訪れておられるのですから、治したい気持ちはあるはずです。私たちは患者さんに、「この先、どういうことをしていくのか？」をできるだけわかりやすく、丁寧に説明し、少しでも患者さんの恐怖心を取り除けるように努めましょう。このとき、患者さんが受け答えで発する言葉以外にも、**態度や表情などの非言語情報も感じ取り、どの程度「わかっていらっしゃるか？」を探る**ことがとても大切です。患者さんを責めるニュアンスにならないよう気をつけながら、「いまの説明でわかりにくいところはありませんか？」と確認してみるのもよいと思います。

○○さんっ！
今日はお天気がよくて
気持ちいいですねっ！
ビクッ

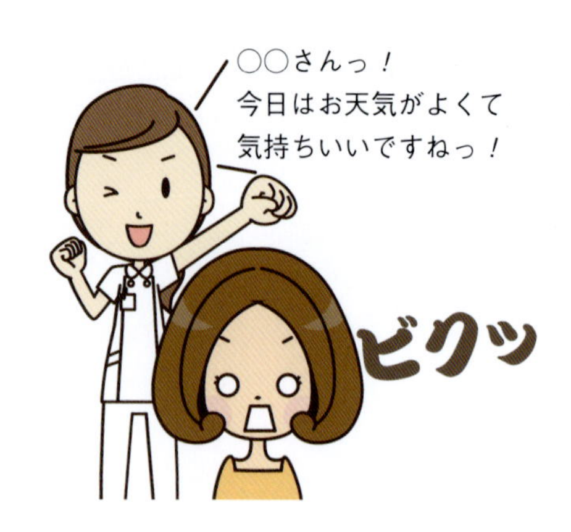

8）診察終了後

歯科医院に限らず、病院慣れしていない初診患者さんは、診察後に診察室から送り出されてどうしたらよいのか、戸惑うことがあります。ですから、「後ほど、会計と予約をお取りします。受付スタッフがお名前を呼びますので、こちらにかけてお待ちください」と、**その後の流れを説明しながら誘導すると安心**されるでしょう。

加えて、怖がりの患者さんに限らず、受付スタッフから本日の診療についてそれとなく感想を聞いてもらうとよいでしょう。患者さんが歯科医師や歯科衛生士に言いにくいことも、診療室を離れて落ち着いたところで浮かんできた疑問や想い、正直な感想を把握できるよい機会にもなります。

2．再診時（来院２回目以降）

怖がりの患者さんへの初診時の対応がいくら適切でも、簡単には前向きにならないでしょう。ですから、２回目以降もその日のコンディションを探りながら、**患者さんに寄り添う意識を継続することが大事**です。話しかけたときの反応や態度、表情、声の調子などから、初診時に行ったこと（前述の１～８）を繰り返す気持ちで臨みましょう。

来院回数を重ねるごとに患者さんの情報量が増え、個々人に合わせた対応ができていくと、患者さん本人も「この歯科衛生士、この歯科医院は自分のことをわかってくれている」という気持ちが芽生え、自然と恐怖心が和らぐことも期待できます。

Ｋさんとのエピソード

ここからは、怖がりな患者さんへの具体的な対応例として、私が担当しているＫさんとのエピソードを紹介します。

Ｋさんは30代の女性で、初診時は待合室で落ち着かない様子で、声をおかけした際も硬い表情をされていました。こちらの問いかけには丁寧に応答してくださいましたが、笑顔はあまり見られませんでした。

カウンセリングルームへご案内し、初診インタビューシート（図１）を活用しながらお話をうかがっていきました。

Kさん「**歯医者は久しぶりで、小さいときに行ったことはあると思うのですが、記憶になくて……。最近、歯茎から血が出てきて、それがなぜなのかわからず、心配で気になっています**」

DH「**血が出るんですか。それは気になりますね**」

私はKさんの気持ちを汲みながら、共感する姿勢で臨みました。Kさんは歯科受診が20年以上も前で、歯科医院に怖さを感じていたことと、とくに困りごとがなかったので受診しなかったとおっしゃっていました。問診票の「受診のきっかけ」欄には、「知人に当院を勧められて」と記載されていたので、まずは「どのように勧められたか？」を聴き取りました。「なんとなく来たのか？」、それとも「何か期待して来たのか？」など、**来院動機を探るのも、患者さん本人の意識を知るうえで大切**です。

ここからは、時系列で追っていきます。

１．初日（図２）

- **臨床状態**：プラークが多量で歯肉の炎症が強い
- **Kさん**：自覚症状なし。落ち着きもない
- **私の対応**：患者さんの気持ちを汲み、優しく接することを心がけます。Kさんが「大丈夫」と言いながらも顔をしかめるときにはそれを察知し、常に声をかけます（「力を抜いてくださいね」「楽にしてくださいね」）。

２．２回目の来院

- **臨床状態**：歯肉からの出血が認められる
- **Kさん**：「血が出るとよくないと思い、血が出ないように磨き、血が出るのを避けていました」
- **私の対応**：まずは受けとめる。歯頸部にブラシを当てて、「いまの状態では、血が出ても仕方がありません。出てくるのは悪い血だと思って、そこを適度な力でブラッシングしていけばよくなりますよ」と説明します。このとき、決して「磨かないと治りませんよ」と切り出すのではなく、「血を出してはいけないと思っておられたんですね。それであえて避けていたんですね」と、まず受けとめる対応が大切。その後、健康な状態がどういうものか、現状や原因、そして「なぜ血が出るか？」を説明します。そのうえで対策の提示やアドバイスをします。

３．３回目の来院（図３）

- **臨床状態**：歯肉からやや出血が認められる
- **Kさん**：「出したほうがよくなると聞いたけれど、やはり血が出てくると怖くて、少し痛いし……」
- **私の対応**：怖がっている気持ちを受け止めます。客観的に改善していることをみてもらうために、口腔内写真や検査データ（数値）の比較を提示し、「血は怖いかもしれませんが、減ってきていますし、このように確実によくなってきています。一緒に乗り越えましょう」と伝えて、今後も継続してもらう方向へ導きました。

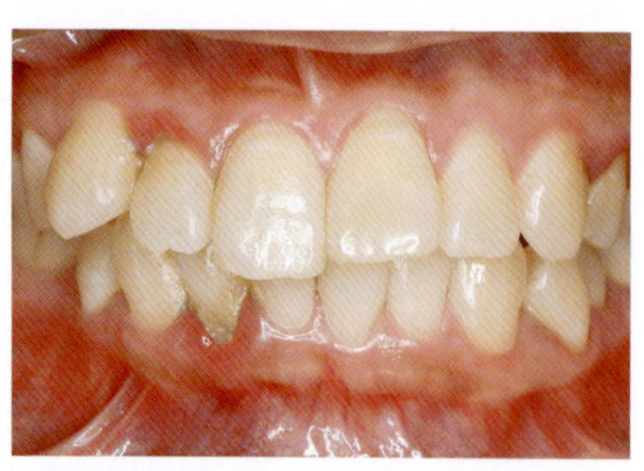

図❷　初診時（2015年９月）。歯周ポケット４～６㎜が34.4%、出血率は74.2%。全体的に歯肉の炎症がみられる。前歯部においては、とくに2|と|2には厚みのあるプラークと歯石が付着しており、歯肉の発赤・腫脹が著しい。歯ブラシが触れただけで出血する状態

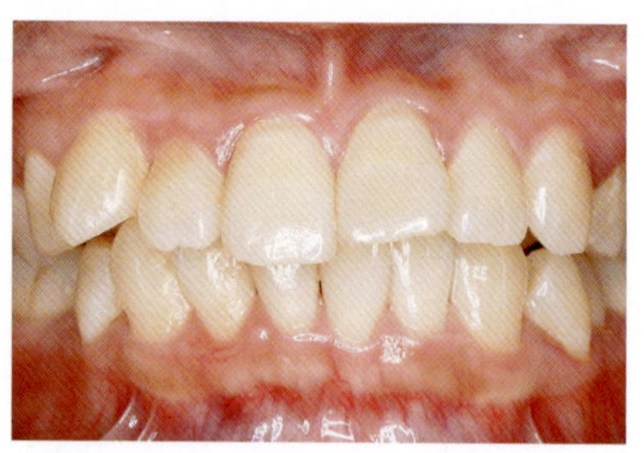

図❸　３回目の来院時（2015年10月）。TBI、スケーリング後。プラークコントロールがよくなり、2|および|2の発赤・腫脹が改善し、変化がみられる

◉

その後（**図４～６**）、Ｋさんは、「徐々に痛みがなくなって、血もほとんど出なくなりました。勧めてもらったフロスも使っています。初めはたくさん血が出て驚いたけど、出してもよい血だと教わったので継続しました」とおっしゃるようになりました。

受診の際は毎度来院までの経過やセルフケアの様子を、Ｋさんから話してくれるようになりました。「歯ブラシが届かないので、親知らずを抜きたいです」などと、口腔内に関心をもち、よくなりたいという想いが強くなっていきました。

患者さんにとって歯科医院は非日常の場です。緊張して当たり前なので、できるだけ話しやすい雰囲気作りを心がける必要があります。どの初診患者さんにも、私は、「勇気を出してよく歯医者にお越しになりましたね。これを機会に、よくしていきましょう。お手伝いさせてくださいね。何でもお話しください」とお伝えすることから始めています。

具体的な対応としては、**患者さんの話す言葉やスピード、トーン、視線などに合わせることがポイント**です。うなずきや相づちは、あなたのことを「もっと知りたいので、お話しください」という非言語のメッセージになります。「それはたいへんでしたね」、「つらかったですね」など患者さんの気持ちを汲む言葉は、あなたのことを「理解しましたよ」というメッセージになります。

恐怖心の強い患者さんに限ったことではありませんが、どんなことに不安や恐怖を抱いているのかを知るためには、まず話をよく聴くことが大切

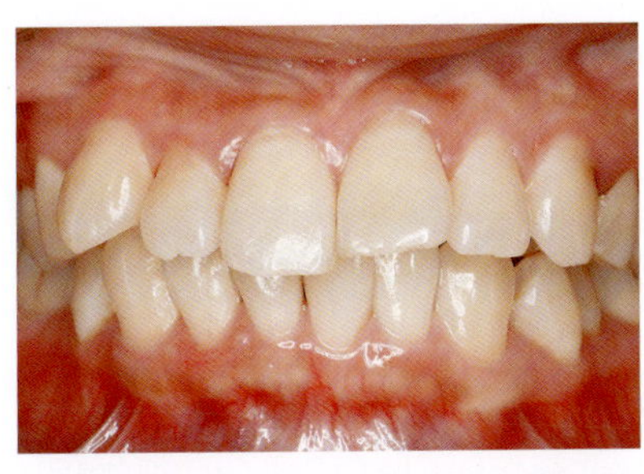

図❹　４回目の来院時（2015年12月）。歯肉が引き締まり、歯面のツヤも出てきた

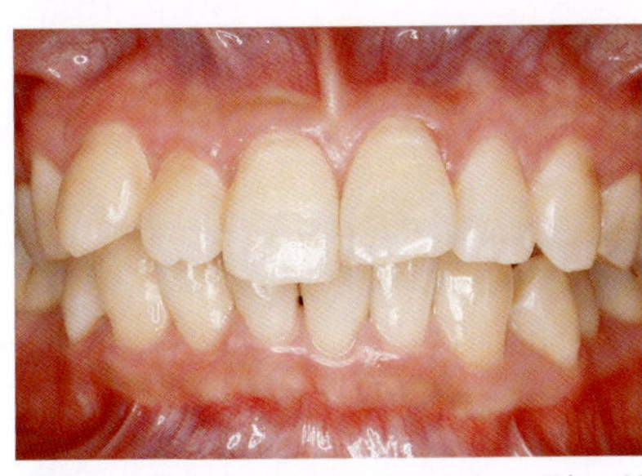

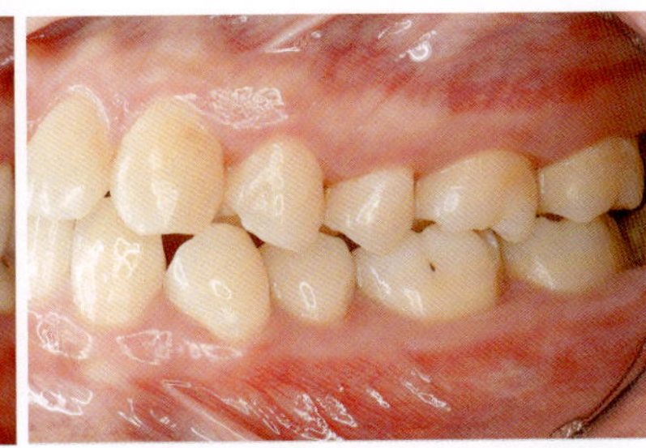

図❺　５回目の来院時（2016年１月）。前歯からの出血はなくなってきた。臼歯の歯間部炎症改善のために、フロスの使用を勧めた

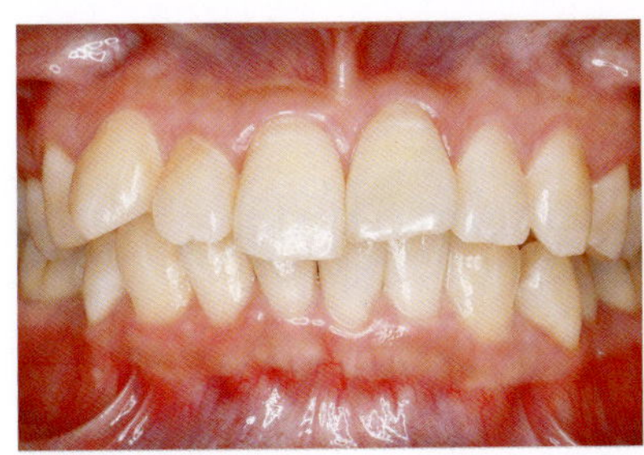

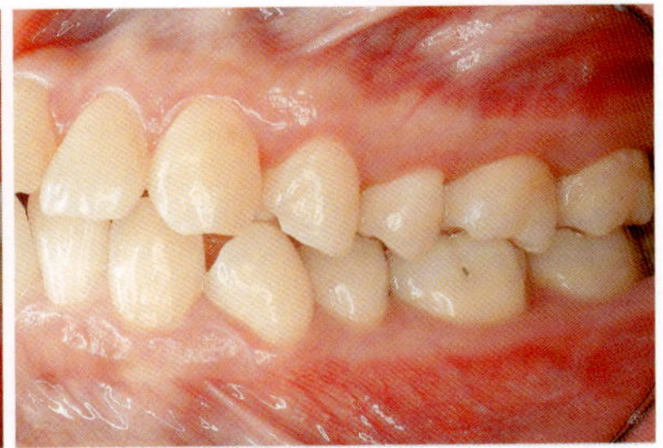

図❻　６回目の来院時（2016年３月）。歯周ポケットは４～６㎜が1.1%、出血率は14.7% まで改善してきた。歯肉は引き締まり、健康的な色とハリを取り戻してきた

です。言葉だけでなく、非言語メッセージを見逃さずに感じ取りましょう。

気をつけたいのは、**患者さんの恐怖を軽く考えない**ことで、相談しながら一緒に解決していきましょう。具体的な対策（治療）よりも、まずは**あなたの話を聴きます、配慮していますという寄り添う姿勢を示す**ことが、安心や信頼に繋がります。

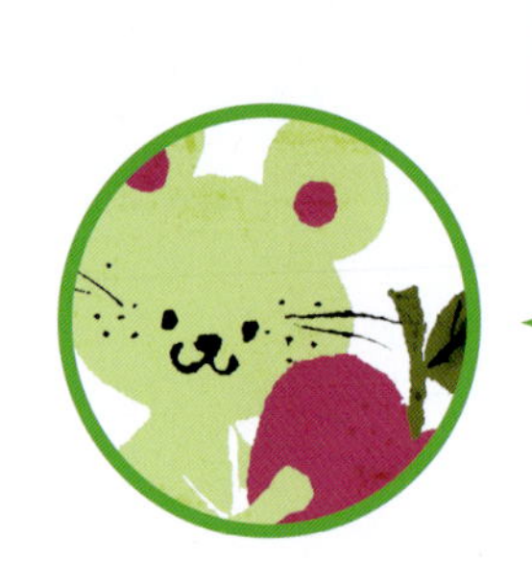

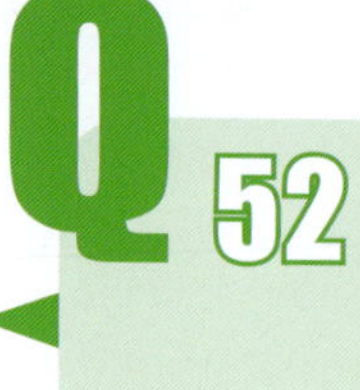

Q52 患者さんへの説明やアドバイスがいまひとつ伝わらず、悩んでいます

A みなさん、こんな経験はありませんか？

「この人、合わないな。苦手……」

「話が通じていないな。噛み合わない……」

「伝わったのかな？　不安……」

患者さんにしろ、同僚にしろ、このように感じてしまうのはなぜでしょうか？　本項では、他人とよりよい関係を構築するための一手段として活かせる、NLP 心理学を紹介します。

NLP とは？

NLP（Neuro-Linguistic Programing）心理学は、ベトナム戦争で帰還した兵士を救うため、1970年ごろにリチャード・バンドラーとジョン・グリンダーという２人の学者が考案したものです。これは**「脳の取扱説明書」**とも呼ばれ、短時間でトラウマを癒すためのセラピーとして生まれました。

当たり前ですが、自分と他人とは違いますよね？　他人とのコミュニケーションは主に言葉を使いますが、私たちがもっている五感、すなわち非言語の影響力がとても大きいといわれています。NLP 心理学はこの**五感に働きかけ、多くのことを解放していく**というものです。

五感とは、「視覚」「聴覚」「身体感覚」「嗅覚」「味覚」という感覚のことをいいます。人はそれぞれ自分の五感にもとづいて、物事をイメージしたり、記憶したり、体験したり、把握したりしています。そして、その五感にも「優位感覚」、つまり利き手が右手の人と左手の人がいるように、**人には何かを理解するときに五感のなかで優位に働く「利き感覚」がある**とされています。そのため、同じ体験をしても、人それぞれ優位に働く感覚は違ったものになるのです。NLP では、五感のなかでも「視覚（Visual）」、「聴覚（Auditory）」、「身体感覚（Kinesthetic）」の３つに分け、優位感覚の傾向を判断します。なお、「嗅覚」と「味覚」は、身体感覚の一部に包括されています。五感の３タイプの特徴は次のとおりです。

１．V（視覚；Visual）

目から入ってくる情報を優先的に使います。世の中をビジュアルとしてとらえ、脳の視覚を司る部分が活動するときに最も力を発揮するタイプです。

２．A（聴覚；Auditory）

聴覚から入る情報を優先的に使うタイプです。この場合、言葉の選び方が慎重であるのが特徴です。

3．K（**身体感覚；Kinesthetic**）

手触りなど、体感的な情報を使っているタイプです。物事を判断するときも、自分の感覚や直感、また直接触れてみることを大切にします。

自分の VAK タイプを知ろう！

例えば、「海」といわれたら、どのようなイメージを浮かべますか？

1．**視覚優位（V）の人**

青い海や白い砂浜、海が書いてある絵や写真など。

2．**聴覚優位（A）の人**

静かな波の音、かもめの鳴き声、人が集う声など。

3．**身体感覚優位（K）の人**

水の冷たさ、潮風が頬に当たる感じ、太陽がジリジリと照りつける感覚、潮の香り、など。

「V」「A」「K」それぞれの特徴が現れ、使う言葉にも差が見られます。まず自分の優位感覚を知るために、**表1**に挙げられている項目をチェックし、どのタイプかを把握してみてください。

いかがでしたか？

自分の優位感覚の傾向に気づきましたか？

では、なぜ**自分の傾向を知っておくとよい**のでしょうか。

人はそれぞれ、大切にしていることが違います。そのため、**自分と異なる2つの感覚について知っておくと、対人関係がスムーズになります**。私たち歯科衛生士は仕事柄、**相手に合わせることが必要**ですから、他の2つの感覚に有効なアプローチを身につけることで、うまく事を進められます。

人は、自然と自分の優位な傾向の感覚で対応してしまいがちです。たとえば10人を均等に VAK の3つのタイプに分けるとすると、3人か4人に伝われば“御の字”といえます。このことを知っていれば、そのうえで他の2つの感覚を意識できるので、対応力が増します。

ただし、あくまで「3つのうちの優位感覚がどれか？」というだけで、血液型のようにどれか一つに決まっているものではありません。ですから、V 要素と A 要素が同じくらい強い人がいたり、3つとも均等な人もいます。

シーン別 実践例

次に、患者さんへの「歯周病の説明」や「ブラッシング指導」を例にご説明します。

1．**歯周病の説明**

伝えたいことを以下の3つと仮定します。

「歯周病とは」

「原因はプラーク」

「あなたの病態」

1）視覚優位（V）の患者さんには、目で見てわかる表現を用いる

V感覚の方には言葉だけでは伝わりにくいので、**視覚的なツール**、例えば歯周病のイラストや写真、模型などを見せるとイメージしてもらいやすいです。手鏡を使ったり、口腔内写真を見てもらいながら説明すると、会話もスムーズに。回りくどい表現はタブーで、テンポよく明るく話しましょう。また、回数や時間など、今後の見通しがつくよう

表❶　表象（心に描くイメージ）的特徴と言葉の一例。これらから自分の傾向を摑める

	特　徴	言　葉
視覚的傾向（V）	□ 一般に、背筋が伸びたよい姿勢	□ 話が見える
	□ 何かを考えるとき、上を見ることが多い	□ 明るい
	□ 話すスピードが早い	□ ハッキリしている
	□ 身振り手振りが大きい	□ 明確な
	□ 色にこだわる	□ 注目する
	□ スタイル重視	□ 映す
	□ イラストや写真などに目がいく	□ ビジョン
	□ キレイなものが好き	□ 風通しがよい
	□ 話が飛ぶことがある	□ 輝きに関する擬態語(ピカピカ、キラキラ)
	□ 絵やイラストを描くのが得意	□ 色を使った表現（青い空、真っ赤な夕陽）
	□ 細かな文字や説明文は気にしない	□ 見た目の表現（綺麗、輝く、透明、眩しいなど）
聴覚的傾向（A）	□ 姿勢も言葉もＶとＫの中間	□ 聴く
	□ 何かを考えるとき、左右を見ることが多い	□ 響く
	□ 独り言を言いながら考えることが多い	□ 耳にする
	□ 言葉で言うことが大切	□ 言う
	□ 言葉を選ぶ	□ 説明する
	□ 中くらいのテンポ	□ ささやく
	□ 口コミや評判を重視する	□ テンポ
	□ データ、文字情報、エビデンスが大事	□ 声をかける
	□ 取扱説明書は必ず読む	□ 音に関する擬音語(シーン、ザーザー、ざわざわなど)
	□ 音に敏感で､店や電車のアナウンスでもよく聴く	□ 声の大きさを使った表現（大声､静かな、騒々しい）
身体感覚的傾向（K）	□ 下を向きがちな姿勢	□ 感じる
	□ 何かを考えるとき、下を見ることが多い	□ 気になる
	□ 感じながら話すのでテンポがゆっくり	□ ○○な感じ
	□ 声のトーンが低い	□ やわらかい
	□ 見栄えより素材にこだわる	□ まったり
	□ デザインより感触を重視	□ のんびり
	□ 理屈より触れ合いが大切	□ 緊張
	□ まずは手に取る	□ リラックス
	□ 匂いを嗅いでみる	□ 触れる
	□ ボディタッチが多い	□ ソフト
	□ 感傷に浸りやすい	□ ゆったり
	□ 着心地や居心地のよさが大切	□ 温度の表現（温かい、冷たい）
	□ 温度変化に敏感	□ 材質の擬態語（フワフワ、ガチガチ）
	□ 運動など身体を動かすことが好き	□ 気持ちの表現（うれしい、イライラ、不安）
	□ 手を使って書くと、記憶に残りやすい	□ 味の表現（おいしい、苦い、甘いなど）

に説明すると効果的です。

2）**聴覚優位（A）の患者さんには、話の筋道を立てて論理的に話す**

A感覚が優位な方には、言葉でしっかり伝えましょう。その際、**メリットやデメリットにも触れ、客観的なデータや数字を示します。**例えば、「歯周病の原因はプラークです。プラーク1㎎中に1億以上の歯周病原細菌などがいるんですよ」というようにお伝えすると、理解してもらいやすいです。その他にも、BOP（出血）やPCR（プラークコントロールレコード）の数値を用いて説明するのもよいです。

3）**身体感覚優位（K）の患者さんには、ゆっくりと話を進める**

K感覚が優位な方には、こちらの問いかけに対して、返答まで少し間が空くこともあります。それは、言葉を身体の感覚で受け止めて、味わってから言葉にする傾向があるからです。そのため、身体感覚で受け止められるように、K感覚の方の**ゆったりとしたリズムに合わせて、感情豊かに話をする**とよいです。そして、前述の内容を踏まえて、"間"を大事にしましょう。

例えば、「この白いネバネバがプラークなんですよ。血の味がしたり、舌で触ってぬるぬるザラザラしませんか？」というように、理屈よりも感覚的な説明のほうが伝わりやすいです。

2．ブラッシング指導

例えば、「丁寧に歯磨きすることが大事なんですよ」にひと言添える場合を考えてみましょう。

1）**視覚優位（V）の患者さん**

「赤く腫れている歯ぐきが、健康的なピンク色になってきますよ」

「歯がピカピカになって、艶が出てきますよ」

2）**聴覚優位（A）の患者さん**

「今日の磨き残し率は○％でした。優秀ですね」

「ブラッシング圧がゴシゴシと強すぎるので、しなるくらいのシャカシャカで磨いてください」

3）**身体感覚優位（K）の患者さん**

「指や舌で触れてみると、ツルツルしませんか？」

「スッキリ気持ちよいですね」

このように、シーンは違っても、患者さん個々の優位感覚を把握していれば、**興味をもってくれやすい、相手に響いて受け取ってもらいやすく、やる気になってくれやすい声かけ**ができます。

私の過去の経験

私は以前、患者さんにご自身の病状と歯周病について説明した後、

「私って歯周病なの？」

と言われて愕然としたことがあります。私は**自分なりに丁寧に伝えたつもりでしたが、患者さんには伝わっておらず、**

「この時間は一体何だったんだろう……」

と立ち尽くしました。

当時は、**「私の力不足」、「伝え方が悪かった」**など、私は**自分を責めて落ち込む**ことが多くありました。

「患者さんとのコミュニケーションは難しい」

自分と他人は異なり、人にはそれぞれ特徴があります。それを理解しておくと、患者さんやスタッフなど、それぞれに合わせた対応が可能になります。

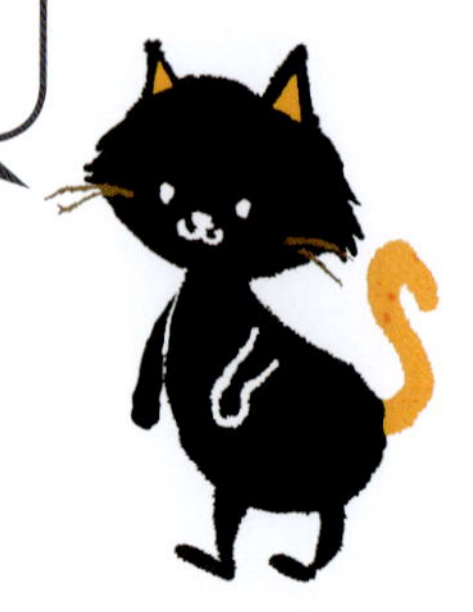

「どうしたらいいんだろう？」

という思いから、私は心理学に興味をもつようになりました。今回はいままで学んできたことの一つであるNLP心理学から、3つの優位感覚「V」「A」「K」をご紹介しました。

たとえ同じ体験をしても、人によってそれぞれ優位に働く感覚は違います。人とのかかわりのなかで、「どんな相手でも、このやり方なら100%うまくいく！」などという方法はありません。

Q49では、コーチングにおける人を4つのタイプに分ける考え方をご紹介しました。そこで述べたとおり、人を簡単に4つに分けられませんし、分けてもすべてを決定づけられるものでもありません。大事なのは、**人にはそれぞれ特徴があり、得意不得意も異なる**ということです。

私は「患者さんのことを知りたい」という気持ちをもち、その一方で一生懸命になりすぎず、あきらめや不安、ストレスを抱えずに、常に向き合えるようになりました。**「自分と他人は違う」**をベースにしておくと、あの手この手で患者さんに合った対応ができるのではないかと思います。

説明が伝わらないと悩んでいる方は、心理学を学ぶことで、患者さんをはじめ院内の対人関係がよくなり、ご自身の気持ちが楽になると思います。患者さんとの会話がしっくりいかない方や苦手な方、あるいはもっと仲良くなりたい方は、まずはNLP心理学に触れてみてはいかがでしょうか？

【参考文献】

1）米国NLP協会認定NLPマスタープラクティショナーコース テキスト．
2）浦 登記，白石由利奈：一番優しくNLPがわかる本．日本実業出版社，東京，2010.
3）山崎啓支：実務入門　NLPの基本がわかる本．日本能率協会マネジメントセンター，東京，2007.

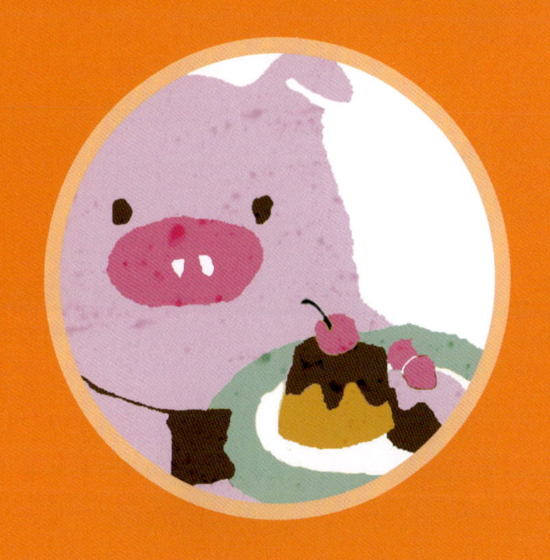

6章
バクテリア
bacteria

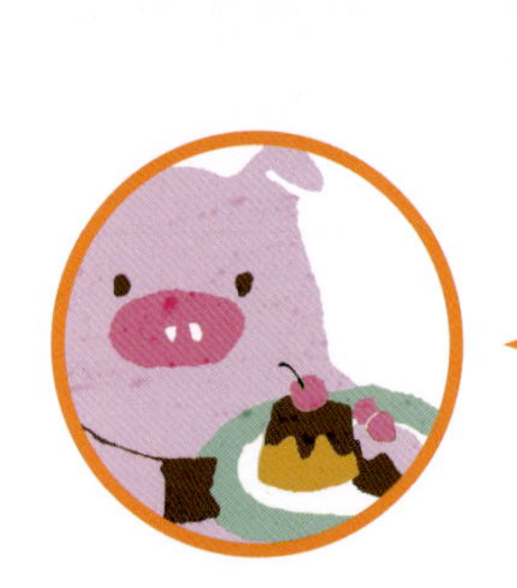
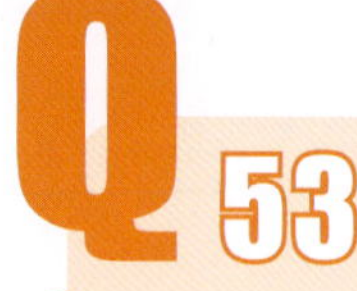

Q53 ペリクルの役割って何ですか？

A ペリクルって何？

ペリクル（acquired perllicle）とは唾液由来のタンパク質で、**歯の保護膜**とも呼ばれています。ペリクルは、酸がエナメル質やセメント質に直接影響を及ぼさないように、歯を守る作用があります。このメリットのおかげで、歯は簡単には脱灰が起きません（**図1**）。たとえば、抜去歯を研磨してpHの低い乳酸飲料水に入れておくと脱灰が起きますが、口腔内にはペリクルがあるので、容易には脱灰しません。このように、ペリクルは歯の保護膜として、**細菌や酸から歯を守るバリア**の役割を担っているのです（**図2**）。

ペリクルの正体って？ どうやって形成されるの？

ペリクルは**獲得被膜**と呼ばれ、歯の表面に直接付いてきます。それ以外にも、補綴物や口腔粘膜

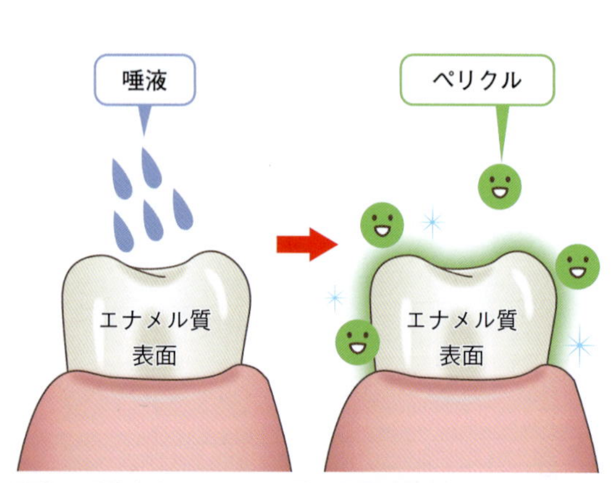

図❶　唾液由来のタンパク質を成分とするペリクルは、酸がエナメル質やセメント質に直接影響を与えないように、歯を守る作用があるため、簡単には脱灰が起きない

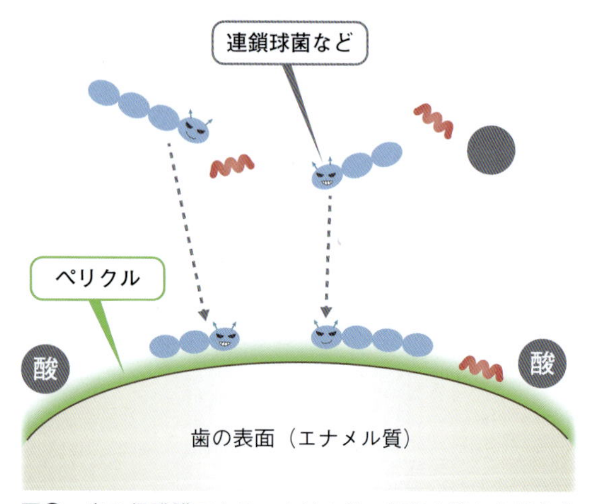

図❷　歯の保護膜であるペクリルは、細菌や酸から歯を守るバリアの役割を担っている

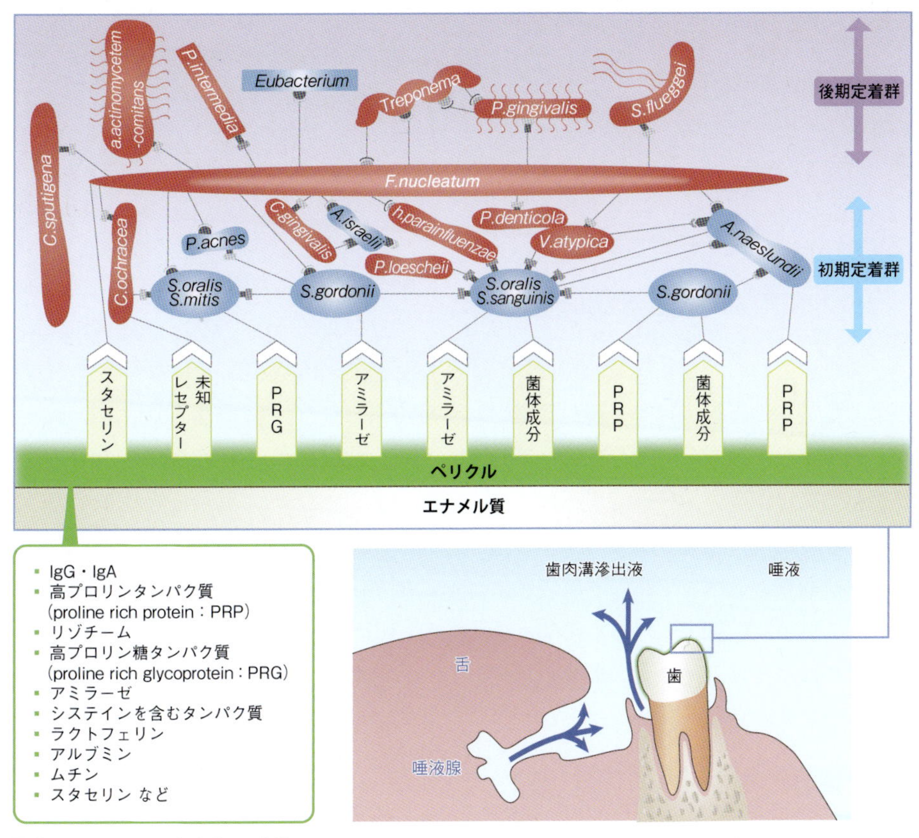

図❸　ペリクルに含まれる成分

表面にもペリクルは形成され、粘膜ペリクルとも呼ばれます。PMTC などで研磨され、きれいになった歯の表面に、最初にすばやく付いてくる薄い膜がこのペリクルです。

吸着しやすい唾液成分が、唾液の自浄作用によって洗い流されることなく歯の表面に残り、ペリクルを構成するタンパク質になります。エナメル質表面のペリクルは、唾液中の糖タンパクなどで構成されています。そして、露出した根面のセメント質表面のペリクルは、歯肉溝滲出液のタンパク質成分（アミノ酸成分や血清成分の IgG・IgA など）が多く付着して形成されます（**図3**）。

ペリクルの厚みは0.1㎛～で、厚い部分でも1㎛程度です[＊1]。

＊1）1㎛は1/1,000㎜

（参考文献はＱ55にまとめて記載）

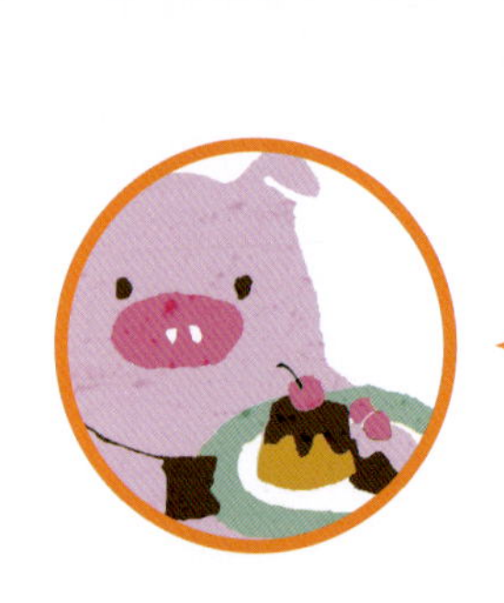

Q54 ペリクルが細菌の付着を誘導するって本当ですか？

A ペリクルに細菌の付着を誘導するデメリットもあるって本当？

ペリクルは、私たちの歯を保護する膜としての役割を担っていますが、細菌の付着を誘導してしまうデメリットもあります。歯を構成するハイドロキシアパタイトの上に、唾液や歯肉溝滲出液由来の糖タンパクが吸着してペリクルが形成されますが、実はそこには多くの細菌も付着します。そのため、**ペリクルはバイオフィルムの形成のスタートともいえる**のです。

ペリクルへの細菌付着のメカニズム（図１）

ペリクルの表面はマイナスイオン（－）に荷電し＊1)、細菌の表面もマイナスイオン（－）に荷電しています。唾液や歯肉溝滲出液の Ca^{2+}（カルシウムイオン）は（＋）に荷電しているので、**唾液や歯肉溝滲出液の Ca^{2+}（カルシウムイオン）は（＋）が架橋＊2)し、静電気作用で非特異的＊3)に細菌を歯面に付着させる**ことになるのです。

ペリクルの特定のタンパク質の成分が、細菌のレセプター（受容体）＊4)になります。ペリクルに直接付着しやすい菌種は *Streptococcus sanguis* です。*Streptcoccus salivarius* には、ファジーコート（fuzzy coat）と呼ばれる線毛様の構造物がアドヘジン（付着因子）として働いています。これが舌や咽頭粘膜への付着因子として作用するのです。

Streptococcus mutans などは直接付着する能力は低いのですが、スクロースがあれば粘着性多糖体（不溶性グルカン）を作り、付着します。

＊1）荷電：電気を帯びること
＊2）架橋：かけわたしの橋
＊3）非特異的：あるものだけにみられる質的な特殊さを示さないさま
＊4）受容体：外界からの何らかの刺激を受け取り、情報として利用できるように変換する仕組みをもった構造のこと

（参考文献はＱ55にまとめて記載）

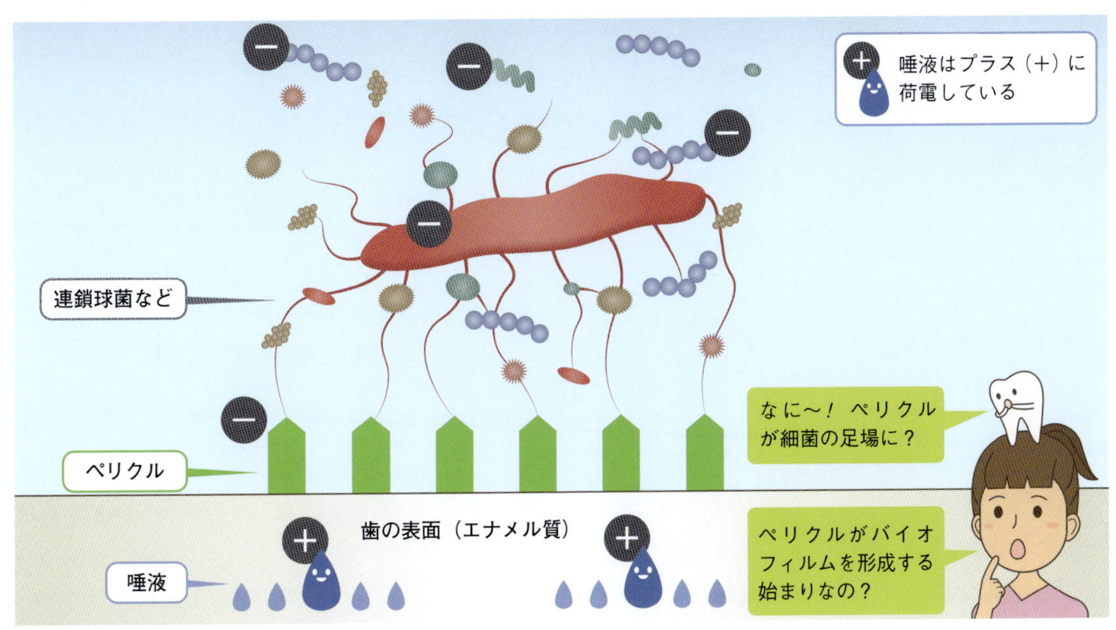

図❶　ペリクルに細菌が付着するメカニズム

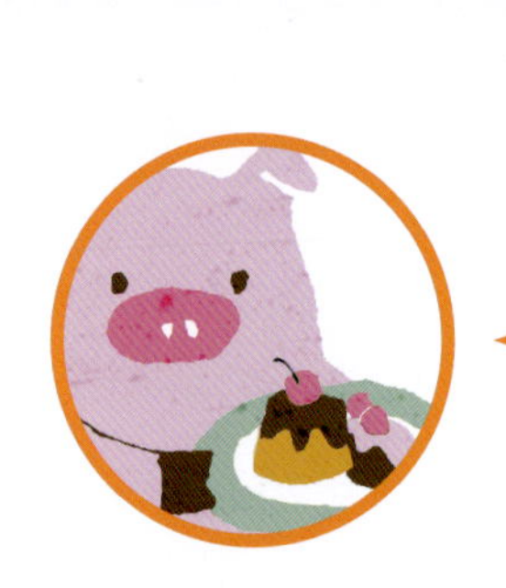

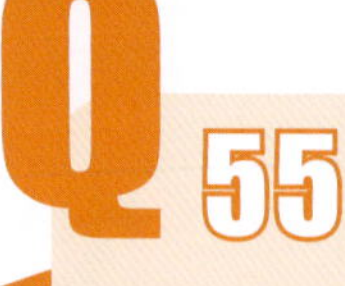

Q55 バイオフィルムって どうやって作られるのですか？

A まずはペリクルを足場に、細菌が付着してバイオフィルムを形成していく

ペリクルを構成する特定のタンパク質をレセプターとして、それに対するアドヘジン（付着因子）をもつ細菌たちが最初に付着してきます。これらは**初期定着群（early colonizers）**と呼ばれ、常在菌として守り育てなければならない細菌群なのです。初期定着群である *Streptococcus sanguis*、*Streptococcus oralis*、*Streptococcus mitis*、*Streptococcus goronii* といった連鎖球菌群が付着し、コロニーを形成していきます。そこに、*Streptococcus mutans* や *Actinomyces* 属などが順に付着していき、バイオフィルムは少しずつ成熟していきます。この**初期定着群は無害なことが多い**ので、**この時点でPMTCなどのクリーニングをしておけば、歯周病原細菌などの後期定着菌群（late colonizers）の定着を回避でき、健康が保たれる**と考えられます。

バイオフィルム形成時、最初に付着してくる細菌って？

ペリクルのもとになるのは唾液中のタンパク質で、このタンパク質がエナメル質のカルシウムに親和性*1) をもっています。これがエナメル質上に並ぶと、それに親和性をもつ細菌、すなわち *Streptococcus mitis*、*Streptococcus oralis* などの初期定着菌群が選択的に付着してきます（Q53図３参照）。

PMTCを行う必要性がここにある !!

子どものころに母子感染で *Streptococcus mutans* が母親から感染するといわれていますが、健康な子どもの口腔細菌叢を育成するためにも、母親の口腔内に善玉菌を増やすことが大切です。*Streptococcus mitis* は腸内細菌でいう善玉菌に値する口腔内細菌なので、PMTCを行うことにより母親の口腔内の *Streptococcus mutans* を減らして、*Streptococcus mitis* を増やすことが大切です。

ちなみに、唾液中の *Streptococcus salivarius* も、口腔を守る細菌の一つといわれています。

やっぱりPMTCなどのクリーニングって大切だったんだぁ！

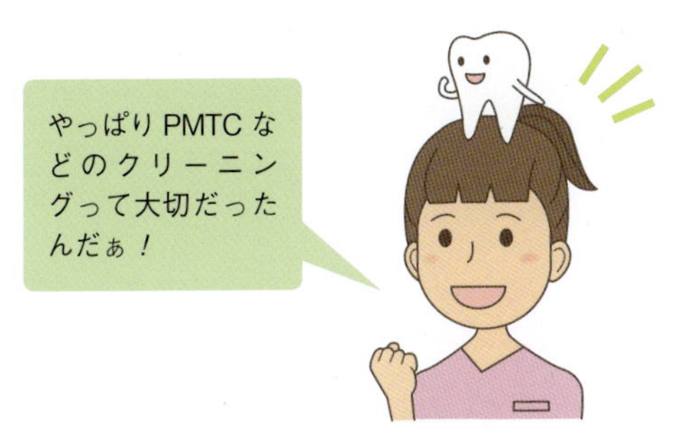

抗菌薬を投与すると、バイオフィルムを形成していない善玉菌が真っ先に死滅します。よって、常在菌叢の維持という観点からは、強力な抗菌薬の使用は望ましくありません。このことから、バイオフィルムの物理的な除去（PMTCなど）が第一選択になることを理解できると思います。

プラークコントロールの基本は初期定着菌群を守り育て、歯周病原細菌を中心とする後期定着菌群を増やさない、もしくは除去することです。このとき、*Fusobacterium nucleatum* などの紡錘状菌がかなり大きな役割を果たしていると考えられます。*Fusobacterium nucleatum* はEPSという粘性物質を出し、**後期定着菌群と初期定着菌群をくっつけてしまう**のです。後期定着菌群である *Porphyromonas gingvalis* などのレッドコンプレックスと呼ばれる歯周病の悪玉菌たちが定着しないように、定期的にPMTCなどで歯面を清掃することで、常に常在菌＝善玉菌を増やしていきたいものです。

＊1）親和性：相性がよい

【参考文献】

1）奥田克爾：最新口腔微生物学．一世出版，東京，2005.
2）奥田克爾：口腔内バイオフィルム デンタルプラーク細菌との戦い．医歯薬出版，東京，2005.
3）福島久典：闘う細菌 常在菌 豹変のメカニズム．永末書店，京都，2003.
4）古西清司，申 基喆：臨床エビデンス 歯周病と微生物学のビジュアルラーニング．南山堂，東京，2007.
5）奥田克爾：デンタルプラーク細菌 命さえ狙うミクロ世界 第2版．医歯薬出版，東京，2002.
6）日本ヘルスケア歯科研究会：日本ヘルスケア歯科研究会誌，5（1），2003.
7）花田信弘，武内博朗：バイオフィルム制御の考え方と合理的な処方．目的別ＰＭＴＣとオーラルケア・バイオフィルム制御とオーラルケアの到達点，花田信弘（監），武内博朗（編），他．クインテッセンス出版，東京，2006：124-130.

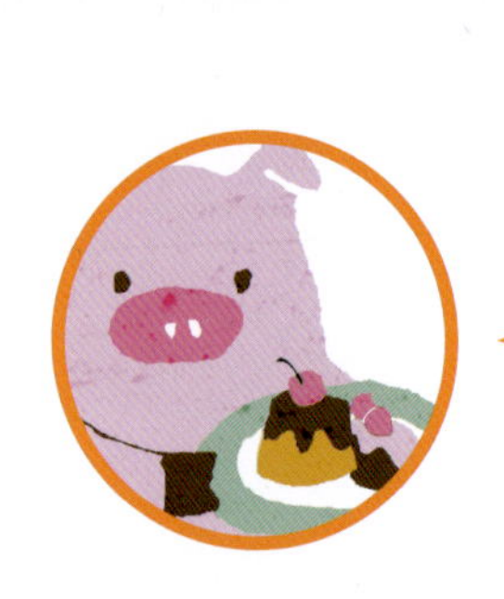

Q56 “悪玉菌” *S. mutans* vs. “善玉菌” *S. mitis* ?

A 善玉菌が付着する過程から考えてみます。清掃直後の歯面(エナメル質の表面)には、前項でも述べたように、まずペリクル（獲得被膜；acquired pellicle）が形成されます。これは、エナメル質のカルシウムに親和性のある唾液由来のタンパク成分であり、エナメル質上に並ぶと、次にこのタンパク成分と親和性をもつ細菌が付着してきます。この細菌が初期プラークを形成する初期付着群、すなわち善玉菌です。

善玉菌の代表としては、*Streptococcus mitis*（*S. mitis*)、*Streptococcus oralis* が挙げられ、これらはいずれも常在菌です。

“善玉菌”の代表 *S. mitis*

善玉菌のなかで、とくに特徴的なのが *S. mitis* です。*S. mitis* がエナメル質表面でコロニーを形成しても、*Streptococcus mutans*（*S. mutans*）のように「感染した」ではなく、「定着した」と表現されます。**定着した場合は、常時唾液が接触している状態なので、エナメル質が破壊されることはありません**（図１)。なぜなら、定着の場合は菌と菌の間に隙間があるので、唾液が通過できるからです。また、菌が作った乳酸は唾液中に拡散されますので、非常に健全な状態であり、歯ブラシで簡単にコロニーを除去できるのです。

さらに *S. mitis* は、唾液や白血球に含まれる抗菌物質であるディフェンシン（後述）に感受性がなく、これらと共存できることも特徴の一つです。つまり、***S. mitis* だけはまったくディフェンシンが効かず、人間の防衛機構と共存できる**のです。病原性のある細菌はディフェンシンで殺菌されるので口腔内に定着できませんが、*S. mitis* は定着できるのです。

“悪玉菌”の代表 *S. mutans*

さて、*S. mutans* が悪玉菌といわれるのはなぜでしょうか。

S. mutans は、グルコシルトランスフェラーゼ(GTF)という酵素を出し、この酵素によってショ糖が分解されて作られる不溶性グルカンというねばねばした物質を作ります。そこに他の細菌が付着して増殖を始め、プラークに厚みが増してきます。そして、この増殖した細菌によって形成されたバイオフィルムに覆われたエナメル質表面は、唾液との接触を絶たれて乳酸が蓄積し、pH が低

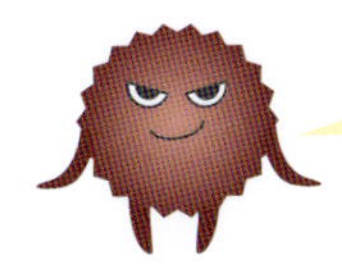

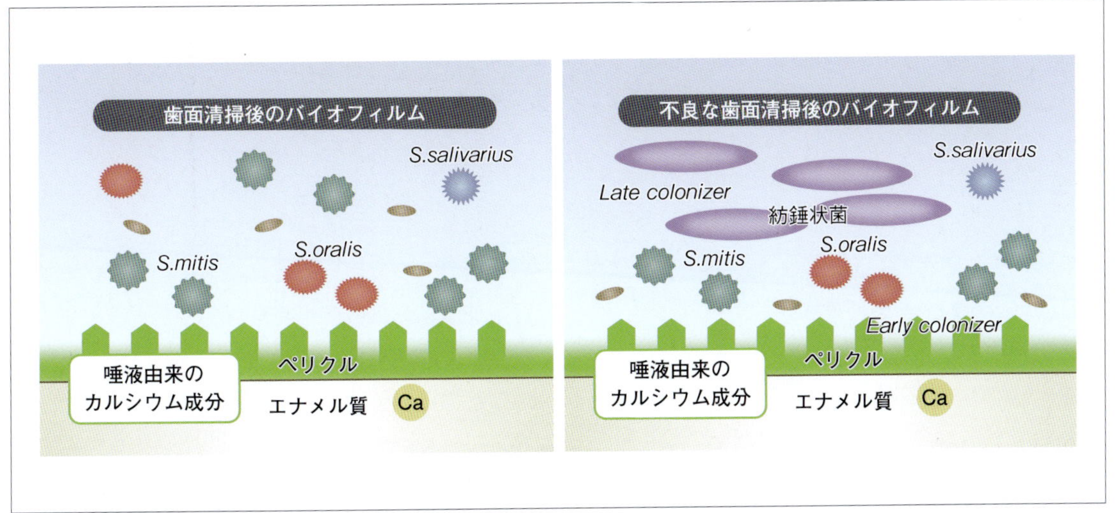

図❶　歯面清掃後のバイオフィルムと不良な歯面清掃後のバイオフィルム

下してエナメル質表面を溶かし始めるのです。これがう蝕の発生です。

不溶性グルカンは、白血球などの免疫細胞や抗菌薬、唾液の自浄作用などから細菌を守るバリアとしても働きます。そのため、バイオフィルムで守られた内側は、細菌が非常に繁殖しやすい、細菌にとってよい環境になります。

S. mutans がバイオフィルムを形成したエナメル質表面は、その硬度が低下するといわれています。エナメル質の硬度は、ヴィッカース硬さ*1) 300が基本ですが、バイオフィルムが形成されたエナメル質表面は、う窩が形成されていなくても、ヴィッカース硬さが1/3に低下しています。

S. mutans が悪玉菌といわれるのは、***S. mutans*** **から作り出される不溶性グルカンは、ばい菌たちにとって有利なバイオフィルムを形成します。それによって、エナメル質表面は唾液との接触を阻まれ、再石灰化を妨げられて弱っていき、う蝕の原因となる**からです。

さらに、*S. mutans* はバイオフィルムを形成していない *S. mutans* は、ディフェンシンによって殺菌されますが、*S. mutans* はバイオフィル

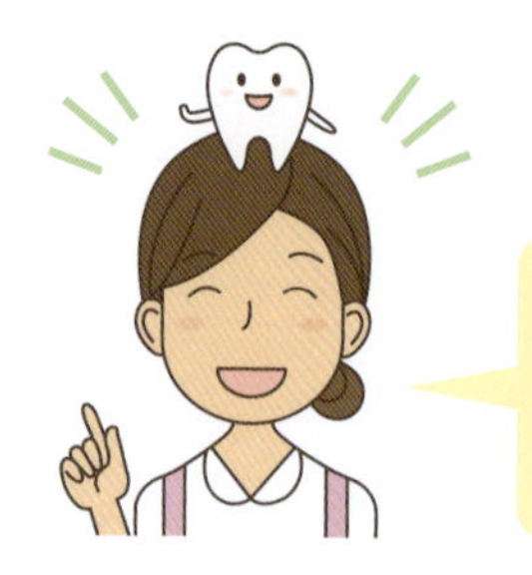

ムを形成することで、ディフェンシンの殺菌作用から逃れる能力があるのです。

このように、*S. mutans* はどこまでもしたたかに、口腔内に居座ろうとする、実に厄介な悪玉菌なのです。

ディフェンシンって？

ディフェンシンとは、唾液腺や口腔粘膜上皮、白血球などに含まれる抗菌物質です。これは白血球（好中球）のリソソーム中にもある殺菌性のタンパク質成分で、細菌、真菌、ウイルスなどに抗菌作用がある抗菌ペプチドです。

歯肉溝滲出液は好中球を多くに含んでいますので、細菌に対する感染防御機構、すなわち自然免疫機構の一つとして重要な役割を担っています。好中球は、ミエロペルオキシダーゼやライソゾームなどの酵素やカルプロテクチン、ディフェンシンなどの抗細菌性ペプチドを含んでいますが、なかでもとくにディフェンシンの量を多く含んでいます。

つまり、**ディフェンシンとは、細菌から私たちの口腔内を守ってくれる抗菌物質の一つ**なのです。

＊1）ヴィッカース硬さ（Vickers hardness）とは、硬さを表す尺度の一つ。

（参考文献はQ 58にまとめて記載）

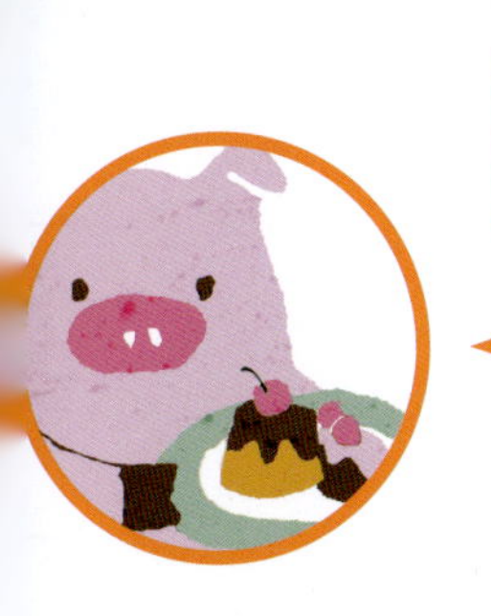

Q57 酸化還元電位を上げると歯周病原細菌が増えないってどういうこと？

A バイオフィルムの多くは嫌気性菌です。とくに歯肉縁下プラークでは、その割合が90%を超え、歯周病原細菌は嫌気的環境下で増殖します。嫌気性菌が発育する条件の一つに、酸化還元電位（redox potential、Eh で表される）が低いことが挙げられ、反対に高いと好気性菌の割合が高いのです。

酸化還元電位って？

酸化還元電位とは、物質間において電子（e−）の授受の際に生じる電位のことです（物質の電子の放出しやすさ＝酸化、電子の受け取りやすさ＝還元）。

酸化還元電位は、ある物質が他の物質を酸化しやすいのか、還元しやすいのかを表しています。一般的に、酸化とは酸素と結合すること（酸素は電子を受け取りやすい）、還元は逆に酸素を奪われることをいいます。酸化還元電位の測定値はマイナス～0～プラス（mV）で示されます。

酸素濃度と酸化還元電位の関係

細菌は、酸化還元単位＋900 ～－400mV の範囲で最も生存しやすいといわれています。

空気に接触している通常の培地の酸化還元電位は、pH7 で＋200 ～＋400mV、細菌が増殖すると酸化還元電位が高い部分では好気性菌が多く、酸化還元電位が－200mV 以下でないと、偏性嫌気性菌は増殖しないのです（**図1、2**）。よって、

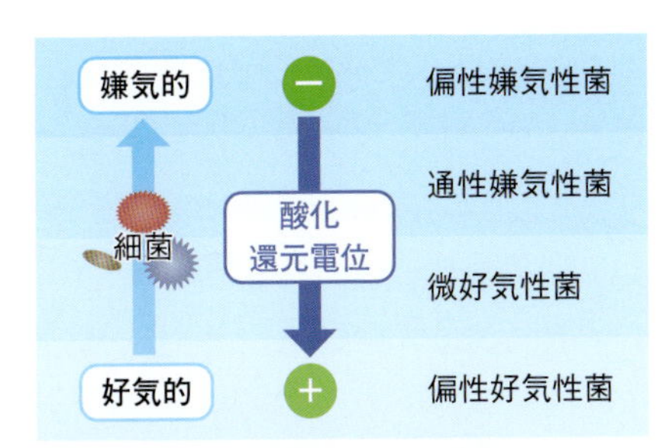

図❶　酸素と酸化還元電位の関連

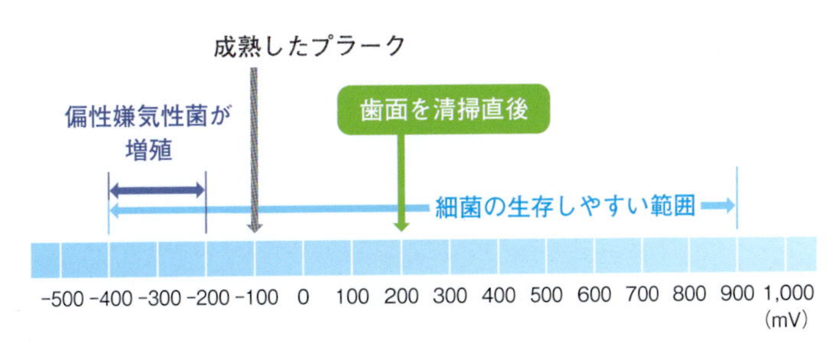

図❷　口腔内での酸化還元電位の条件

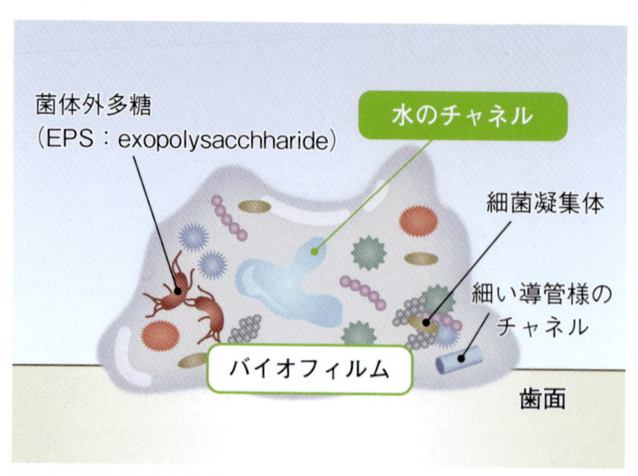

図❸　酸化還元電位が－200mV になると、偏性嫌気性菌が増殖する

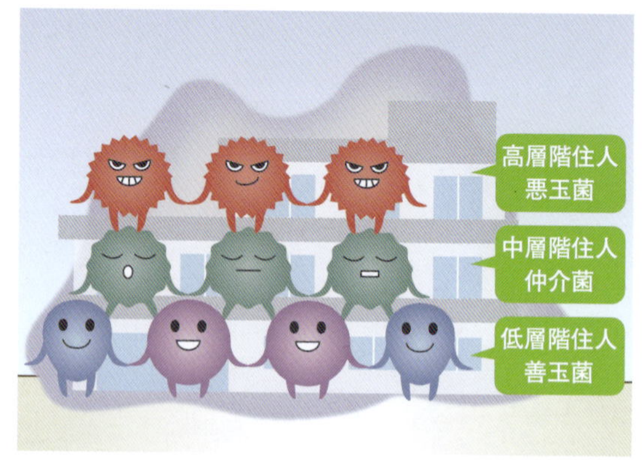

図❹　バイオフィルムをマンションにたとえた際の各階層に住む細菌

歯周病原細菌が増えるには、酸化還元電位の低下が第一条件になります。

歯面清掃直後に酸化還元電位を測定すると、唾液は＋200mV であるのに対し、古いデンタルプラークは－100mV になります。プラーク細菌の増殖に伴ってバイオフィルムが成熟していくと、ウォーターチャネル（水のチャネル）*[1] がなくなり、さらに酸化還元電位が低くなって、－200mV になると偏性嫌気性菌が増殖します（**図3**）。

酸化還元電位が－200mV になると、重度の歯周炎に最も影響を及ぼしているといわれている *Porphyromonas gingivalis*、*Treponema denticola*、*Tannerella forsythensis* といった、いわゆるレッドコンプレックス（Red Complex、後述）の細菌が増えやすくなるため、歯周病が進行しやすくなります。レッドコンプレックスは歯周組織のコラーゲンを破壊し、さらには骨をも破壊していきます。

一度歯面清掃すると、酸化還元電位が上昇するため、最初は好気性菌から増殖し、次に通性嫌気性菌といった順にしか増えることができません。

それではここで、バイオフィルムの中の細菌を、マンションの住人でたとえてみましょう（**図4**）。

PMTCや歯面清掃を行い、きれいになった歯面に最初に棲みつく菌は、マンションの低層階の住人である *streptcoccus* や *Actinomyces* などです。続いて、中層階の住人である *Fusobacterium* などが付着していきます。これらは EPS（Extra-cellular Polymeric Substances）といった細胞壁の外側にねばねばした糊状の菌体外多糖体を出します。この EPS によって、中層階の住人は低

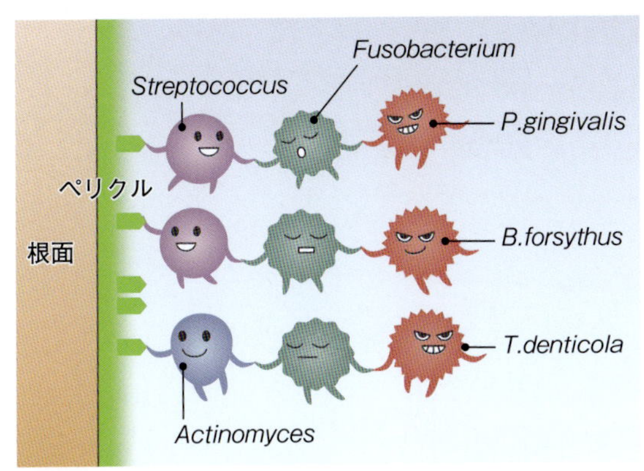

図❺　バイオフィルムの成熟により、歯周病を進行させる環境が構築されていく

層階の住人や高層階の住人と手を繋ぐことができ、両者を結びつける役割を担うのです。このことから、中層階の住人を仲介菌と考えると、理解しやすいと思います。

歯面清掃を怠ってバイオフィルムのマンションが高くなっていくと、マンション内の酸素濃度が低下して、酸化還元電位が徐々に下がっていくことで、嫌気的環境が強くなってきます。さらに、マンションがだんだんとビルのように高層になっていくと、マンションの窓も閉じられ、空気の入れ替えがなくなることにより、さらに嫌気的環境になります。そして、酸化還元電位が－200mV以下にまで低下すると、根面から遠く離れたマンションの高層階の住人である、悪い顔をした偏性嫌気性菌たちが棲みつくようになるのです。

このように、**バイオフィルムの成熟はう蝕だけではなく、歯周病を進行させる原因ともなる**のです（**図5**）。

＊1）ウォーターチャネル：バイオフィルム内の細菌が密度を上げるためにシグナルを産生し、菌の増殖が進み成熟バイオフィルムとなる。成熟したバイオフイルムは栄養源を取り込むチャネルが作られる

（参考文献はQ 58にまとめて記載）

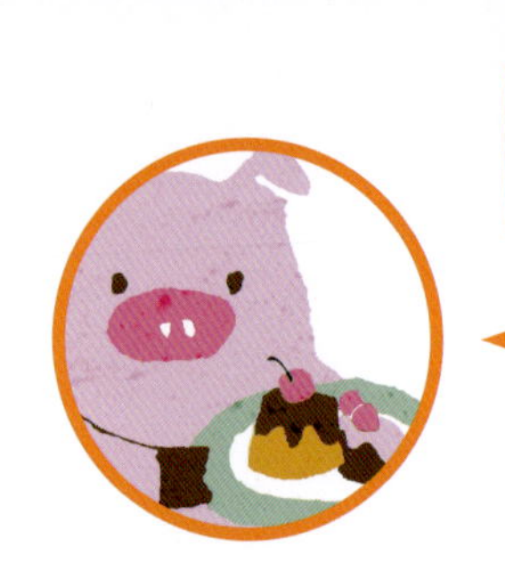

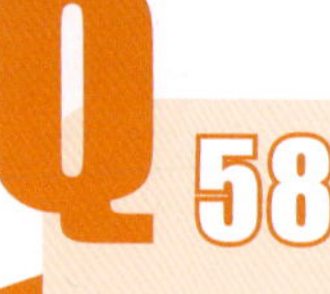

Q58 細菌学的な見地からも、PMTCは必要ですか？

A レッドコンプレックスとは、細菌を歯周病への関連が高い順に分類した際、その頂点に位置し、重度の歯周炎に最も影響を及ぼしているといわれている3菌種（*P.g.* 菌、*T.d.* 菌、*T.f.* 菌）のことです（**図1**）。従来のブラッシングをはじめとするホームケアにPMTC（Professional Mechanical Tooth Cleaning）を加えることは、細菌学的な見地からも、これからの予防ケアの柱の一つとして、積極的に取り入れていくべきだと考えられます。

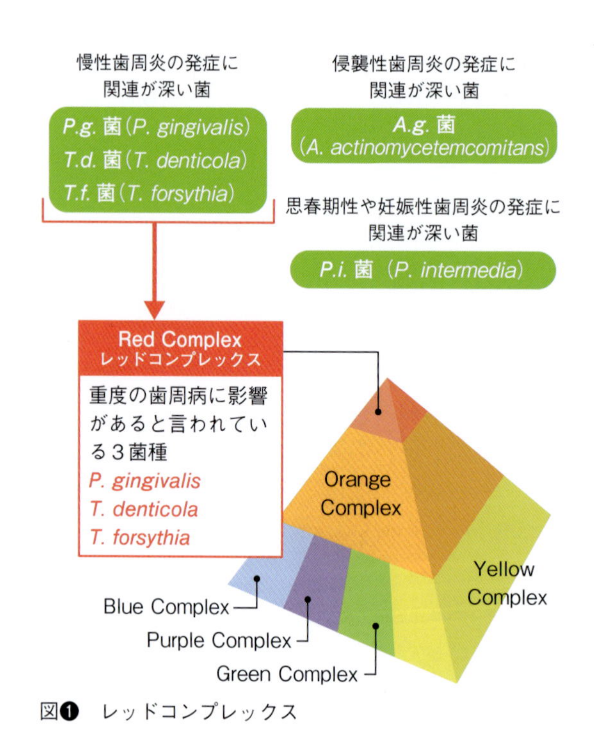

図❶　レッドコンプレックス

PMTCとはご存じのとおり、専門家による機械的な歯面清掃のことです。1988年に日本に初めてその概念を伝えたのが、スウェーデンのアクセルソン博士です。アクセルソン博士は、**“ニーズに応じて、キーリスクに焦点を当てたクリーニング（PMTC）を提供するべきである”**と述べ、患者さんは何歳であっても高い確率で歯が守られることを証明しました。それから今日まで、さまざまなペーストや器械が開発されました。現在ではPMTCを行うにあたり、機能性の高い便利な器械や効果が期待できるさまざまなペーストの使用により、単にう蝕予防だけでなく、う蝕の進行抑制効果や、エロージョン（脱灰）のような初期う蝕（ホワイトスポット）の改善にまで及んでいます。

そして前述したように、PMTCを定期的に行うことで、う蝕のみならず、バイオフィルムの成熟を抑えることで歯周病原細菌の増殖を防ぎ、歯周病の進行も予防できるのです。

よって、私たち歯科衛生士によるPMTCはとても重要なのです。

【参考文献】

1）奥田克爾：最新口腔微生物学．一世出版，東京，2005.
2）奥田克爾：口腔内バイオフィルム デンタルプラーク細菌との戦い．医歯薬出版，東京，2005.
3）福島久典：闘う細菌 常在菌 豹変のメカニズム．永末書店，京都，2003.
4）古西清司，申 基喆：臨床エビデンス 歯周病と微生物学のビジュアルラーニング．南山堂，東京，2007.
5）奥田克爾：デンタルプラーク細菌 命さえ狙うミクロ世界 第2版．医歯薬出版，東京，2002.
6）日本ヘルスケア歯科研究会：日本ヘルスケア歯科研究会誌，5（1），2003.
7）花田信弘，武内博朗：バイオフィルム制御の考え方と合理的な処方．花田信弘（監），武内博朗，他（編），目的別PMTCとオーラルケア バイオフィルム除去とオーラルケアの到達点，クインテッセンス出版，東京，2006：124-130.
8）花田信弘（監），今井 奨，西沢俊樹，福島和雄，武笠英彦：ミュータンス連鎖球菌の臨床生物学 臨床家のためのマニュアル．クインテッセンス出版，東京，2003.
9）山本浩正：イラストで語るペリオのためのバイオロジー．クインテッセンス出版，東京，2002.
10）山本浩正：歯科衛生士のための Dr・Hiroの超明解ペリオドントロジー．クインテッセンス出版，東京，2004.
11）佐藤 惇，齊藤正人，畠山翔太，堀内美帆子，清水重善，倉重圭史，松坂賢一，井上 孝，五十嵐清治，安彦善裕：歯肉溝滲出液における抗細菌性ペプチド・αディフェンシンの定量的評価．日本口腔検査学会雑誌，1（1），2009.

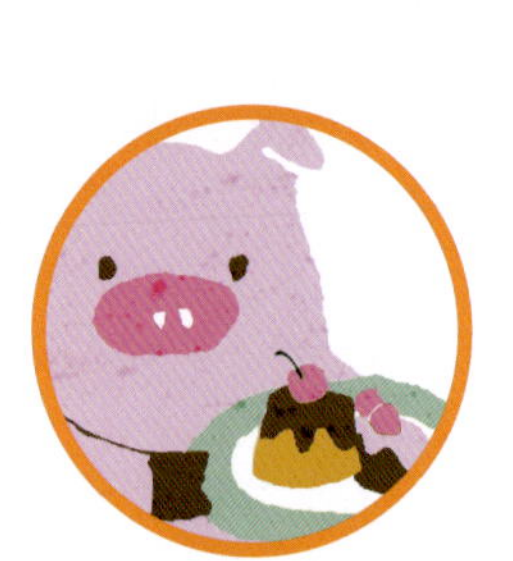

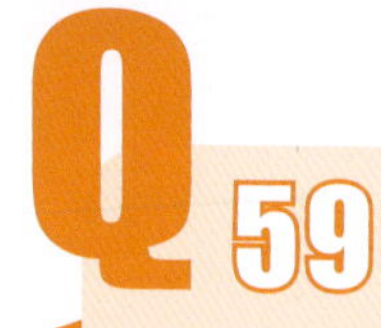

ミュータンス菌は脳出血と関係があるの？

A 最近、国立循環器病センターの脳神経内科・猪原匡史医長らの研究チームと大阪大学大学院歯学研究科の口腔分子感染制御学講座の研究チームなどによる口腔内の**う蝕原因菌と微小脳出血との関連**についての研究が、多くのメディアで話題となりました。

昨今、メディアや新聞などでペリオドンタルメディスン（歯周病学）が注目され、以前よりも歯に関心のある方が増えています。よって、歯科衛生士はいままで以上に、**口腔内細菌がどのようなメカニズムで全身に影響するのか、その理解が求められる**ようになっています。とくに、糖尿病と歯周病との関連や、歯周病原細菌が脳卒中を引き起こすことは、よく知られるところです。

また、う蝕原因菌である ***S. mutans* が脳出血を引き起こす**という報告もありました。これは *S. mutans* のうち、特殊な遺伝子（cnm 遺伝子）をもつものが口腔内にいると、脳出血を引き起こすというものです。この研究は、脳卒中で国立循環器病研究センターに入院した99人の患者から同意を得て唾液を採取し、その中に含まれる *S. mutans* を培養して調査した結果、51人（52%）の唾液から *S. mutans* が見つかり、うち11人（22%）に cnm 遺伝子をもつ陽性の結果が出たそうです。

では、なぜ cnm 遺伝子をもつ *S. mutans* が脳出血を起こすのかというと、これをもつ *S. mutans* が血管壁の傷口に集まってコラーゲンと結合し、血小板の止血作用を妨げてしまうために脳内で炎症を引き起こすとされています。

この cnm 遺伝子保有株の有無や働きと、脳出血や脳 MRI 画像で見られる脳の変化との関係を調査した結果、cnm 遺伝子保有株が唾液中から検出された患者さんでは、そうでない患者さんと比較して脳出血を発症している割合が高く、さらに脳の MRI 画像で観察できる微小な脳出血の跡も多いことがあきらかになりました。

生活習慣や年齢の影響によって硬くなった脳血管に対して *S. mutans* が傷害を起こすことで、脆弱になった血管が裂け、脳出血が発症すると考えられているそうです。驚きの報告ですね。

脳卒中ってどんな病気？

脳卒中（脳血管障害）は、脳の血管が詰まったり破れたりすることで起こる病気のことです。動脈硬化を起こし、脳の血管が詰まれば脳梗塞に、脳の血管が脆くなって破れれば脳出血を起こします。歯周病原細菌との関連は、*Porphyromonas gingivalis*（*P.g.*）などがアテローム（粥状硬化）を起こし、脳梗塞を起こすといわれています。前述の cnm 遺伝子をもつ *S. mutans* が血小板の止血作用を妨げて脳の血管が破れれば、脳出血を起こします。

S. mutans による脳出血の場合、う蝕などによってエナメル質が破壊されて歯髄に達すると、cnm 遺伝子をもつ *S. mutans* が血管に入り（菌血症）、弱った脳血管のバリアーを通過して脳血管壁のコラーゲンにくっつきます。これによって血小板がコラーゲンとくっつけなくなり、局所的な出血が遷延するのです。このことからも、口腔内を清潔に保つことの重要性がわかります。日常の歯磨きだけでなく、**私たち歯科衛生士による PMTC などでバイオフィルムを破壊し、病原性の高い細菌を選択的に減らせれば、脳出血の新しい予防法になる可能性がある**のです。

（参考文献は Q 61 にまとめて記載）

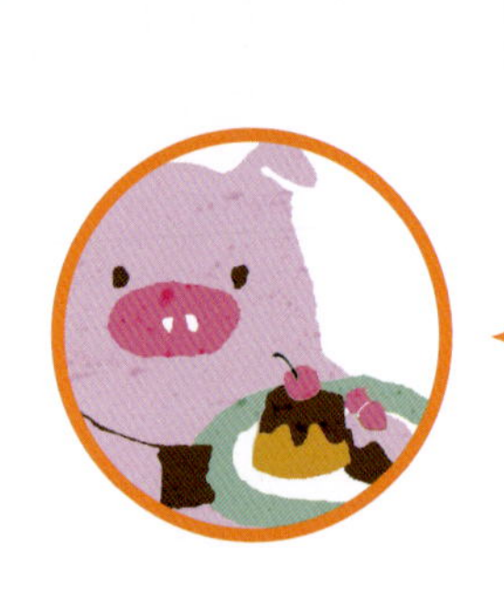

Q60 歯周病原細菌が血管に入り込んで血液を凝固させるって本当？

A 実は、**デンタルプラークは頻繁に血管に侵入し、血流に入り込んでいます（菌血症）**。とくに歯周病が進行して歯周ポケットが深い場合は、さらにその侵入が多いことがわかっています。

代表的な歯周病原細菌である*P.g.*は線毛をもっており、*Treponema denticola*（*T.d.*）のような運動性の菌にくっついて血管内に侵入します。*P.g.*は内毒素であるLPS（リポポリサッカライド、リポ多糖）が強い血球凝集能により、血小板を凝集することがあきらかになっています（**図1**）。

動脈硬化部位や血管内プラークから歯周病原細菌を検出

歯科医師と心臓外科医との共同研究により、心冠状動脈の狭窄をもたらしている血管内プラーク

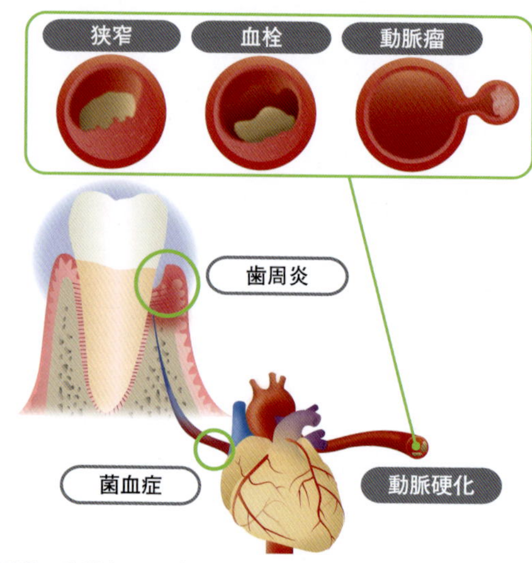

図❶ 歯周炎から動脈硬化が惹起される

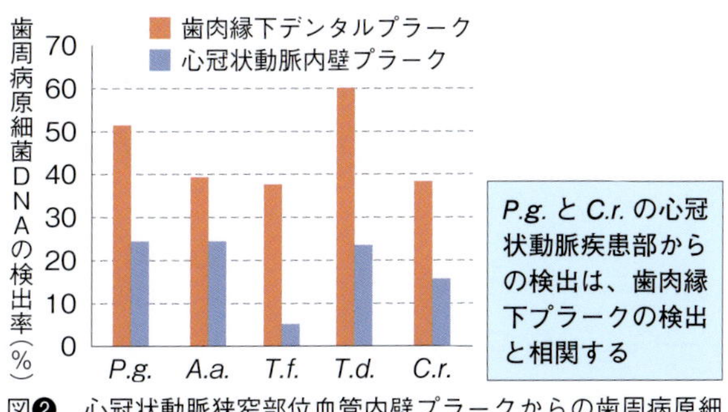

図❷　心冠状動脈狭窄部位血管内壁プラークからの歯周病原細菌の検出（Ishihara KJ: Clin Microbial, 2004. より引用改変）

に、歯周病原細菌が検出されたと報告されています。この研究では、動脈硬化部位に *T.d.*、*P.g.*、*Tannerella forsythensis*（*T.f.*）[*Aggregatibacter actinomycetemcomitans*：*A.a.*、*Campylobacter rectus*：*C.r.*] が、それぞれ心冠状動脈内壁のプラークから検出されたとしています（**図2**）。

歯周ポケットが深くなると、歯周病原細菌が歯肉内縁上皮から血管内に侵入し、血流に入り込むことがわかっています。このことより、**歯周病原細菌によって脳梗塞や心血管疾患を起こす危険性が増す**ことが示唆されます（図１）。

私たち歯科衛生士が日々の診療で、バイオフィルムを破壊・除去し、口腔内の環境を整えることが菌血症の予防となり、ひいては脳血管疾患および心疾患の予防にも繋がるのです。

歯石（とくに深い歯肉縁下歯石）を除去することで歯周病原細菌が潜む深い歯周ポケットを改善していくことや、PMTC でう蝕や歯周病原細菌の潜むバイオフィルムを除去していくことなど、ここでまた、SRP や PMTC などの大切さがわかると思います。う蝕や歯周病は、いまや口腔内だけにかかわる疾患ではありません。バイオフィルムが菌血症を引き起こすことで、普段は無菌である血液に口腔内の細菌が入り込み、全身疾患を引き起こしているのです。**私たち歯科衛生士が担う予防業務が、脳出血や脳梗塞、心筋梗塞を防ぐことに役立っている**なんて、うれしいですね。

（参考文献はQ 61にまとめて記載）

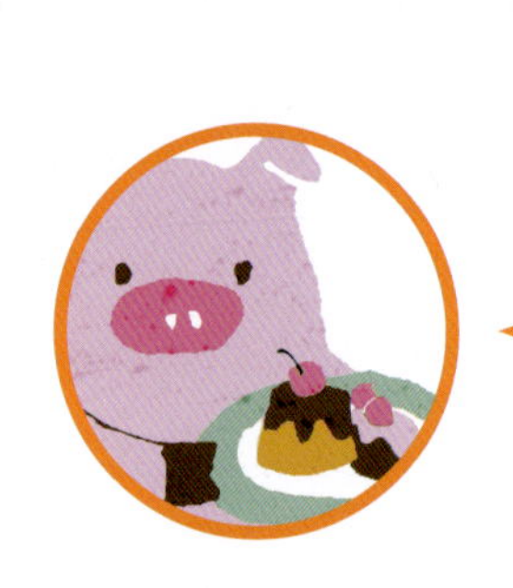

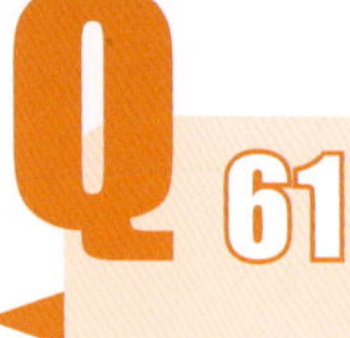

Q61 歯周病原細菌と早期低体重児出産は関係があるの？

A 早期低体重児出産とは、早産（妊娠24週以降37週未満の出産）で低体重児出産（出生体重2,500g未満の出産）のことをいいます。歯周病と早期低体重児出産との関連性は、1996年にOffenbacherらが初めて報告しています[14)]。その報告では、アメリカにおいて妊産婦124名に歯周組織検査を実施して早期低体重児出産か否かを評価しました。クリニカルアタッチメントレベル（CAL）が3㎜以上の歯周ポケットが歯列全体の60％を占めた妊婦は、早期低体重児出産の発現率が7.5倍、初産の母親は7.9倍だったことがあきらかになりました。歯周病が低体重児出産のリスク因子の一つである可能性が示唆された、非常にインパクトのある報告でした。

早産陣痛のメカニズム

低体重児出産の発症因子として重要なのは、感染症などの炎症です。**感染を起こす細菌が産生するLPSは、陣痛を誘発する**といわれています。この炎症を起こす主役はサイトカインです。これは細胞から分泌されるタンパク質の一種で、細胞に情報を伝える物質です。このうち、陣痛を引き起こすことに関連があるのがIL（インターロイキン）-1βとIL-8[*1)]です。

細菌によって炎症が起きると、IL-1βがプロスタグランジンという炎症物質を発現させ、頸管細胞からIL-8を産生して好中球（白血球）を集めます。これらの炎症性サイトカインによって炎症が起こると好中球（白血球）が集まり、好中球の中のエステラーゼという酵素が活性化してコラーゲンを分解し、羊膜（胎子と羊水を包む膜）が脆くなり、陣痛を発症させて破水します。これが、早産陣痛のメカニズムです。

歯周病の場合、歯周病局所で産生されるサイトカイン（IL-6、IL-8、TNF-α）やプロスタグランジンが早期に子宮収縮や頸管熟化を引き起こし、早産に至るとされています（**図1**）。

とくに女性ホルモンが大好きな歯周病原細菌が早産の原因？

歯周病原細菌のなかで最も低体重児出産との関連が深いのが、*Prevotella intermedia*（*P.i.*）であるといわれています。妊娠24週以降、血液中の女性ホルモン（エストロゲン・プロゲステロン）が増えます。女性ホルモンは血管透過性亢

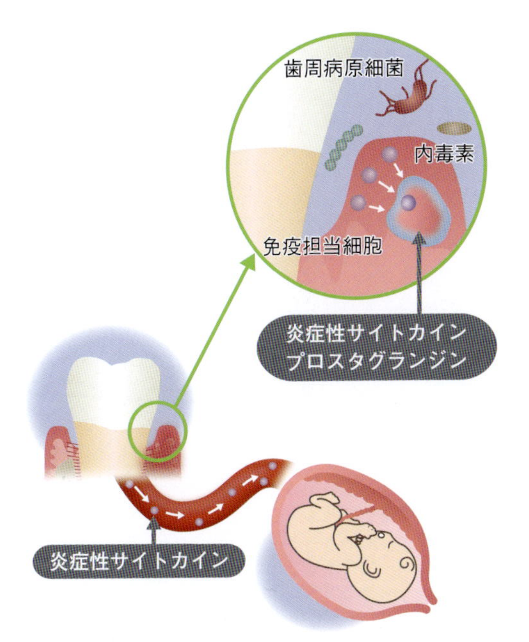

図❶　歯周病原細菌によって産生されるLPSが血流を介して頸管熟化して子宮収縮を起こすことで陣痛を促し、早期低体重児出産に繋がると考えられている

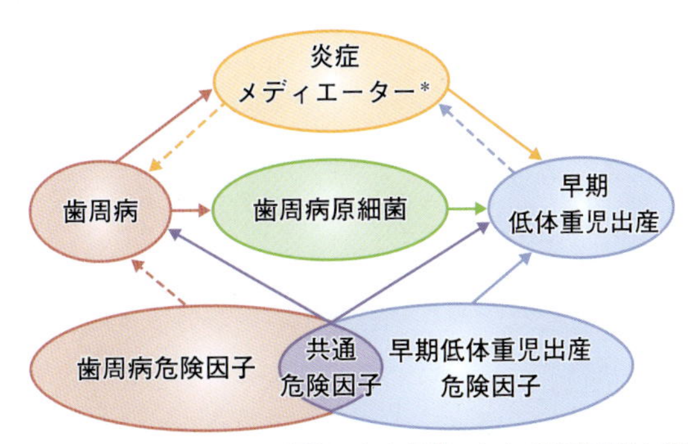

＊炎症メディエーター：損傷された組織、および炎症部位に浸潤した白血球や肥満細胞、マクロファージなどから放出される生理活性物質

図❷　歯周病と早期低体重児出産の作用機序

表❶　女性ホルモンの歯周組織への影響

部位	主な変化
細菌叢	嫌気性菌の増加 *Prevotelia intermedia* の増加
脈管系	歯肉毛細血管の拡張 血管の透過性亢進
歯肉の細胞	内皮細胞の刺激

進＊2）作用をもっているので、IL-1βとIL-8を放出します。血液中に含まれていた女性ホルモンが歯肉溝滲出液の中に混ざって増えることにより、歯周病原細菌のなかでも女性ホルモンが大好きな *P.i.* が、これを餌として妊娠期に増殖します。妊娠期に歯肉溝滲出液に染み出る女性ホルモンによって *P.i.* が増え、LPSによってプロスタグランジンが産生することにより、子宮や卵膜に影響したり、頸管熟化や子宮収縮を起こすことで陣痛を起こすと考えられています（**図2、表1**）。

妊娠性歯肉炎はなぜ起こるの？

う蝕原因菌の餌はショ糖などです。では、歯周病原細菌の餌は何でしょうか。それは血液中の鉄分などです。そのため、**歯肉からの出血を放置していると、歯周病原細菌は血液を餌にどんどん増**

殖します。

歯周病原細菌たちは、血液中の鉄を奪い合って発育しますが、*P.i.* は鉄の代わりに女性ホルモンを餌にして発育・増殖する歯周病原細菌なので、妊娠中の歯周ポケット内に女性ホルモンが増えます。それを餌に *P.i.* が増殖する影響で、歯肉から出血が起こり、通常、血液由来成分を好む他の歯周病原細菌も増殖して、歯肉に炎症が起こります。これが、妊娠性歯肉炎が起こる理由です。

これらを鑑みると、**私たち歯科衛生士が妊産婦の歯周病治療および予防を行うことで、早産を軽減できる**のです。

＊1）IL（interleukin）：白血球（leukocyte）間の情報伝達を行い、細胞の分化、増殖、活性化に関与する

＊2）血管透過性亢進：血管と血管外での物質の出入りが起きやすくなるという意味。血管は血管内皮細胞で覆われているが、内皮細胞同士の隙間が広がると、大きな分子も通りやすくなる

【参考文献】

1）奥田克爾：最新口腔微生物学．一世出版，東京，2005.
2）奥田克爾：口腔内バイオフィルム デンタルプラーク細菌との戦い．医歯薬出版，東京，2005.
3）福島久典：闘う細菌 常在菌 豹変のメカニズム．永末書店，京都，2003.
4）古西清司，申 基喆：臨床エビデンス 歯周病と微生物学のビジュアルラーニング．南山堂，東京，2007.
5）奥田克爾：デンタルプラーク細菌 命さえ狙うミクロ世界 第2版．医歯薬出版，東京，2002.
6）日本ヘルスケア歯科研究会：日本ヘルスケア歯科研究会誌，5（1），2003.
7）花田信弘（監），武内博朗，他（編）：バイオフィルム制御の考え方と合理的な処方．目的別 PMTC とオーラルケア バイオフィルム除去とオーラルケアの到達点．クインテッセンス出版，東京，2006：124-130.
8）花田信弘（監），今井 奨，西沢俊樹，福島和雄，武笠英彦：ミュータンス連鎖球菌の臨床生物学 臨床家のためのマニュアル．クインテッセンス出版，東京，2003.
9）山本浩正：イラストで語るペリオのためのバイオロジー．クインテッセンス出版，東京，2002.
10）山本浩正：歯科衛生士のための Dr・Hiro の超明解ペリオドントロジー．クインテッセンス出版，東京，2004.
11）佐藤 惇，他：歯肉溝滲出液における抗細菌性ペプチド・α ディフェンシンの定量的評価．日本口腔検査学会雑誌，1（1），2009.
12）国立研究開発法人国立循環器病研究センター：脳と口の濃厚な関係（脳口連関）脳卒中の新たな予防法の開発に寄与．猪原匡史医長ら研究チーム，Scientific Reports，2016.
13）吉江弘正，高柴正悟（編著）：歯周病と七つの病気．永末書店，京都，2007.
14）Offenbacher S, kats V, Fertik G, Cllins J, Boyd D, Maynor G, Mckaing R: Beck J.periodontal infeccion as apossible risk factor for pereterm low brith weight. J Pwriodontol，Oct; 67: 1103-13，1996.

著者プロフィール

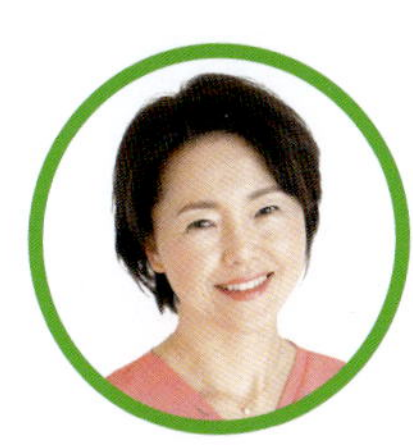

長谷ますみ
（ながたに ますみ）

1985年　大阪府立公衆衛生専門学校歯科衛生学科 卒業
2002年　みんとの会を設立
2004年　mint-seminar事業を立ち上げる
2011年　NDL株式会社を設立
◉主な著書『SRPのArt&Science』『患者さんに喜ばれる歯ブラシコーディネート術』（いずれもデンタルダイヤモンド社）、他多数

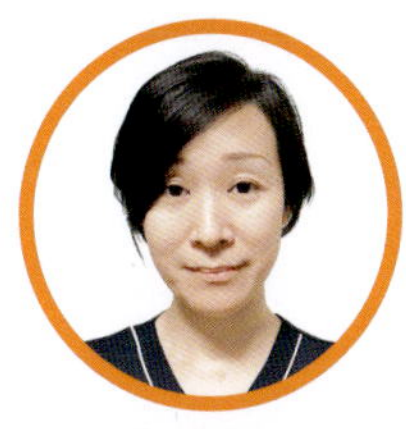

大坪保子
（おおつぼ やすこ）

1996年　広島歯科衛生士専門学校（現 広島高等歯科衛生士専門学校）卒業
2001年　石田歯科・矯正歯科クリニック 勤務
2007年　日本歯周病学会 認定歯科衛生士 取得
2010年　NDL mint-seminar公認インストラクター

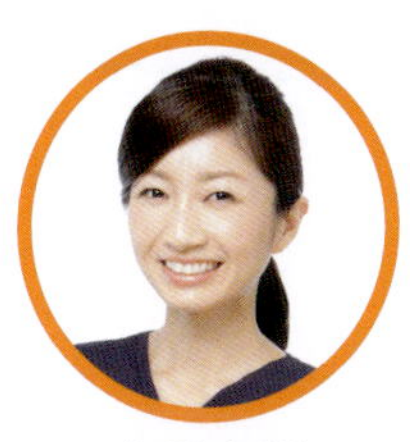

髙原由紀
（たかはら ゆき）

1996年　大阪歯科学院専門学校歯科衛生士専門課程 卒業
1996年　医療法人西村歯科勤務
2002年　みんとの会を設立
2007年　NDL mint-seminar公認インストラクター
　　　　日本歯周病学会 認定歯科衛生士 取得
2013年　歯科衛生士スタディーグループ「Seeds」設立
2015年　としな歯科医院 勤務

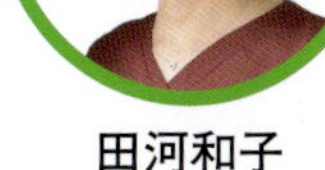

田河和子
（たがわ かずこ）

1990年　徳島歯科学院専門学校 歯科衛生士科 卒業
2001年　医療法人東山歯科医院 勤務
2010年　NDL mint-seminar公認インストラクター
2013年　歯科衛生士スタディーグループ「Seeds」設立

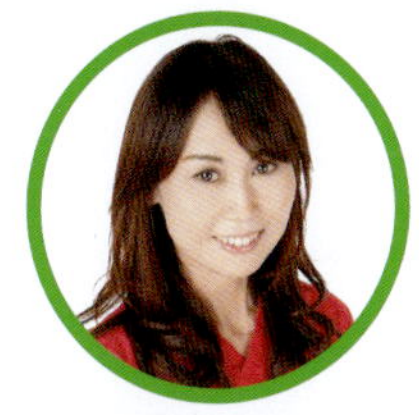

津田志麻
（つだ しま）

1997年　関西女子短期大学 歯科衛生士コース 卒業
同年　金尾歯科医院 勤務
2005年　由井歯科 勤務
2007年　NDL mint-seminar公認インストラクター
2008年　日本歯周病学会 認定歯科衛生士 取得
2011年　日本歯周病学会 認定歯科衛生士 取得
2009年　フリーランスとして独立

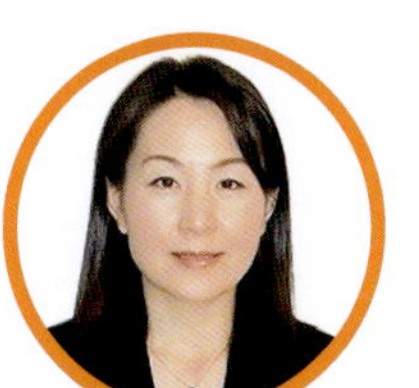

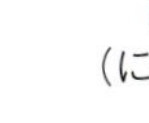

西田和代
（にしだ かずよ）

1988年　大阪歯科衛生士専門学校 卒業
1992年　医療法人御真会 小山歯科医院 勤務
2005年　KaVo社セミナー、シロクスセミナー等のセミナー講師
2004年　第１回IIPD（国際予防歯科研究所研修）修了
2013年　歯科衛生士スタディーグループ「Seeds」設立
2013年　NDL mint-seminar講師

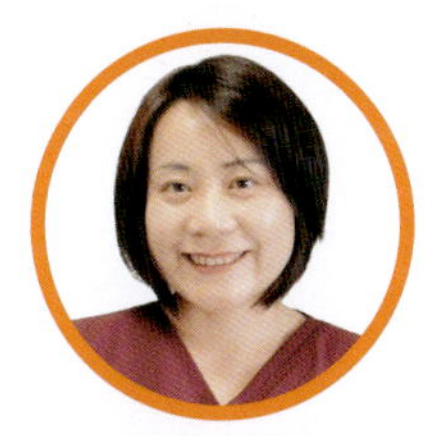

松岡久美子
（まつおか くみこ）

1995年　大阪府立歯科医師会附属歯科衛生士専門学校 卒業
1998年　イエテボリ研修参加
2002年　みんとの会を設立
2006年　NDL mint-seminar講師
2013年　歯科衛生士スタディーグループ「Seeds」設立

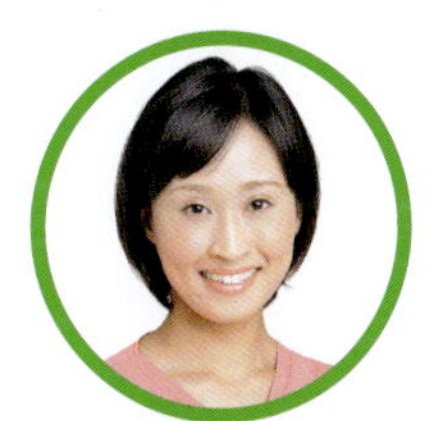

渡邊 彩
（わたなべ あや）

2002年　行岡医学技術専門学校 歯科衛生科 卒業
2011年　日本臨床歯周病学会認定歯科衛生士 取得
2012年　NDL mint-seminar公認インストラクター
2015年　NDL mint-seminar講師

ハイジニストワークの **クリニカルQA**

発行日	2017年1月1日 第1版第1刷
著　者	長谷ますみ 大坪保子 髙原由紀 田河和子 津田志麻 西田和代 松岡久美子 渡邊 彩
発行人	濵野 優
発行所	株式会社デンタルダイヤモンド社 〒113-0033 東京都文京区本郷3-2-15 新興ビル 電話＝03-6801-5810㈹ http://www.dental-diamond.co.jp/ 振替口座＝00160-3-10768
印刷所	能登印刷株式会社

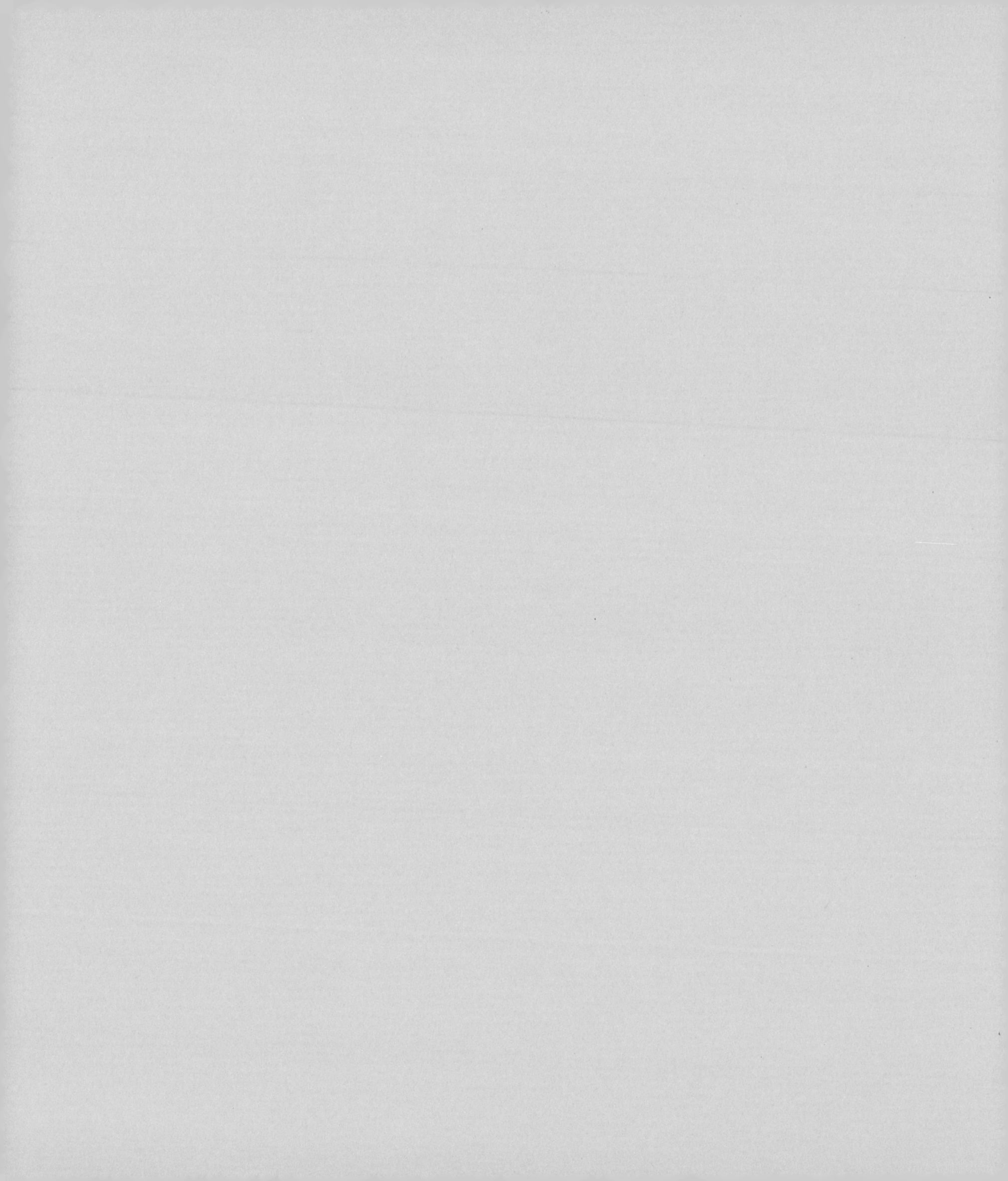